Carl-Auer

Systemische Therapie und Beratung

In den Büchern der Reihe zur systemischen Therapie und Beratung präsentiert der Carl-Auer Verlag grundlegende Texte, die seit seiner Gründung einen zentralen Stellenwert im Verlag einnehmen. Im breiten Spektrum dieser Reihe finden sich Bücher über neuere Entwicklungen der systemischen Arbeit mit Einzelnen, Paaren, Familien und Kindern ebenso wie Klassiker der Familien- und Paartherapie aus dem In- und Ausland, umfassende Lehr- und Handbücher ebenso wie aktuelle Forschungsergebnisse. Mit den roten Bänden steht eine Bibliothek des systemischen Wissens der letzten Jahrzehnte zur Verfügung, die theoretische Reflexion mit praktischer Relevanz verbindet und als Basis für zukünftige nachhaltige Entwicklungen unverzichtbar ist. Nahezu alle bedeutenden Autoren aus dem Feld der systemischen Therapie und Beratung sind hier vertreten, nicht zu vergessen viele Pioniere der familientherapeutischen Bewegung. Neue Akzente werden von jungen und kreativen Autoren gesetzt. Wer systemische Therapie und Beratung in ihrer Vielfalt und ihren transdisziplinären und multiprofessionellen Zusammenhängen verstehen will, kommt um diese Reihe nicht herum.

Tom Levold

Herausgeber der Reihe *Systemische Therapie und Beratung*

Christoph Klein
Ben Furman (Hrsg.)

Die Kraft des Miteinander

Innovative Methoden der Netzwerk- und Gemeinschaftsarbeit in Familien, Therapie, Schule und Beratung

Mit einem Geleitwort von Gerald Hüther

2021

Themenreihe »Systemische Therapie und Beratung«
hrsg. von Tom Levold
Reihengestaltung: Uwe Göbel
Umschlaggestaltung: Heinrich Eiermann
Umschlagmotiv: Birdie © Ingo Maurer
Umschlagfoto: © Tom Vack
Redaktion: Veronika Licher
Satz: Drißner-Design u. DTP, Meßstetten
Printed in Germany
Druck und Bindung: CPI books GmbH, Leck

MIX
Papier aus verantwortungsvollen Quellen
FSC
www.fsc.org
FSC® C083411

CPI klimaneutral
Mehr Bäume.Weniger CO_2

Erste Auflage, 2021
ISBN 978-3-8497-0368-4 (Printausgabe)
ISBN 978-3-8497-8291-7 (ePUB)

Aus dem Niederländischen übersetzt von Lotte Hammond
und aus dem Englischen übersetzt von Johannes Hampel

Bibliografische Information der Deutschen Nationalbibliothek:
Die Deutsche Nationalbibliothek verzeichnet diese Publikation
in der Deutschen Nationalbibliografie; detaillierte bibliografische
Daten sind im Internet über http://dnb.d-nb.de abrufbar.

Informationen zu unserem gesamten Programm, unseren Autoren
und zum Verlag finden Sie unter: **https://www.carl-auer.de/**
Wenn Sie Interesse an unseren monatlichen Nachrichten haben,
können Sie dort auch den Newsletter abonnieren.

Carl-Auer Verlag GmbH
Vangerowstraße 14 • 69115 Heidelberg
Tel. +49 6221 6438-0 • Fax +49 6221 6438-22
info@carl-auer.de

Inhalt

Geleitwort

Auch ein Hirnforscher hat bisweilen mit etwas Glück einmal eine Erleuchtung. Ich hatte zwei nacheinander, vor etwa zwei Jahrzehnten, nachdem ich vorher ebenfalls für etwa zwei Jahrzehnte herauszufinden versuchte, wie unser Gehirn funktioniert, weshalb es manchmal nicht funktioniert und wie es wieder besser funktionsfähig gemacht werden kann.

Meine erste Erleuchtung bestand in der Erkenntnis, dass das Gehirn untrennbar mit dem Rest des Körpers verbunden ist und alles, was im Gehirn geschieht, Auswirkungen auf körperlicher Ebene hat – aber auch umgekehrt. Die zweite ergab sich daraus, dass ich zu verstehen begann, wie sehr jeder Mensch mit seinem Gehirn in ein soziales System eingebunden ist. Die dort gemachten Erfahrungen sind ausschlaggebend dafür, wie und wofür der Mensch sein Gehirn benutzt und wie es sich deshalb strukturiert. Für einen experimentellen Hirnforscher wie mich war das alles andere als banal, hieß es doch, dass es mir fortan nicht mehr möglich sein sollte, irgendetwas im Gehirn zu untersuchen oder gar verändern zu wollen, ohne gleichzeitig zu berücksichtigen, was sich im Körper und in der Beziehung der betreffenden Person zu anderen, eng mit ihr verbundenen Menschen abspielte. Das war zwar das Ende meiner Karriere als experimenteller Hirnforscher, dafür aber ebenso der Aufbruch in eine Welt der wachsenden Einsicht in bisher ungeahnte Zusammenhänge.

Die Entdeckung der schier unbegrenzten nutzungsabhängigen Neuroplastizität war der Schlüssel zum Verständnis der im Gehirn ablaufenden Selbstorganisationsprozesse. Sie machte die Strukturierung neuronaler Netzwerke und Verschaltungsmuster anhand der aus dem eigenen Körper und aus sozialen Interaktionserfahrungen zum Gehirn weitergeleiteten Signalmuster erklärbar. Aus diesem Grund »passt« das Gehirn eines jeden Menschen – auch wenn es für Außenstehende nicht so aussieht – immer optimal zu dessen Körper und seinen Erfordernissen und zu dem sozialen Umfeld, in das sie oder er hineinwächst, und damit auch zu den dort vorgefundenen Erfordernissen. Jede länger anhaltende Veränderung auf körperlicher oder sozialer Ebene führt zu einem Umbau im Sinne einer Nachjustierung der herausgeformten, das Denken, Fühlen und Handeln einer Person bestimmenden Verschaltungsmuster in ihrem Gehirn.

Die mit Abstand stärkste, das Gehirn eines Menschen strukturierende Kraft erwächst aus seinem subjektiven Erleben, aus den gemachten Erfahrungen in der Beziehung zu ihm besonders bedeutsamen und nahestehenden Personen. Sehr häufig kommt es in diesen Beziehungen zu tiefgreifenden Verletzungen, die den gesamten weiteren Lebensweg bestimmen können. Besonders fest im Gehirn verankert werden dabei allerdings nicht die Verletzungen, Übergriffe oder Missbrauchserfahrungen, sondern die jeweiligen Lösungen, die das betreffende Kind, der Jugendliche oder später der Erwachsene zu deren Überwindung oder Bewältigung bereits gefunden hat. Einmal gemachte, ungünstige Erfahrungen können nur durch neue, günstigere Erfahrungen überlagert werden. Und einmal gefundene, in der aktuellen Situation brauchbare, aber langfristig ungünstige Bewältigungsstrategien können erst dann durch neue, günstigere ersetzt werden, wenn die alten Reaktions- und Verhaltensmuster unbrauchbar werden. Warum? Weil sich in dem bisherigen Beziehungssystem, das deren Aneignung und Aufrechterhaltung erforderlich gemacht hatte, eine grundlegende Veränderung vollzogen hat.

Diese Zusammenhänge wurden wohl schon zu allen Zeiten der Menschheitsgeschichte von einfühlsamen und ganzheitlich denkenden Personen erkannt. Aber als biologisches, naturwissenschaftlich erklärbares und mit objektiven Verfahren nachweisbares Geschehen kennen wir sie erst seit wenigen Jahren. In unserer heutigen, vom Bemühen um Objektivität und Wissenschaftlichkeit geprägten therapeutischen und pädagogischen Arbeit ist das ein kaum zu unterschätzender Quantensprung. Ein Paradigmenwechsel, der nicht nur die bisherige Praxis therapeutischer und pädagogischer Bemühungen grundlegend infrage stellt, sondern der nun auch wissenschaftlich und objektiv begründbare Ansätze für die künftige Arbeit von Therapeuten, Pädagogen und Beratern bietet.

Deshalb ist dieses von Christoph Klein und Ben Furman herausgegebene Buch so zeitgemäß, so grundlegend und so hilfreich. Denn was wir jetzt brauchen, sind überzeugende Praxisbeispiele dafür, wie gut es mit dem Ansatz der aktiven Unterstützung durch nahestehende Personen gelingt, tiefgreifende und nachhaltige Veränderungen in den beziehungsgestaltenden Erfahrungen der Menschen innerhalb ihres

Lebensumfeldes zu machen. Die zentrale Botschaft dieses Buches lautet, dass für wünschenswerte Veränderungen eben nicht nur die Ebene der das individuelle Verhalten steuernden inneren Einstellungen, Haltungen und Überzeugungen bedeutsam ist, sondern auch die Beteiligung und Mitwirkung der Gemeinschaft, in der das Individuum lebt und eingebunden ist.

Die Herausgeber begreifen das Buch als Appell an alle Experten, Fachkräfte und Helfer, ihre Aufgabe darin zu sehen, solche Räume der Begegnung möglich zu machen. Die Beiträge zeigen auf beeindruckende Weise, wie Heilung, Veränderung und Potenzialentfaltung wieder gelingen und wo wir im Dialog miteinander zu neuer Resonanz finden. Das kann weder durch verbale Überzeugungsarbeit noch durch Verhaltenskonditionierung gelingen, nicht durch das Inaussichtstellen von Belohnungen oder Bestrafungen und auch nicht durch neue Erfahrungen in einem sozialen Umfeld, das mit dem für die jungen Menschen bedeutsamen sozialen Beziehungsgefüge nichts zu tun hat.

Deshalb bin ich sehr froh, dass in diesem Buch so viele Verfahren und Möglichkeiten vorgestellt werden, die alle das gleiche Anliegen verfolgen. Die hier versammelten Ansätze zeigen uns viele Wege zur Stärkung einer Gemeinschaft, deren Zusammenhalt verloren zu gehen droht.

Aber überzeugen Sie sich selbst! Ich wünsche Ihnen viele neue Erkenntnisse und Anregungen, die Sie aus der Lektüre gewinnen und die Sie in der Überzeugung stärken mögen, dass das, was wir uns alle wünschen, offenbar möglich ist – jedenfalls dann, wenn wir es anders umsetzen als bisher.

Dr. Gerald Hüther

Einführung

Liebe Leserin, lieber Leser,
lassen Sie uns an dieser Stelle erklären, was dieses Buch für Sie so lesenswert macht. Autoren und Autorinnen aus acht Ländern erzählen in dreizehn Beiträgen davon, wie in Familien, Therapie, Schule und Beratung, in der Kita, der Jugendhilfe, im Strafvollzug und in der Psychiatrie eine Netzwerke und Gemeinschaft stiftende Arbeit gelingt. Die vielfältige Zusammenarbeit, um die es geht, bezieht Familienmitglieder ebenso ein wie nahestehende Freunde, bedeutsame Gemeindemitglieder oder auch auf ähnliche Weise Betroffene. Das Buch zeigt, auf welche verbindende und Mut machende Weise die Kraft des Miteinander nutzbar wird. Dabei wird auch deutlich, wie diese Verbundenheit letztlich allen hilft.

In vielen Ländern werden die hier vorgestellten Ansätze, Verfahren und Methoden bereits in Kommunen, Schulbehörden, Jugendämtern und Kliniken praktiziert. Alle Autoren und Autorinnen sind Pioniere dieser Arbeitsweisen. Außerdem sind sie Teil eines internationalen Netzwerks, in dem diese innovativen und die Gemeinschaft stärkenden Herangehensweisen ständig weiterentwickelt werden. Ihre Vorgehensweisen sind dabei so altbewährt wie die afrikanische Weisheit, dass es ein ganzes Dorf braucht, damit sich Kinder gut entwickeln. Mit diesem Buch erhalten auch die Eltern Unterstützung. Diese Idee von Gemeinschaft ist indigenen oder auch stärker spirituell geprägten Kulturen schon immer vertraut. Daher finden sich auch in allen Beiträgen die »talking circles« wieder, eine Tradition indigener Kulturen, bei der sich eine Gemeinschaft im Kreis sitzend versammelt, um einander zuzuhören und zu besprechen, welche nächsten Schritte unternommen werden – sei es zur Unterstützung, zur Versöhnung oder zur Wiedergutmachung.

Wir sehen im Bereich der Sozialarbeit, der Schule und der Psychotherapie einen Trend innovativer Ansätze im Umgang mit den psychosozialen Herausforderungen unserer Zeit. Die neue Herangehensweise zeigt sich darin, dass Fachleute weniger davon überzeugt sind, alleine das Mittel oder die Lösung für das Problem eines Einzelnen, einer Familie oder einer Schulklasse zu kennen oder zu finden. Stattdessen machen sie sich alle miteinander auf die Suche nach

Zusammenhängen und Möglichkeiten, etwas zu verändern. Dieses Buch ist eine vielstimmige Sammlung von solchen das »Dorf« einbeziehenden Ansätzen und Methoden im Umgang mit Problemlagen unterschiedlichster Art. Gesprächsrunden, Versammlungen und Netzwerktreffen schaffen Kontexte, in denen alle in Bewegung kommen, um gemeinsam Entwicklung zu ermöglichen. Hier erleben alle, dass sie wichtig sind, und nicht selten gilt: »*Ohne euch geht es nicht!*«

Als Fachleute haben wir gute Gründe, unseren Klienten diese Herangehensweise nicht nur *zuzumuten,* sondern auch *zuzutrauen,* statt sie im Glauben zu lassen, sie könnten uns die Verantwortung für ihre Entwicklung übergeben. Rat suchende Menschen trauen sich selbst oft weniger zu und glauben gleichzeitig, ein Experte wisse, was ihnen hilft. Aber das wissen wir nicht. Nicht zuletzt ist dieses Buch auch uns Fachkräften gewidmet, damit wir mutiger werden und uns üben, mehr im Dialog miteinander zu sein. Auch wir brauchen einander.

Das Buch passt in unsere Zeit. Als Gegenbewegung zur Individualisierung von Lebensentwürfen beobachten wir, dass der soziale Zusammenhalt und sein unersetzbarer Beitrag für psychische Gesundheit in unseren Hilfesystemen wieder mehr Beachtung findet. Sie werden lesen, auf welche Weise Kommunen, Klinikverwaltungen und gesetzgebende Parlamente dafür strukturell die Voraussetzungen geschaffen haben. Während der Arbeit an diesem Buch erleben wir weltweit die Auswirkungen des COVID-19-Virus. Quarantänemaßnahmen, Versammlungsverbote und *Kontaktbeschränkungen* sind für diejenigen besonders leidvoll, denen dadurch soziale Begegnungen abhandenkommen. In den Ländern mit den härtesten Ausgangsbeschränkungen traten abends Menschen auf ihre Balkone, Nachbarn musizierten zusammen oder applaudierten als Dank für das, was andere für die Gemeinschaft leisteten. Dieses Buch handelt von der existenziellen Erfahrung für uns Menschen, Teil einer Gemeinschaft zu sein.

Es ist ein systemisches Buch und im selben Jahr geschrieben, in dem nun auch in Deutschland die Systemische Therapie und ihr Menschenbild zur Grundlage einer Heilbehandlung anerkannt wurden. In den Leitlinien heißt es sinngemäß: *Systemische Therapie fokussiert den sozialen Kontext und gibt zwischenmenschlichen Beziehungen eine besondere Relevanz.* Die aktuelle Wirksamkeitsforschung der allgemeinen Psychotherapie bestätigt sie darin. Auch deshalb ist jetzt die Zeit gekommen, den Ansätzen und Methoden Aufmerksamkeit zu verschaffen, die wie Leuchttürme Orientierung dafür sind, die Türen des kleinen Beratungs-, Therapie- oder Klassenzimmers zu öffnen, um wirksamere Lösungen in der ganz eigenen soziokulturellen Lebenswelt unserer Klienten zu finden und zu zeigen, wie das ganze »Dorf« in Bewegung kommt.

Die Kraft des Miteinander ist ein Praxisbuch. Zur Veranschaulichung ihrer Vorgehensweise stellen alle Autoren und Autorinnen ihre Praxis anhand eines Fallbeispiels vor. Sie zeigen, wie sie es angehen, dass ein Wir-Gefühl entsteht und unter ganz unterschiedlichen Rahmenbedingungen zusammengearbeitet werden kann. Sie erzählen, wie ihre Ideen entstanden sind, wofür sich ihre Vorgehensweise eignet und was ihnen dadurch gelingt – häufig auch im Unterschied zu konventionellen Ansätzen und Methoden. Außerdem beziehen sich die Autoren in ihren Beiträgen aufeinander, um dem Buch selbst den Charakter eines Netzwerkes zu geben.

So ein Netzwerk braucht viele Knotenpunkte, Verbindungen und einen Rahmen, der Halt gibt. Dafür danken wir dem Berliner Zentrum für Präsenz und Kompetenz in Beziehungen (PUK) der Pfefferwerk Stadtkultur gGmbH. Nun hoffen wir, dass wir Sie zur Lektüre inspirieren konnten, und freuen uns auf den Dialog mit Ihnen, um voneinander lernen zu können.

Christoph Klein und Ben Furman
Berlin und Helsinki, im Januar 2021

1 Wiedergutmachung – Das Tor zu neuer Resonanz im Miteinander

Philip Streit und Hanna Weber

Wolfgang ist 24 Jahre alt, hat eine Behinderung und lebt in einer Einrichtung der Lebenshilfe. Auffällig ist, dass er sich wunderbar Dinge merken kann. Er prägt sich zum Beispiel eine ganze Einkaufsliste ein und bringt alle Artikel aus dem Supermarkt mit. Es fällt ihm jedoch sehr schwer, seine Impulse zu kontrollieren bzw. Regeln einzuhalten. Daneben hat Wolfgang noch einige spezielle Seiten, z. B., dass er sich nackt auszieht und auf die Hauptstraße stellt, wenn ihm etwas nicht passt. Oder dass man sich nicht sicher sein kann, ob er jemanden die Treppe hinunterschubst, wenn es nicht nach seinem Willen geht. Einmal wurde Wolfgang in eine neue Wohneinheit versetzt und begann dort lauthals die Betreuerin zu beschimpfen und zu attackieren: »Diese blöde Kuh mag ich nicht! Mit der will ich nicht arbeiten. Tut sie weg!«

Dies treibt Betreuer und Betreuerinnen immer wieder an den Rand der Verzweiflung. Es fällt ihnen oft schwer, die guten Seiten von Wolfgang zu sehen. Wolfgang hat aber noch eine andere Eigenschaft. Er entschuldigt sich immer wortreich, auch bei mir: »Dr. Streit, ich tu es nie wieder. Ich werde das nie wieder machen!«

Doch eines Tages sagte die Leiterin der Lebenshilfe zu ihm: »Lieber Wolfgang, jetzt ist es aber genug. Wir verlangen mehr von dir. Überleg dir, wie du den Schaden, den du bei den einzelnen Personen, aber auch bei uns als Verein angerichtet hast, wiedergutmachen kannst!« Wolfgang scheint das nicht zu verstehen, aber sein Herz tut es. Unterstützt durch eine Betreuerin macht er sich daran, für das nächste große Teamtreffen kunstvoll Brötchen in der Küche anzurichten. Er serviert diese am Beginn der Sitzung. Es sieht wunderbar aus. Bevor irgendwelche Worte des Dankes gesprochen werden können, will Wolfgang sich davonschleichen. Die Leiterin hält ihn jedoch auf, spricht Dankesworte und würdigt die außergewöhnliche Leistung, die Wolfgang vollbracht hat. Wolfgang blüht richtiggehend auf. Er ist stolz, wieder in der Gemeinschaft integriert zu sein und seine guten Seiten gezeigt zu haben.

Dieses Beispiel zeigt deutlich die Idee der Wiedergutmachung, die eine der unverzichtbaren Eckpfeiler der »Non Violent Resistance«-Ansätze ist und im Deutschen unter der Bezeichnung »Neue Autorität« und »Gewaltloser Widerstand« bekannt wurde.

In ihrem Beitrag für dieses Buch erzählen Tal Maimon und Idan Amiel, wie sie Lehrern und Lehrerinnen die Haltung der »Neuen Autorität« vermitteln, die es braucht, um Kinder beim Wiedergutmachungsprozess zu unterstützen (siehe S. 203). Dafür entwickelten sie das P. E. N.-Programm, das Lehrer die Grundhaltung des gewaltlosen Widerstands lehrt, um sie zur Handlungsfähigkeit zu ermächtigen. Die Abkürzung P. E. N. steht für die drei wichtigsten Dimensionen der »Neuen Autorität«:

1. *Präsenz* betont die Wichtigkeit der Anwesenheit und Zugewandtheit der Lehrer im Leben der Schüler.
2. *Ermächtigung* hilft Lehrern und Lehrerinnen, mit schwierigen Situationen im Klassenzimmer und mit auffälligen Schülern umzugehen. In dem Maße wie man den Handlungsspielraum der Fachkräfte erweitert, verbessert sich auch das Verhalten der Kinder.
3. Der letzte Buchstabe steht für *Netzwerk-Unterstützung* oder, wie wir es in diesem Buch nennen, den Unterstützerkreis. Wenn in schwierigen Situationen ein handlungsunterstützendes Netzwerk zur Verfügung steht, bestärkt das die Lehrer ebenfalls.

Mit Programmen wie diesen können Fachkräfte lernen, gewaltlosen Widerstand gegen Fehlverhalten zu leisten.

Das Schöne an gewaltlosem Widerstand? Er lässt das Kind nicht als besiegt zurück. Ganz im Gegenteil: Der Widerstand fördert beim Kind sogar die Fähigkeit zur Selbstkontrolle und die Fertigkeit, konstruktive Lösungen zu suchen. Zahllose Beispiele belegen dies. Daher wird in der »Neuen Autorität« (Omer u. Streit 2016) immer wieder betont, dass es Widerstand, Ausgleich und Versöhnung anstatt Strafe braucht. Strafe mag manchmal in eng abgegrenzten Situationen sinnvoll sein, aber im Wesentlichen lässt die Strafe den Übeltäter als Besiegten und Entwürdigten zurück. Strafe bewirkt lediglich, dass man sich Verhaltensweisen aneignet, die nur dazu da sind, die Strafe zu vermeiden. Ähnlich verhält es sich mit Belohnung.

Wie das obige Beispiel sehr schön zeigt, ist eine so dahingesagte Entschuldigung nur eines der Mittel, um einer wirklichen Auseinandersetzung zu entgehen. Die Wiedergutmachung hingegen geht einen Schritt weiter. Sie ist das Bindeglied zwischen Widerstandsaktionen, Kooperation und Deeskalation.

Was ist Wiedergutmachung?

Die zentrale Idee der Wiedergutmachung ist, dass, wenn durch das Verhalten einer Person einer Institution oder einer Gemeinschaft ein Leid zugefügt wird, dieses nicht durch erniedrigende Akte, sondern durch Akte der sozialen Interaktion wiedergutgemacht werden kann. Das Leiden wird also entschädigt, sei es durch die Abmilderung des Leidens selbst oder durch die Leistung eines Ausgleichs. Im Gegensatz zur Strafe wird über Akte der Wiedergutmachung der konstruktive Dialog weitergeführt.

Welche Bedeutung hat Wiedergutmachung?

Eine Wiedergutmachung kann nicht nur den durch Kränkung, Verletzung, Sachbeschädigung oder Beleidigung angerichteten Schaden beheben, sondern auch das Ansehen des Kindes in der Familie oder Klasse wiederherstellen. In der Regel wird sie durch die Erziehungspersonen oder andere Unterstützer angeregt, wobei das Kind auch selbst die Idee dazu haben kann.

Die Grundcharakteristika der Wiedergutmachung sind im Folgenden beschrieben:

- Bei einem Fehlverhalten des Kindes, wie z. B. den Eltern Geld stehlen, die Schwester schlagen oder jemanden im Internet mobben, wird damit nicht nur das unmittelbare »Opfer« geschädigt, sondern auch die gesamte Gemeinschaft. Damit ist hier die Familie, die Klasse usw. gemeint.
- Wiedergutmachung ist ein Akt der sozialen Reintegration und des Aufeinanderzugehens.
- Wiedergutmachung führt Menschen zusammen. Sie lässt niemanden vor der Tür stehen.
- Wiedergutmachung ist keine Strafe! Sie stärkt das Kind, anstatt es zu demütigen. Die Toiletten zu putzen kann daher kaum eine Form der Wiedergutmachung sein, da eine solche Aufgabe den Keim einer Demütigung in sich trägt.

Was braucht es zur Wiedergutmachung?

Wiedergutmachung ist ein Prozess der Reintegration in die Gemeinschaft, an dem Eltern, Lehrerinnen und Lehrer, Betreuerinnen und Betreuer und das Kind oder der Jugendliche beteiligt sind. Folgende Grundvoraussetzungen gibt es:

1. Es braucht eine wertschätzende Haltung zu dem Kind. Das bedeutet, das Kind so zu akzeptieren, wie es ist, seine Stärken zu erkennen und zu sehen, anstatt es durch die Linse des Versagens oder des Fehlverhaltens zu betrachten.
2. Es braucht Erwachsene, die sich gegenseitig achten, unterstützen und bereit sind, sich zu vernetzen.
3. Es braucht die Fähigkeit zur Selbstkontrolle und Deeskalation. Diese entsteht nicht automatisch, kann aber gemeinsam erlernt werden. Letztendlich braucht es auch Souveränität, um diese Wiedergutmachung durchführen zu lassen.

Folgendes Beispiel zeigt, wie Wiedergutmachung ins Spiel gebracht werden kann.

> ELTERN Anton, du hast etwas von deiner Cousine gestohlen. Wir stehen zu dir, aber hier hast du Unrecht getan – und das nicht nur ihr gegenüber. Die Stimmung der Familie ist ebenfalls getrübt. Da nun Schaden entstanden ist, muss es auch eine Entschädigung geben.
>
> ANTON Aber ich habe mich doch entschuldigt! Mehr könnt ihr nicht verlangen.
>
> ELTERN Durch dein Verhalten ist etwas zu Bruch gegangen. Das muss auf jeden Fall wiedergutgemacht werden.
>
> ANTON Das mag schon sein, aber mir ist das egal. Ich habe mich schon entschuldigt.
>
> ELTERN Okay, aber du sollst wissen, dass wir nicht vergessen, dass noch eine Wiedergutmachung aussteht. Vielleicht wäre es gut, wenn du einen Vorschlag machst. Wir haben Zeit und warten auf deine Ideen.

Nach einem solchen Gespräch können die Eltern einige Tage abwarten. Zu diesem Zeitpunkt kann auch der Unterstützerkreis hinzugezogen werden, den die Eltern aufgebaut haben. Eine Person, zu der das Kind einen guten Draht hat, bringt sich dann in den Prozess ein.

In Antons Fall ist eine solche Person seine Tante.

> TANTE Ich habe gehört, was passiert ist. Deine Eltern haben vorgeschlagen, dass du Ideen für eine Wiedergutmachung anbietest, und darüber möchte ich gerne mit dir sprechen.
>
> ANTON Okay, aber ich verstehe das nicht ganz. Was meinen sie mit Wiedergutmachung?
>
> TANTE Überlegen wir doch gemeinsam, was als Wiedergutmachung für dich infrage kommen würde. Ein paar gute Ideen werden wir wohl zusammensammeln können. Der Vorschlag sollte sowohl mit deiner Würde vereinbar sein als auch deine Eltern zufriedenstellen.
>
> ANTON Aber warum? Ich sehe nicht ein, warum ich mir jetzt darüber Gedanken machen muss!
>
> TANTE Wenn du keine Vorschläge machst, werden deine Eltern sich etwas als Wiedergutmachung überlegen. Möglicherweise musst du dafür tief in die Tasche greifen, oder sie kürzen sogar dein Taschengeld. Aber ich bin mir sicher, dass, wenn du ihnen mit meiner Hilfe einen konstruktiven Vorschlag machst, sie ihn bestimmt annehmen werden. Ich werde dann auch versuchen, sie von deiner Idee zu überzeugen. Dann sind sowohl sie als auch ich zufrieden.
>
> ANTON Das klingt gut, aber ich verstehe noch immer nicht, was das Ganze mir bringt.
>
> TANTE Wenn du eine Wiedergutmachung vorschlägst, gehst du damit den ersten Schritt und zeigst, dass dir deine Familie wichtig ist und du dazugehören möchtest. Du verlierst nicht an Ansehen, sondern gewinnst welches.
>
> ANTON Na schön, das ist vielleicht wirklich nicht so schlecht. Aber wie soll ich das jetzt machen?
>
> TANTE Wie gesagt, ich bin gerne bereit, dir zu helfen. Wir können Möglichkeiten suchen, die auch für dich in Ordnung sind. Es geht hier nicht darum, wer der Boss ist! Du sollst einfach nur mit einer Geste deiner Cousine und deiner Familie zeigen, dass es dir nicht egal ist, was passiert ist.

Der Wiedergutmachungsprozess bringt festgefahrene Situationen wieder in Gang. Anstelle des problematischen Verhaltens des Kindes stehen die Lösungsansätze im Vordergrund. Ein Vorteil der Wiedergutmachung ist, dass ein Kind einen solchen Vorschlag akzeptieren kann, eine demütigende Strafe hingegen nicht. Durch die Teilnahme an einer Wiedergutmachung erfährt das Kind bzw. der Jugendliche Würdigung. Es kann darauf stolz sein und sich als selbstwirksam erleben. Dies ist gerade im Kindergarten ein wirksames Instrument.

Durch den gewaltlosen Widerstand und die Wiedergutmachung öffnen sich in problematischen Situationen neue Türen und während der Suche nach einer geeigneten Handlung entsteht Kontinuität. Die Anzahl an Möglichkeiten steigt und dadurch die Wahrscheinlichkeit für eine gute, konstruktive Lösung. Die Wiedergutmachung bezieht sich außerdem nicht nur auf den konkret angerichteten Schaden, sondern auch auf den Schaden, der in den Beziehungen zu anderen Personen entstanden ist. So kann das Kind wieder Verbundenheit und Zugehörigkeit zu seinem Umfeld – sei es die Familie, der Kindergarten oder die Schulklasse – erleben.

Wie läuft ein Wiedergutmachungsprozess ab?

Folgende Punkte sind wichtig:

- Reaktionen verzögern, deeskalieren und Hilfe suchen, organisieren und annehmen.
- Gewaltlosen Widerstand leisten, klare Botschaften vermitteln und bei diesen bleiben.
- Die Idee der Schadenswiedergutmachung ins Spiel bringen und gemeinsam Vorschläge und Ideen zur Wiedergutmachung sammeln.
- Dem Kind/Jugendlichen Zeit lassen.
- Gemeinsam mit dem Kind daran arbeiten, Unterstützer in den Prozess einzubeziehen.
- Die Wiedergutmachung darf das Selbstbewusstsein des Kindes nicht untergraben. Es soll sein Gesicht wahren können.
- Das Kind ermutigen und bei der unmittelbaren Durchführung unterstützen.

Ein Wiedergutmachungsprozess kann eine langwierige Angelegenheit sein, die viel Geduld und Kraft braucht. Nur mit viel Gefühl erkennt und nutzt man den Moment, in dem plötzlich etwas möglich wird, das vorher sehr unwahrscheinlich war.

Der 16-jährige Bastian beleidigt im Geografieunterricht seine Lehrerin: »Von dir, dummer Gans, will ich nicht mehr unterrichtet werden. Du machst den langweiligsten Unterricht überhaupt. Verzieh dich!« Bastian wird von der Schulleitung, seiner Beratungslehrerin und der Geografielehrerin in den Nachdenkraum gebracht. Während der Geografiestunden soll er ab jetzt dort bleiben und nach einer Lösung suchen, wie er sein Verhalten wiedergutmachen kann. Bastian kommt das ganz gelegen. Er erzählt seiner alleinerziehenden Mutter: »Jetzt brauche ich endlich nicht mehr bei dieser faden Tante im Unterricht zu sitzen. Im Nachdenkraum ist es viel besser. Dort machen mir die netten Lehrer konkrete Angebote. Ich bleibe da!«

Die Zeit vergeht und Bastian versäumt mehrere Geografiestunden. Begleitet vom Direktor kommt die Geografielehrerin zu Bastian und kündigt an: »In der übernächsten Geografiestunde findet die Abschlussprüfung für dieses Schuljahr statt. Du wirst sie in der Klasse ablegen. Allerdings darfst du die Klasse nur betreten, wenn du den Vorfall vor ein paar Wochen in Ordnung gebracht hast.« Bastian lächelt und denkt sich nichts dabei.

Plötzlich ist er wie vom Blitz getroffen. Letztens hatte er ein Vorstellungsgespräch für eine Lehre als Automechaniker. Dort hat er vorher sein Praktikum gemacht, was ihm riesigen Spaß bereitete. Um den Job zu bekommen, muss er allerdings ein ordentliches Schulabschlusszeugnis vorweisen, was ohne Geografienote nicht möglich ist. Bastian weiß nicht weiter und versucht es auf seine übliche Art und Weise: Er terrorisiert seine Mutter, ein gutes Wort für ihn einzulegen und ihm nicht seine Zukunft zu verbauen. Er wird sich sicher nicht bei der Lehrerin entschuldigen, das soll gefälligst sie machen.

Die Mutter holt ihren Bruder zu Hilfe. Bastian hat ein gutes Verhältnis zu seinem Onkel, und als sie über die Angelegenheit reden, kommen sie gemeinsam auf eine Idee: Bastian wird sich vor der ganzen Klasse entschuldigen und auch für alle Pizza mitbringen, um den Schaden wiedergutzumachen.

Gemeinsam bereiten sie den Tag der Wiedergutmachung vor. Auch Bastians Mutter hilft und ermutigt ihn, einen Plan für den Tag zu entwerfen. Als der Tag gekommen ist, fährt Bastian zusammen mit seiner Mutter und seinem Onkel in die Schule. Seine Mutter redet Bastian gut zu, doch Bastian verliert den Mut und er will das Weite suchen. Sein Onkel bleibt beharrlich. Er versucht, Bastian zu überzeugen, dass seine Mitschüler ihn als Pizzabringer bejubeln werden. Außerdem ist schon alles vorbereitet. Nach und nach leuchten Bastian die Vorteile ein. Er geht erhobenen Hauptes in die Klasse, spricht seine Entschuldigung aus und verteilt die Pizza. Die Jugendlichen klatschen in die Hände. Bastian ist wieder Teil der Klassengemeinschaft.

Damit wird mehr als deutlich: Wiedergutmachung bringt eine starke und positive Haltung in die Erziehung und schließt den Kreis der Grundelemente gelingender Beziehung.

Wiedergutmachung stärkt die Selbststeuerung und die Beziehung

Wiedergutmachung ist ohne einen sicheren Hafen oder unterstützende Eltern und Lehrer nicht denkbar. Im Weiteren bedeutet dies, dass Eltern beharrlich sein und ihren Kindern einen fixen Anker bieten sollten. Wiedergutmachung ist nicht ohne Deeskalation möglich und ermutigt zur Selbstaktivität. Sie fördert gute Beziehung und ist ein Grundelement zur Entwicklung eigener Selbststeuerung (Bauer 2015).

Wie diese Elemente zusammenspielen, sehen Sie in folgendem Beispiel:

Jonah stört den Englischunterricht wieder und wieder. Aufgrund seiner zahlreichen unverschämten Bemerkungen beschließt die Lehrerin, dass nur noch eins hilft: der Gang zum Direktor. Jonah weigert sich jedoch. Die Lehrerin ist ratlos. Spielt sie sich groß auf und schimpft mit Jonah, macht sie sich nur lächerlich. Sie beschließt, sich an die Unterstützergruppe ihres Kollegiums zu wenden. Dort wird entschieden, dass sie sich mit dem Sportlehrer zusammenschließen soll. Sport ist nämlich Jonahs Lieblingsfach. Gemeinsam laden sie Jonahs Eltern ein und erzählen von den Vorfällen im Englischunterricht. Weil Jonahs Mutter zunächst über die Anwesenheit des Sportlehrers verwirrt ist, erklärt die Englischlehrerin schnell: »Die Beleidigung eines Lehrers ist Sache des gesamten Lehrkörpers.« Das versteht Jonahs Mutter und schon ist ein Wir geschaffen. Sie ist sich jetzt auch sicher, dass sie gemeinsam die problematische Situation im Englischunterricht gut bewältigen können. Außerdem werden die Eltern dadurch in ihrer Ankerfunktion gestärkt. Sie geben zu, dass es auch zu Hause mit Jonah nicht immer leicht ist, was sich mit den Beobachtungen beider Lehrkräfte deckt.

Am nächsten Tag findet das Treffen statt. Jonah ist überrascht, dass der Sportlehrer auch anwesend ist. Deshalb erklärt ihm der Sportlehrer:

»Wir haben einen Grundsatz: Wenn ein Lehrer beleidigt wird, ist das die Sache aller. Wir lassen solche Angelegenheiten nicht auf sich beruhen, sondern versuchen gemeinsam, eine Lösung zu finden. Uns geht es auch nicht darum, dich in deiner Würde zu verletzen, jedoch ist das Beleidigen und Stören im Unterricht für uns nicht akzeptabel.« Die Englischlehrerin ergreift das Wort: »Ein guter Ansatz wäre vielleicht ein Entschuldigungsbrief. Wir schlagen vor, dass du einen solchen verfasst.« Jonah ist zunächst unsicher, da ihm das Schreiben nicht leichtfällt, doch als sich die Runde einigt, dass seine Eltern ihn dabei unterstützen, stimmt er zu. Weil durch Jonahs Stören Schaden angerichtet wurde, schlägt der Sportlehrer eine Wiedergutmachung vor: »Wie wäre es, wenn du mir eine Woche lang nach der Schule eine halbe Stunde hilfst, den Turnsaal aufzuräumen? Später kannst du gern auch anspruchsvollere Aufgaben übernehmen. Zum Beispiel könntest du mir die Woche darauf helfen, die Zeit der jüngeren Schüler zu stoppen. Wie klingt das?«

Jonah willigt ein. Dieser Vorschlag verletzt ihn nicht in seiner Würde, und er kann sogar als rechte Hand des Sportlehrers fungieren. Nach Vollendung seiner Wiedergutmachung wird die Lehrerin in der Klasse verkünden, dass Jonah alles wieder in Ordnung gebracht hat.

Tipps für Wiedergutmachungshandlungen

- Das Kind hat die Nachbarin geärgert und bringt ihr als Entschädigung Blumen.
- Das Kind hat in einem Wutanfall Schaden in der Wohnung angerichtet und wäscht nun für einen Monat einmal wöchentlich das Auto der Familie.
- Das Kind hat seinen Bruder geschlagen und übergibt ihm deshalb ein selbstgebasteltes Geschenk.
- Das Kind schreibt einen Entschuldigungsbrief oder hilft dabei, ein Essen für die ganze Familie zu kochen.
- Das Kind unterstützt die Eltern bei der Garten- und Hausarbeit.
- Das Kind spielt mit der kleinen Schwester oder hilft ihr beim Hausaufgabenmachen.
- Das Kind schreibt eine Geschichte oder entwickelt eine künstlerische Darbietung für zu Hause, einen besonderen Anlass oder die Schule.
- Das Kind fertigt eine Zeichnung für die Klasse an oder bringt Kuchen mit in die Schule.
- Das Kind engagiert sich für ein soziales Projekt in der Schule oder in der Familie.

Noch einmal zusammengefasst

Es gibt viele Möglichkeiten zur Wiedergutmachung in der Familie, in der Schule, in Betreuungseinrichtungen oder auch anderswo. Das Wichtigste an der Wiedergutmachung ist, dass es kein demütigender, sondern ein die Verbindung stärkender, beziehungsfördernder, den Selbstwert unterstützender Prozess ist. Wie wir auch in den Beispielen gesehen haben, sind die Kinder oft von sich aus nicht gleich bereit, ihr Verhalten wiedergutzumachen, da ihre Angst, gedemütigt zu werden und als Verlierer dazustehen, groß ist. Daher ist es sinnvoll, diesen Prozess durch die Eltern oder Lehrer anzustoßen, dabei intensiv mit den Kindern zusammenzuarbeiten und sie zu unterstützen. Die Unterstützer sollten geduldig und beharrlich bleiben und nie die Beziehung zu den Kindern aus den Augen verlieren. Die vorgestellten Beispiele haben gezeigt, wie den Kindern die Idee der Wiedergutmachung nähergebracht werden kann. So entwickeln sich Standfestigkeit, Stärke und Souveränität. Wiedergutmachung stärkt außerdem die Haltungen der Positivität, der Zugewandtheit, des Widerstands und der Beharrlichkeit. Sie ist elementar für starkes und positives Handeln zur Unterstützung der Entwicklung von Kindern.

Wenn Kinder den Prozess des Schadensausgleichs oder der Wiedergutmachung nicht gleich akzeptieren wollen, liegt es an den Erwachsenen, eine Wiedergutmachungsmaßnahme festzulegen. Diese sollte logisch sein und vom Netzwerk der Unterstützer befürwortet werden. Wer durch sein Verhalten andere schädigt, schädigt nicht nur den Einzelnen, sondern auch die Gemeinschaft. Wer Schaden anrichtet, sei es auch nur aus Unachtsamkeit, muss eine Entschädigung leisten. So lernt das Kind in einem konstruktiven Prozess, Lösungen für seine Fehler zu finden, und stärkt seine Fähigkeit zur Resilienz und Kreativität. Das abschließende Beispiel zeigt, dass es dabei ganz entscheidend ist, die Stärken und Leidenschaften des Kindes zu nutzen.

Der 13-jährige Dejan trifft in der Schulpause eine Mitschülerin mit einer Kastanie so hart am Kopf, dass diese einen blauen Fleck bekommt. Die Lehrerinnen sind empört und die Mutter verzweifelt. Dejan ist nicht zum ersten Mal aggressiv. Die Direktorin möchte Dejan vorsorglich für vier Tage suspendieren, dem wird allerdings von der obersten Schulbehörde nicht stattgegeben. Der Werklehrer hat die rettende Idee: Dejan soll eine Wiedergutmachung leisten.

Diesmal reicht eine einfache Entschuldigung nicht. Mit diesen ist Dejan nämlich immer ganz schnell. Mithilfe seiner Mutter und der Unterstützung seines Erziehungshelfers und seines Lehrers ist Dejan bereit, den Schaden wiedergutzumachen. Sein Vorschlag: Als geschickter Handwerker und Bastler wird er ab sofort der Mitschülerin, die er mit der Kastanie getroffen hat, im Werkunterricht helfen. Dejan weitet sein Angebot aus und unterstützt bis zum Ende des Schuljahres auch alle anderen Schülerinnen beim Fertigstellen ihrer Projekte. Dejans Aggression hat eine Pause, denn er ist stolz, »endlich mal etwas Vernünftiges zu machen«.

Wiedergutmachung verharmlost nicht das Fehlverhalten, sie fordert sogar einen Ausgleich ein, der die Situation bereinigt und der für die Lösung des Problems notwendig ist. Wiedergutmachung demütigt und erniedrigt nicht. Im Gegenteil: Sie initiiert aus Widerspruch und Konflikt konstruktiven, wertschätzenden Dialog und positives Handeln. Sie ermöglicht aus einem Fehlverhalten heraus Potenzialentfaltung und Aufblühen, sie schafft Beziehung und Resonanz. Es ist kein Honiglecken, sondern harte Arbeit. Aber der Erfolg kann sich sehen lassen.

2 Wiedereingliederungs-Versammlungen mit Häftlingen – wie sie Inhaftierten zugutekommen und nahestehenden Menschen helfen[1]

Lorenn Walker und Anouck De Reu

»Du bist zu nichts zu gebrauchen«, schreit die Mutter ihre Tochter April an, wobei ihr Spucke aus dem Mund fliegt, bevor sie ihre Lippen wütend vorstülpt. April ist 1958 vier Jahre alt; sie wohnt in einem großen Bundesstaat im mittleren Westen Amerikas. Sie steht dem Alter nach irgendwo in der Mitte von elf Kindern. April erinnert sich, dass, bevor sie 12 Jahre alt war, ihre Mutter »mir sagte, ich solle sterben und es hinter mich bringen. Sie sagte, ich hätte unsere Familie zerstört, und ich sei der Grund dafür, dass sie sich von meinem Vater habe scheiden lassen. Alles, was passiert sei, wäre meine Schuld. Ich hätte all die Probleme verursacht«. April wurde herausgegriffen und während ihrer gesamten Kindheit härter bestraft als ihre zehn Geschwister. Sie erinnert sich, dass ihre Mutter sie einmal, als sie krank war, mehrere Tage lang in einem Zimmer einschloss und ihren Geschwistern »verboten wurde, überhaupt bei mir reinzuschauen«.

April war der »Sündenbock« ihrer Mutter für die Konflikte in der Familie, einschließlich ihrer Eheprobleme. Dass Eltern Kinder zum Sündenbock abstempeln, ist in konfliktreichen Familien weitverbreitet und kann der jugendlichen Entwicklung sehr abträglich sein (Vogel a. Bell 1960). Im Jahr 1967 ist April 14 Jahre alt. Sie geht nicht mehr zur Schule und hat nur die achte Klasse abgeschlossen. Inzwischen hat sie ihr Zuhause verlassen und wohnt mit einer Gruppe von Männern zusammen, die in den Zwanzigern sind. Sie leben in der Regel in verlassenen Gebäuden in der Stadt, die nur wegen eines dort befindlichen großen Automontagewerks überlebt. Aprils Vater ist Werksvorarbeiter und geht nun mit einer Rente in den Ruhestand. Viele der Männer, die Aprils »Familie« werden, nachdem sie von zu Hause weggegangen ist, sind Vietnam-Veteranen oder suchen nach Wegen, um der Einberufung zum Militär zu entgehen. Sie lieben April, die gut aussieht, witzig und klug ist. Sie erwidert die Zuneigung der Männer und hat

1 Aus dem Englischen von Johannes Hampel.

eine Beziehung mit einem von ihnen. Sie behandeln sie wie eine geachtete kleine Schwester.

Die Männer konsumieren regelmäßig Heroin. April bittet sie, es auch nehmen zu dürfen. Sie verweigern ihr das zunächst. Irgendwann zermürbt sie Aprils Hartnäckigkeit. Sie lassen sie Heroin nehmen, und April wird schnell süchtig. Um ihren regelmäßigen Drogenkonsum zu finanzieren, stehlen die Männer Dinge aus Geschäften und Wohnungen. April verkauft Pillen vor allem an Highschool-Kinder. Als sie 17 Jahre alt ist, ist sie mit einem anderen Mann zusammen, den sie aus der Gruppe heraus kennengelernt hat und dessen Familie wohlhabend ist. 1970 nimmt er sie mit in ein Gästehaus auf einer Ranch in Hawaii, die seiner Familie gehört.

Während der nächsten 45 Jahre nimmt April regelmäßig Heroin und lebt oft auf der Straße. Sie hat vier Kinder, die von ihren Vätern, anderen Familienmitgliedern oder in Pflegefamilien aufgezogen werden.

Im Jahr 2020 ist April 67 Jahre alt und hat nur zu einem ihrer Kinder eine Beziehung, zu Francis, 46 Jahre alt. Francis' Partnerin ist Malia. Francis hat auch einen Sohn namens Kimo, der 25 Jahre alt ist. Kimo, Francis, Malia und April sind alle schon einmal inhaftiert worden. Aktuell sitzt nur Kimo im Gefängnis ein. Die Hawaiischen Freunde der »Restorative Justice«[2] (Hawai'i Friends of Restorative Justice, HFRJ) arbeiten seit einem Jahrzehnt mit allen vier Mitgliedern dieser Familie zusammen und helfen ihnen, sich an die Ressourcen der Gemeinschaft anzudocken, um ihr Leben zu verbessern. Die HFRJ trafen die Familie zum ersten Mal im Jahr 2010, als Francis sich für einen Kurs im staatlichen Frauengefängnis von Hawaii einschrieb: »Restorative Justice als lösungsfokussierte Antwort auf Konflikte und Fehlverhalten«.

Damals sagte Francis, sie habe kein Vertrauen in das Justizsystem, sie glaube, dass sie ihr Verhalten niemals ändern werde und dass ihr am besten gedient sei, wenn sie rebellisch und aggressiv sei. Als sie den Kurs der HFRJ besuchte, wurde sie vom Gefängnis als hohes Sicherheitsrisiko betrachtet. Sie tat nichts, um ihre Fortbildung zu fördern oder irgendeine Therapie zu erhalten, obwohl sie wegen Drogenmissbrauchs ins Gefängnis gekommen war. Statt wegen guter

2 Der im Englischen gebräuchliche Begriff »Restorative Justice« wird meist auch im Deutschen verwendet. Es finden sich aber auch Bezeichnungen wie »Restaurative Justiz«, ausgleichende Gerechtigkeit oder auch restaurative bzw. Wiedergutmachungs-Verfahren (Anm. d. Hrsg.).

Führung wurde Francis von den Justizvollzugsbeamten häufig wegen Verstoßes gegen die Gefängnisregeln »aufgeschrieben«. Francis sagt, als sie vor zehn Jahren in den lösungsfokussierten Kurs ging, habe sie zum ersten Mal davon gehört, dass es nicht wichtig sei, sich auf ihre Fehler zu konzentrieren; dass sie das Potenzial habe, die Dinge wieder in Ordnung zu bringen, und sich jede Art von Leben schaffen könne, die sie sich wünsche. Anstatt sich auf ihre Defizite zu konzentrieren und zu versuchen, diese zu beheben, wurde sie ermuntert, über ihre Stärken und ihre Ziele nachzudenken. Francis überzeugte ihre Partnerin Malia, ebenfalls an dem Kurs teilzunehmen.

Francis und Malia lernen beide, dass ihre Gefühle immer gültig sind und dass niemand, auch nicht sie selbst, ihre Gefühle beurteilen sollte. »Spüre einfach achtsam deinen eigentlichen Gefühlen nach, ohne dich auf irgendetwas festzulegen«, lernen sie. Inakzeptabel sei es nur, auf Gefühle in destruktiver Weise zu reagieren, wie z. B. wütend zu werden und jemanden zu schlagen. Diese Impulse tragen dazu bei, dass Francis zunächst in dem lösungsfokussierten Kurs zu einer leistungsstarken Teilnehmerin wird. Die Mitarbeiter, die mit ihr arbeiten, stellen fest, dass sich ihr Verhalten von »bockig« zu »geduldig« verändert. Innerhalb weniger Jahre wird Francis Mitglied einer speziellen Arbeitsgruppe für das Gefängnispersonal (in einigen Gerichtsbezirken »Vertrauensleute« genannt), ausgestattet mit mehr Privilegien, Pflichten und einer kleinen Vergütung. Sie wird zu einer angesehenen Peer-Ausbilderin und zu einem Vorbild für andere. Es findet eine grundlegende Veränderung statt, die bis ins Jahr 2020 andauert. Francis ist außerhalb des Gefängnisses nicht wieder straffällig geworden und arbeitet nun als stellvertretende Leiterin eines Einzelhandelsgeschäfts. Auch Malia profitierte von dem Kurs, obwohl sie einmal einen Rückfall hatte und kurzzeitig wieder inhaftiert wurde. Zurzeit absolviert sie ein Programm gegen Drogenmissbrauch und ist begeistert von dem Gedanken, bald nach einem Job zu suchen. April arbeitet in Vollzeit in einem gut laufenden Einzelhandelsgeschäft und strebt an, sich am Community College als Studentin einzuschreiben. Sie und Francis pflegen weiterhin ihre Beziehung, wobei beide absolut drogenfrei bleiben und sich wie gesetzestreue Bürgerinnen verhalten.

Die HFRJ trafen Kimo, den Sohn von Francis, als er 17 Jahre alt und gerade inhaftiert worden war. Kimo hatte 2012 eine Wiedereingliederungs-Versammlung, als dieses Verfahren im Jugendgefängnis von Hawaii als Pilotprojekt für Jugendliche initiiert wurde. April hatte diese damals besucht. Kimo ist jetzt 25 Jahre alt und befindet sich in einem Gefängnis für Erwachsene, nachdem er rückfällig geworden und zu Drogen und Kriminalität zurückgekehrt war.

In diesem Beitrag wird erörtert, wie die HFRJ dieser Familie mit drei Generationen von inhaftierten Mitgliedern durch lösungsfokussierte und wiedergutmachende Gemeinschaftsbildung geholfen haben. Der Familie fehlten emotionale und gesellschaftliche Ressourcen, um die sozialen Notlagen, denen sie ausgesetzt war, zu bewältigen. Die Wiedereingliederungs-Versammlungen der HFRJ, bei denen jeder Einzelne als der beste Experte seines eigenen Lebens betrachtet wird, unterstützten die Familie mit Gemeinschaftskontakten und Ressourcen. Für jedes Familienmitglied wurde eine Versammlung organisiert, und bei diesen Treffen besprachen sie, was sie brauchten, um über die erlittenen Verluste hinwegzukommen. Sie überlegten gleichzeitig, wie sie am besten Verantwortung übernehmen und eine positivere Zukunft schaffen könnten. Anstatt sich bei der Planung ihrer Zukunft auf einen Fallmanager[3] zu verlassen, boten die Wiedereingliederungs-Versammlungen die Möglichkeit, selber zu bestimmen, was sie wollten und wie sie es erreichen könnten. Die Versammlungen tragen zum Aufbau sozialer Fähigkeiten bei, indem sie Familienmitglieder und andere Menschen aus dem näheren Umfeld in den Prozess einbeziehen. Die Gruppe kommt im Gefängnis zusammen, bevor der Einzelne entlassen wird.[4] Die Versammlung verstärkt bzw. erweitert das soziale Netz des Einzelnen und hilft ihm, zu bestimmen, was er in seinem Leben will und wie er es erreichen kann. Meistens wünschen sich die Teilnehmenden ein Leben frei von Drogenmissbrauch und Kriminalität. Sie wollen Wiedergutmachung für früheres Fehlverhalten leisten, positive Beziehungen zu ihnen nahestehenden Menschen und zur Gemeinschaft, sie wollen Arbeit, Unabhängigkeit und Gesundheit.

Der folgende Abschnitt enthält auch Ergebnisse neuerer Forschungen über den Nutzen der Wiedereingliederungs-Versammlungen für nahestehende Menschen aus dem sozialen Netzwerk, die in den Gruppen mitwirken. *Heilung* wurde für die Zwecke der Forschung definiert als selteneres Immer-wieder-Erinnern schmerzhafter Ereignisse (Vergebung) und mehr Optimismus.

---

3 Als Fallmanager wird die zuständige Person eines Amtes bezeichnet, die z. B. bei der Arbeitsvermittlung oder auch anderen Bedarfen wie Schulden, Wohnungssuche etc. hilft.

4 Das Bezirksgericht der Vereinigten Staaten für den Bezirk Hawaii nutzt die Wiedereingliederungs-Versammlungen seit 2015, und für viele am Programm beteiligte Personen werden die Treffen bereits vor ihrer Verurteilung und Inhaftierung initiiert (Walker a. Kobayashi 2020).

Hintergrund für versöhnende und lösungsfokussierte Wiedereingliederungs-Versammlungen

Die HFRJ sind eine kleine gemeinnützige Organisation (NGO), die Interventionen konzipiert, anbietet und erforscht, um Lösungen für ernste soziale Probleme zu finden. Seit 2003 nutzen die HFRJ lösungsfokussierte *(solution-focused, SF)* Ansätze für Interventionen restaurativer Verfahren. Über vielfältige Anwendungen solcher Ansätze in Schulen finden Sie in diesem Buch Beiträge von Ben Furman (siehe S. 193) und Sue Young (siehe S. 222).

Restaurative Verfahren stellen eine gemeinschaftliche Alternative zum traditionellen hierarchisch-autokratischen und konkurrenzbetonten Justizsystem (Walker, Rodgers a. Umbreit 2018) dar. Lösungsfokussierte Ansätze bedienen sich insbesondere sprachlicher Mittel und schätzen die Bedeutung von Beziehungen bei der Unterstützung von Menschen in Schwierigkeiten hoch ein, damit diese ihre eigenen Problemlösungen finden (Berg a. de Shazer 1993). Howard Zehr, der weithin als Pionier und Vorreiter in der Entwicklung der modernen »Restorative Justice«[5] anerkannt ist, definiert sie wie folgt:

> »›Restorative Justice‹ meint einen Prozess, der so weit wie möglich diejenigen einbezieht, die an einer bestimmten Straftat beteiligt sind, und bei dem Verletzungen, Bedürfnisse und Verpflichtungen gemeinschaftlich ermittelt und angegangen werden, um Verletzungen zu heilen und die Dinge so weit wie möglich in Ordnung zu bringen« (2002, S. 37; Übers. d. Ü.).

Im Jahr 2004 half Insoo Kim Berg, Mitbegründerin der lösungsfokussierten Kurztherapie, den HFRJ bei der Entwicklung des Prozesses zu Wiedereingliederungs-Versammlungen (Walker a. Greening 2010). Der Prozess war für inhaftierte Personen konzipiert, um bei geschädigten Verwandten und Freunden Wiedergutmachung zu leisten, Ziele festzulegen und einen Plan für die Erlangung oder Aufrechterhaltung eines rechtskonformen Lebens zu entwerfen. Zu den Teilnehmern der

---

5 Indigene Menschen auf der ganzen Welt haben »Talking Circles« (Isaacs 1999) und auch im Westen wurden bis zur Eroberung durch die Normannen (Van Ness a. Strong 2002) Verfahren angewandt, die wiedergutmachenden Charakter hatten. Die moderne »Restorative Justice«, um die es in diesem Beitrag geht, begann sich im Westen in den 1950er-Jahren zu entwickeln mit dem Werk von Albert Eglash in den USA, in den 1970er-Jahren Nile Christie in Norwegen und in den 1980er-Jahren Howard Zehr (Walker, Rodgers a. Umbreit 2018).

Versammlungen gehören die inhaftierte Person, ihre eingeladenen Freunde und Verwandte und alle anderen Unterstützer sowie ein Vertreter des Gefängnisses, in dem sie inhaftiert ist. Der Prozess wurde in anderen Ländern und Staaten nachgebildet. Seit 2015 wird er vom Bezirksgericht der Vereinigten Staaten in Honolulu bei Personen angewandt, die wegen Verbrechen nach dem Bundesstrafrecht inhaftiert sind, und seit 2017 bei Personen, die sich in Bewährung nach dem Bundesrecht befinden (Walker a. Kobayashi 2020).

Wiedereingliederungs-Versammlungen wenden die Prinzipien der »Restorative Justice« von Howard Zehr an. Er ist erstens der Ansicht, dass sich restaurative Verfahren von den Werten Respekt, Verantwortung und Beziehung leiten lassen muss (van Worman a. Walker 2013). Zweitens glaubt Zehr, dass es die innere Natur einer Praxis ist, die sie zu einer restaurativen Praxis macht. Er erteilt folgenden Rat:

> »Letztlich laufen restaurative Verfahren auf eine Reihe von Fragen hinaus, die wir stellen müssen, wenn Unrecht geschieht. Diese Leitfragen erfassen in der Tat das Wesen der ›Restorative Justice‹« (Zehr 2002, S. 58; Übers. d. Ü.).

Die Leitfragen der »Restorative Justice« sind die folgenden:

1. Wer ist geschädigt worden?
2. Was sind die Bedürfnisse der Geschädigten?
3. Für wen ergeben sich daraus Verpflichtungen?
4. Wer ist in dieser Situation Beteiligter?
5. Welches ist der geeignete Prozess, um Beteiligte in dem Bemühen einzubeziehen, die Dinge in Ordnung zu bringen?

Die Versöhnungsphase des Wiedereingliederungs-Prozesses stellt auf der Grundlage von Zehrs Arbeit die folgenden drei Fragen:

1. Wer war von dem Verhalten und/oder der Inhaftierung der Person betroffen?
2. Wie waren diese Menschen betroffen? (bezieht sich auf diejenigen, die durch die erste Frage als betroffen erkannt wurden)
3. Was könnte getan werden, um den Schaden zu beheben?

Die Teilnehmenden einer Versammlung reflektieren und diskutieren diese Fragen offen. Die Diskussion hilft allen, die Wahrnehmungen und Erfahrungen der anderen zu verstehen, was wiederum zu Empathie, Verständnis und Heilung beitragen kann. Wenn Einzelne diese Fragen gemeinsam erforschen, hilft das diesen Menschen, sich emotional und sozial miteinander zu verbinden.

Als Nächstes befasst sich die Gruppe damit, wie der Einzelne seine Bedürfnisse nach einem gesetzeskonformen, gesunden Leben erfüllen will, und hilft ihm bei der Planung. Zu den Bedürfnissen gehören Wohnen, Arbeit oder finanzielle Bedürfnisse, Verkehrsmittel, Identifikation mit etwas/jemand, Erhaltung der körperlichen und emotionalen Gesundheit, Freizeitgestaltung sowie andere spezielle Bedürfnisse wie etwa rechtliche oder besondere Interessen, die angesprochen und geplant werden. Oft helfen die Unterstützer der Versammlung freiwillig mit, den Einzelnen bei der Erfüllung seiner Bedürfnisse zu unterstützen. Viele Familienmitglieder stellen sich zur Verfügung bei der Suche nach Arbeit, Transport und anderen Erfordernissen, die die inhaftierte Person im Gefängnis haben könnte oder nach ihrer Entlassung aus dem Gefängnis tatsächlich haben wird.

Der Planungsprozess für die Wiedereingliederung war ursprünglich auf O'ahu (der hawaiianischen Hauptinsel) für die vom Staat Hawaii inhaftierten Männer vorgesehen. Gegenwärtig werden die Versammlungen für Frauen in staatlichem Gewahrsam, für Frauen in Bundesgewahrsam, die sich in Erwartung ihrer Verurteilung oder kurz nach ihrer Verurteilung in Bundeshaft befinden, sowie für Frauen auf Bewährung nach Bundesrecht bereitgestellt.

Im Jahr 2015 wurde bundesweit ein Pilotprogramm eingerichtet für Personen in Bundesgewahrsam und in Erwartung einer Verurteilung (Walker a. Kobayashi 2020). Im Jahr 2017 wurden Personen, die sich unter der Aufsicht des Bundesgerichts in Honolulu auf Bewährung befanden, sowie Personen nach ihrer Verurteilung in das Pilotprogramm aufgenommen und konnten eine Wiedereingliederungs-Versammlung beantragen. Einzelne Richter des Bundesgerichts in Honolulu entscheiden zusammen mit der US-Staatsanwaltschaft und dem Anwalt der Person, ob ein Antragsteller vor oder nach der Verurteilung für eine derartige Versammlung infrage kommt.

Hawaii und andere Staaten, die im Sinne dieses Programms arbeiten, haben Versammlungen für Bewährungshäftlinge und ehemals Inhaftierte eingerichtet. Der Versammlungsprozess wurde ganz oder teilweise auch in anderen Bundesstaaten und Ländern eingeführt und nachgebildet, darunter Kalifornien, New York, Washington, D. C., Pennsylvania, North Carolina, Vermont, Bermuda sowie Ungarn, Japan, Spanien, Finnland, Indien, Singapur, Brasilien, Neuseeland und Nepal.

Wiedereingliederungs-Versammlungen als gemeinschaftsbildende Kraft

Die Wiedereingliederungs-Versammlung hat zwei Hauptzwecke, die zur Bildung einer Gemeinschaft beitragen:

1. Die Versammlung gibt der inhaftierten Person die Möglichkeit, den nahestehenden Menschen aus dem sozialen Netzwerk alle Verletzungen, die sie durch das Verhalten der Person in der Vergangenheit und durch den Verlust eines geliebten Menschen, in der Regel eines Kindes, Elternteils, Geschwisters, Freundes usw., im Gefängnis erlitten haben, wiedergutzumachen.
2. Die Wiedereingliederungs-Versammlung ist eine Gelegenheit für die inhaftierte Person, bei ihren geschätzten und von den Verletzungen betroffenen Freunden und Verwandten, ihrer Gemeinschaft Wiedergutmachung zu leisten und für die nächste Zeit einen Plan vorzubereiten, der ihre Ziele festlegt und eine Strategie zu deren Erreichung entwirft.

Schritte der Wiedereingliederungs-Versammlungen

Die Planung des Wiedereingliederungs-Prozesses beginnt damit, dass eine inhaftierte Person sich um eine Wiedereingliederungs-Versammlung bewirbt. Nachdem die HFRJ den Antrag erhalten haben, trifft sich als Nächstes ein Vermittler mit dem Antragsteller, um ein lösungsfokussiertes Gespräch zu führen. Während des Gesprächs macht sich dieser Vermittler einen ersten Eindruck von der Person.

> »Ein hilfreicher lösungsfokussierter erster Eindruck setzt voraus, dass der Vermittler an der Oberfläche bleibt und ›tiefschürfende‹ Annahmen darüber vermeidet, warum sich die Personen so verhalten, wie sie dies zu einem bestimmten Zeitpunkt tun, und sich stattdessen auf die Wertschätzung jeder wie auch immer gearteten Darstellung fokussiert« (Lee, Sebold a. Uken 2003, S. 25; Übers. d. Ü.).

Nach dieser ersten Einschätzung beglückwünscht der Vermittler die Person dazu, dass sie eine Versammlung einberufen möchte, um für ihre Verwandten und Freunde Wiedergutmachung zu leisten, und dass sie einen Plan für ihre Zukunft machen möchte. Dieser »Aufruf zur Verantwortung«, wie er von Alan Jenkins (1990) beschrieben wird, liefert dem Antragsteller einen stabilen Grund in seiner positiven Motivation, seine Beziehungen zu Mitgliedern der Familie sowie Freunden und Unterstützern wiederaufzubauen bzw. aufrechtzuerhalten. Forschungen darüber, wie die Abstinenz von Kriminalität und Drogenmissbrauch funktioniert, zeigen, dass Beziehungen zu rechtskonform lebenden anderen Menschen entscheidend sind, um drogen- und straffrei zu bleiben (Maruna 2005). Während des Interviews werden keine Fragen darüber gestellt, welche Vergehen der Einzelne begangen hat, die zu seiner Inhaftierung führten. Stattdessen werden Fragen gestellt wie: *»Wie sind Sie bisher so gut zurechtgekommen?«* Diese Art von lösungsfokussierten Fragen hilft, das ganze Auftreten der Personen zu verändern, die häufig den Blick senken und sich ängstlich zeigen und die dann zu aufrechter Körperhaltung, offenem Blickkontakt und einem Lächeln übergehen (Walker a. Greening 2013).

Nach dem Gespräch beruft der Vermittler die Wiedereingliederungs-Versammlung ein. Diese Einberufung kann bis zu 20 Stunden benötigen, um mit allen Freunden, Familienmitgliedern und anderen Unterstützern Kontakt aufzunehmen, die die Person in ihrem Antrag zur Durchführung einer Versammlung aufgeführt hat und von denen sie hofft, dass sie daran teilnehmen möchten. Nach vielen Kontakten mit den Personen, die an dem Treffen teilnehmen werden, plant der Vermittler die Versammlung im Gefängnis.

Jede Versammlung dauert etwa drei Stunden. Die erste Frage, die der Vermittler der inhaftierten Person stellt, lautet: *»Worauf sind Sie am meisten stolz bei all dem, was Sie seit Ihrer Inhaftierung erreicht haben?«* Als Nächstes gehen die Teilnehmerinnen und Teilnehmer der Versammlung umher und jeder teilt mit, was ihm an der inhaftierten Person am besten gefällt und was er oder sie für ihre Stärken hält. Oft ist es das erste Mal, dass sich die Gruppe in dieser Weise auf eine respektvolle, positive Diskussion einlässt. Häufig werden sowohl die Inhaftierten als auch diejenigen, die auf deren Stärken hinweisen, von Gefühlen überwältigt und fangen an zu weinen.

Außerdem kommen die Grundbedürfnisse des Einzelnen für den Übergang und die Wiederaufnahme in die Gemeinschaft zur Sprache. Zu den Bedürfnissen gehört es zu klären, wie es dem Einzelnen gelingen kann, Wiedergutmachung zu leisten und belastete Beziehungen zu seinen engsten Freunden und Familienmitgliedern und der Gemeinschaft wiederherzustellen. Ein vorrangiges Ziel des Wiedereingliederungs-Prozesses ist es, die Wiedergutmachungsbedürfnisse von nahestehenden Personen, denen der Einzelne Schaden zugefügt hat, zu befriedigen. Zu den weiteren Lebensbereichen eines Menschen, die zu einer gesetzeskonformen Lebensführung beitragen, gehören Wohnen, Arbeitsplatz, Transport, Lichtbildausweis und Dokumente, die für die Beschäftigung benötigt werden, körperliche und emotionale Gesundheit, Bildung, Freizeitgestaltung und alle anderen besonderen Bedarfslagen, z. B. Scheidung, Einwanderungsstatus, Umgang mit ausstehenden Bußgeldern usw., die ebenfalls während des Versammlungsprozesses besprochen werden (Walker a. Greening 2013).

Francis entschied in ihrer Versammlung, dass das tägliche Schreiben eines Tagebuches ihr helfen würde, sich emotional besser zu fühlen, aber ihr fehlten die Mittel, um ein Blanko-Notizbuch oder Papier zu kaufen. Unterstützer meldeten sich freiwillig und boten ihr an, ihr ein solches Tagebuch zu besorgen. Ein kostspieliges Bedürfnis, bei dem April von den Unterstützern in ihrer Versammlung Hilfe erhielt, war ein vollständiges künstliches Gebiss. Aprils jahrzehntelanger Heroinkonsum und die Schikanierung durch häusliche Gewalt hatten nämlich dazu geführt, dass sie alle ihre Zähne verloren hatte. Als Ergebnis von Aprils Versammlung wirkten drei gemeinnützige Vereine zusammen, damit April kostenlos einen kompletten Satz Zahnprothesen erhielt. Ohne diese Hilfe hätte sie sich das künstliche Gebiss nicht leisten können, und dadurch konnte April eine Arbeit im Einzelhandel finden, mit der sie bis zum heutigen Tag ihren Lebensunterhalt bestreitet.

Die Gruppe wird auch gefragt, ob und wann sie sich erneut treffen will, um zu besprechen, wie die inhaftierte Person oder andere, die sich freiwillig gemeldet haben, um sie bei ihrem Plan zu unterstützen, möglicherweise weitere Unterstützung benötigen. Normalerweise bitten die Betroffenen etwa sechs Monate nach dem ersten Treffen um eine Folge-Versammlung. Eine Person, mit der die HFRJ zusammenarbeitete, erhielt sechs Wiedereingliederungs-Versammlungen. Sie wurde zwar mehrmals wieder inhaftiert, aber die HFRJ hören nicht auf, daran zu glauben, dass es Hoffnung auf erfolgreiche Wiedereingliederung gibt.

Wenn die Versammlung sich dem Ende zuneigt, sagt schließlich jede Person etwas Lobendes über die inhaftierte Person. Das Treffen endet damit, dass die inhaftierte Person beschreibt, wie sie die Versammlung erlebt hat, und die Möglichkeit bekommt zu äußern, was sie der Gruppe sonst noch sagen möchte. Auch das ist ein sehr herzlicher, positiver Teil des Prozesses. Einige Tage nach dem Termin wird dem Inhaftierten bzw. dem Bewährungshelfer und den Teilnehmern der Versammlung ein detaillierter schriftlicher Plan zur Verfügung gestellt. Der Plan listet alle Stärken und Leistungen auf sowie die Art und Weise, wie die Person die Bedürfnisse, über die in der Versammlung gesprochen wurde, berücksichtigen will. Während einer Versammlung bieten Menschen oft auch freiwillig ihre Hilfe an, was ebenfalls in den Plan aufgenommen wird. Alle Aktivitäten werden mit Terminangaben versehen, z. B.: Tante Mig wird mit ihrem Nachbarn darüber sprechen, dass Francis sich bis zum 12. Dezember 2020 bei dessen Autowerkstatt um einen Job bewirbt.

Verbindungen in das soziale Netzwerk nach Wiedereingliederungs-Versammlungen

Menschen, die an Wiedereingliederungs-Versammlungen teilnehmen, um jemanden zu unterstützen, der aus dem Gefängnis kommt, bleiben oft miteinander in Verbindung und helfen auch noch Jahre später.

Francis, die ihre Versammlung 2012 hatte, wird weiterhin unterstützt. Im Jahr 2020 brauchten sie und Malia eine neue Unterkunft, und Menschen aus ihrer Versammlung gaben ihnen Hinweise auf Wohnmöglichkeiten. April möchte ebenfalls das Community College besuchen, aber sie schuldet dem College noch ein paar hundert Dollar aus einem früheren Studiendarlehen und kann nicht erneut zum College gehen, bevor es nicht zurückgezahlt ist. Die HFRJ und Unterstützer aus ihrer Versammlung helfen ihr, Wege zu finden, um ihre Schulden zu begleichen, damit sie das College besuchen kann.

Die Verbindungen und Beziehungen im sozialen Netzwerk, auch die wiedergefundenen und neu aufgebauten, können dem Einzelnen noch Jahre nach der Gründung einer Versammlung weiterhelfen.

Forschungsergebnisse zu Wiedereingliederungs-Versammlungen

Die Prozesse solcher Versammlungen sind gut erforscht. Eine unabhängige, quasi-experimentelle Auswertung der Ergebnisse bei Personen, die seit drei oder mehr Jahren aus dem Gefängnis entlassen sind, zeigt, dass sich die Zahl der Wiederholungstaten reduzieren (Walker a. Davidson 2018). Eine Studie darüber, wie sich die Reduzierung der Rückfälle in Kosten und Nutzen niederschlägt, wurde ebenfalls durchgeführt und wird demnächst in einem Artikel veröffentlicht. Es wurde auch untersucht, wie der Prozess Kindern hilft, deren inhaftierte Eltern solche Versammlungen durchführten (Walker, Tarutani a. McKibben 2015). Die Ergebnisse zeigen, dass Kindern, deren Eltern Versammlungen hatten, geholfen wird, sich von dem Leid zu erholen, das sie durch den Verlust eines Elternteils im Gefängnis zu ertragen hatten. Schließlich zeigen neue Forschungsergebnisse, die weiter unten erörtert werden, dass die Versammlungen anderen Angehörigen und Weggefährten (z. B. Eltern, Geschwistern, Tanten, Onkeln usw. sowie Freunden), die daran teilgenommen haben, helfen, sich mit dem Kontaktabbruch zu versöhnen, den sie durch den Verlust eines Freundes oder Verwandten im Gefängnis erlitten haben. Es wurden jedoch keine Forschungsarbeiten darüber gefunden, auf welche Weise restaurative Verfahren oder andere ähnliche Interventionen, wie die hier beschriebene Wiedereingliederungs-Versammlung, den Teilnehmern bei der emotionalen Heilung helfen, die weder Angehörige sind noch die verletzte Person, noch die Person, die Schaden angerichtet hat.

Bis heute haben die HFRJ 168 Wiedereingliederungs-Versammlungen ermöglicht, an denen insgesamt 749 Personen teilgenommen haben. Umfragen unter den Teilnehmern zeigen, dass 748 Personen den Prozess als positiv bewerteten, während eine Person berichtete, der Prozess sei »gemischt« oder »neutral« gewesen. Zusätzlich haben weitere 87 Familienmitglieder/Bezugspersonen, die nicht persönlich an einer Versammlung teilnehmen konnten, vor der Versammlung telefonisch oder per E-Mail Informationen an einen Moderator weitergegeben. Die Vermittler verwenden eine lösungsfokussierte Sprache, wenn sie mit den Kontaktpersonen am Telefon sprechen, z. B. wenn sie Fragen stellen wie: »*Wie haben Sie es geschafft, trotz der Entbehrungen zurechtzukommen?*« Die nahestehenden Personen, die nicht persönlich an einer Versammlung teilnehmen können, nehmen insofern indirekt daran teil, indem während des Treffens ihre Gedanken und Gefühle so weitergegeben werden, wie sie dem Vermittler vorher beschrieben wurden. Was ihnen an der inhaftierten Person gefällt und wie sie durch ihr früheres Verhalten verletzt wurden, wie diese ihnen durch die Inhaftierung verloren ging, das alles wird auf einen Zettel geschrieben, der auf einen leeren Stuhl gelegt wird, um den fehlenden Menschen aus dem sozialen Netzwerk während der Versammlung zu symbolisieren. Wenn dann nach und nach jedes Thema, das den Gruppenmitgliedern wichtig ist, an die Reihe kommt, werden ihre Kommentare während der Sitzung laut vorgelesen. Es ist hier auch notiert, was die Person ihrer Meinung nach tun könnte, um das erfahrene Leid wiedergutzumachen. Auch abwesenden Gruppen- bzw. Familienmitgliedern die Möglichkeit zu geben, über ihr Leiden zu sprechen, ist von Vorteil (Walker a. Goldstein 2019). Von den 87 befragten Gruppenmitgliedern, die in diesem indirekten Verfahren Auskünfte zur Verfügung stellten, fanden es alle bis auf eines hilfreich.

Wie Wiedereingliederungs-Versammlungen der psychischen Gesundheit nahestehender Menschen aus dem sozialen Netzwerk helfen

Diese Studie untersuchte den Heilungsprozess der Menschen aus dem sozialen Netzwerk einer inhaftierten Person, die an deren Wiedereingliederungs-Versammlung teilnahmen. Die Bedürfnisse der Familienmitglieder, wie die der Kinder inhaftierter Eltern, werden von der Justiz oder der Gemeinschaft nur selten, wenn überhaupt, mit Blick auf eine mögliche Unterstützung in Betracht gezogen. Die einfache Tatsache, dass jemand für diesen Wiedereingliederungs-Prozess auf die engeren Freunde und Angehörigen zugeht und sie einlädt, sich an den Versammlungen zu beteiligen, zeigt jedoch, dass die Gemeinschaft sich um sie kümmert und sie wertschätzt.

Ziel der Forschungsarbeit war es, noch mehr zu verstehen, wie die restaurative Praxis der Wiedereingliederungs-Versammlungen geliebten Menschen helfen könnte, das Wiedererleben schmerzhafter Erinnerungen zu reduzieren (Vergebung) und nach der Teilnahme an einer solchen Versammlung die Zukunft wieder positiver zu sehen (Zukunftsoptimismus). Die Definition des hier erforschten Heilungsprozesses beinhaltet »*die Fähigkeit zur Vergebung, die einfach bedeutet, dass kein Wunsch nach einer anderen Vergangenheit mehr besteht [und] zunehmend Optimismus für die Zukunft aufkommt«* (Walker, Tarutani a. McKibben 2015, S. 21; Übers. d. Ü.).

Als »nahestehende Menschen aus dem sozialen Netzwerk« definierte die Studie Geschwister, Eltern und andere, die emotional mit der inhaftierten Person verbunden sind (Walker, Sakari a. Brady 2006). Die Daten für die Studie wurden in telefonischen Interviews erhoben. Untersucht wurden Versammlungen, die zwischen den Jahren 2014 und 2019 durchgeführt wurden. 66 Personen, die lesbare Telefonnummern zur Verfügung gestellt hatten, wurden in den Fallakten gefunden und angerufen. Insgesamt 26 Personen wurden schließlich für diese Untersuchung kontaktiert und befragt.

Bei den Telefongesprächen wurde ein halbstrukturierter Interviewleitfaden verwendet. Dieser Fragenkatalog wurde vor Beginn des Interviews erstellt. Die Struktur des Interviews und die Reihenfolge der Themen konnten während des Gesprächs je nach Logik und Denkweise des Befragten variieren. Die Verwendung eines Gesprächsleitfadens birgt das Risiko, dass er künstlich wirkt. Es ist wichtig, dass der Forscher das Interview so natürlich wie möglich führt (Decorte e. Zaitch 2018), was hier auch versucht wurde.

Das Interview begann mit einer kleinen Einführung, bei der sich der Forscher vorstellte sowie über den Forschungsansatz und den Schutz der Privatsphäre des Befragten sprach. Als Nächstes las die Forscherin eine Erklärung zu den Themen vor. Zum einen ging es um Vergebung, definiert als die Fähigkeit, schmerzhafte Erinnerungen loszulassen, nachdem jemand an einer Wiedereingliederungs-Versammlung teilgenommen hat. Jeder Befragte wählte eine von fünf möglichen Antworten, um seine Meinung wiederzugeben. Die Antwort wurde verwendet, um die Einstellung der Befragten zum Prozess zu messen. Jeder der 26 Forschungsteilnehmer beantwortete die Fragen, indem er zwischen »stimme stark zu«, »stimme zu«, »keine Meinung«, »stimme nicht zu« oder »stimme gar nicht zu« wählte. Wenn der Befragte »stimme zu« wählte, wurde die nächste Frage gestellt: *»Können Sie mir sagen, wie die Versammlung Ihnen geholfen hat, verletzende Erinnerungen loszulassen?«* Wenn der Interviewte die Frage ohne Stellungnahme oder mit »stimme nicht zu« beantwortete, wurde er gefragt: *»Können Sie mir sagen, wie die Versammlung Ihnen geholfen haben könnte, verletzende Erinnerungen loszulassen?«*

Das zweite Thema des Telefoninterviews betraf den Zukunftsoptimismus. Für diese Studie wurde dieser wie erwähnt als die Fähigkeit definiert, *zuversichtlicher in die Zukunft zu blicken*. Auch hier wählte jede Person ihre Antworten aus: »stimme stark zu«, »stimme zu«, »keine Meinung«, »stimme nicht zu« oder »stimme gar nicht zu«. Danach folgte der Aussage eine offene Frage. Wenn der Befragte sich positiv geäußert hatte, lautete diese: *»Können Sie mir sagen, wie die Versammlung Ihnen geholfen hat, positiv in die Zukunft zu blicken?«* Wenn der Befragte die Frage ohne Positionierung oder ablehnend beantwortet hatte, wurde die Frage gestellt: *»Können Sie mir sagen, wie die Versammlung Ihnen geholfen haben könnte, positiv in die Zukunft zu blicken?«*

Die Antworten auf die erste Frage *»Wie hat Ihnen die Wiedereingliederungs-Versammlung geholfen, schmerzhafte Erinnerungen loszulassen?«:*

> 73 % der insgesamt 26 Befragten (19 Personen) in dieser Studie gaben an, dass sie es jetzt schafften, weniger über schmerzhafte Erinnerungen nachzudenken. 12 % (3 Personen) stimmten dieser Aussage nicht zu und waren nicht in der Lage, weniger an schmerzhafte Erinnerungen zu denken, nachdem sie an der Versammlung teilgenommen hatten.

Die Antworten auf die zweite Frage *»Wie hat die Wiedereingliederungs-Versammlung nahestehenden Menschen aus dem sozialen Netzwerk geholfen, positiver in die Zukunft zu blicken?«:*

> 84 % der 26 Befragten in dieser Studie (21 Personen) stimmten zu, dass sie nach der Teilnahme an der Versammlung positiver in die Zukunft blicken konnten. 8 % der Befragten (2 Personen) stimmten dem nicht zu und sagten, dass sie nach ihrer Teilnahme an der Versammlung nicht optimistisch in die Zukunft blicken können.

Das Interview gab den Befragten auch die Gelegenheit, mit eigenen Worten zu sagen, wie die Versammlung ihnen geholfen hatte oder hätte helfen können, positiver in die Zukunft zu blicken. Nach der Analyse der Antworten auf diese Frage wurde das Konzept des Zukunftsoptimismus in drei Dimensionen unterteilt: Kommunikation, Zukunftsorientierung und Perspektivenwechsel.

Kommunikation

Vier Befragte sprachen über die Fähigkeit, ihre *Gefühle* auf sichere Art und Weise *auszudrücken*, und wie wichtig es sei, positiver in die Zukunft zu blicken.

Befragter 13 beschreibt es wie folgt:

> »Unsere Gefühle auszudrücken, miteinander zu sprechen, hat mir ein besseres Gefühl gegeben, wie alles jetzt läuft. Es ist immer noch eine traurige Situation, aber das Gespräch hat mir wirklich geholfen, optimistischer zu sein.«

Zwei Befragte kamen mit viel Ärger in die Versammlung und wollten nicht über die Situation sprechen. Nachdem sie an der Versammlung teilgenommen hatten, kamen viele ihrer zuvor unausgesprochenen Gefühle zum Vorschein, und dies habe ihnen geholfen haben, optimistischer in die Zukunft zu blicken. Sie beschreiben es wie folgt:

Befragter 21:

> »Ich bin mit viel Wut in die Versammlung gegangen. Während der Versammlung erzählten mir alle, wie sie sich fühlten. Das half mir, positiver in die Zukunft zu blicken.«

Befragter 6:

> »Vieles musste herauskommen, ich wollte es nicht, aber es ist herausgekommen. Das war eine gute Sache.«

Fokus auf die Zukunft

Einige Befragte waren *hoffnungsvoll*, nachdem sie an der Wiedereingliederungs-Versammlung teilgenommen hatten. Schlechtes war in ihren Augen zwar geschehen, aber nach der Teilnahme an der Versammlung wurden die Dinge besser. Im folgenden Kommentar spricht eine Befragte über die Veränderung, die sie sehen konnte, und darüber, wie hoffnungsvoll sie war, nachdem sie an der Versammlung teilgenommen hatte.

Befragte 7:

> »Ich konnte die Veränderung in X sehen. Während der Versammlung haben wir viel miteinander gesprochen. Ich sah die Veränderung in ihrer Körpersprache. X machte sich ausgezeichnet, ich war wirklich hoffnungsvoll. Die Versammlung half mir zu sehen, wo jeder stand.«

Vier Befragte sprachen darüber, wie die Versammlung sie lehrte, *den gegenwärtigen Moment zu schätzen.* Sie sprachen über die Fähigkeit, positiver in die Zukunft zu blicken, indem sie in der Gegenwart lebten und sich vorwärtsbewegten. Andere beschrieben dies wie folgt:

Befragter 1:

> »Die Versammlung hat mich gelehrt, dass man die Dinge im Moment schätzen muss, das, was man im Moment hat. Man kann die Vergangenheit nicht ändern und man muss nach vorne schauen.«

Befragter 4:

> »Die Versammlung hat mir gezeigt, wie ich die Vergangenheit loslassen kann. Er hat mir gezeigt, dass ich nicht an der Vergangenheit festhalten sollte. Ich betrachte diesen Menschen jetzt positiver.«

Wechselnde Perspektiven

Einige Teilnehmer glauben, dass die Versammlung ihnen geholfen hat, die Dinge aus einem anderen Blickwinkel zu betrachten. Befragter 18 reflektierte über seine veränderten Perspektiven, nachdem er an der Versammlung teilgenommen hatte:

Befragter 18:

> »Nun, wir leben immer im Augenblick. Die Versammlung hat mich gelehrt, dass die Vergangenheit dich zu dem macht, was du jetzt bist. Sie gab mir verschiedene Perspektiven.«

Befragter 19 beschreibt im folgenden Kommentar, dass sich nicht die Vergangenheit, sondern dass sich seine Sicht auf die inhaftierte Person durch die Versammlung verändert hat.

Befragter 19:

> »Es ist schwer zu erklären, aber die Versammlung gab mir eine andere Sicht auf X.«

Schlussfolgerungen

Inhaftierte Menschen stammen im Allgemeinen aus benachteiligten Familien bzw. schwierigen sozialen Umfeldern. Es ist für sie von entscheidender Bedeutung, Wege zu finden, um mit ihren Angehörigen, ihren Freunden und dem sonstigen sozialen Umfeld in Kontakt zu treten, die ihnen positive Unterstützung bieten können, damit sie von Drogenmissbrauch und Kriminalität Abstand nehmen (Maruna 2005). Die Wiedereingliederungs-Versammlungen geben Einzelpersonen die Möglichkeit, diese unterstützenden Verbindungen und Beziehungen zu entwickeln. April erhielt durch die Hilfe, die ihr von den Unterstützern in ihrer Versammlung angeboten wurde, ein vollständiges drittes Gebiss. Ihr Leben wäre ganz anders verlaufen, wenn sie das Gebiss nicht hätte. Damit ist sie in der Lage, im Einzelhandel zu arbeiten und in der Gesellschaft positiver zu wirken. Einzelne können, insbesondere wenn sie aus benachteiligten Umfeldern oder aus dem Gefängnis kommen, ihre Bedürfnisse nicht alleine abdecken. Sie brauchen Unterstützung und Beziehungen zu Menschen, die ihnen helfen können, grundlegende Veränderungen herbeizuführen. Die Wiedereingliederungs-Versammlungen unterstützen, wie die in diesem Beitrag berichtete Forschung zeigt, die nahestehenden Menschen aus dem sozialen Netzwerk auch dabei, das Leid zu überwinden, das der Verlust des ins Gefängnis gekommenen Menschen verursacht hat. Die Wiedereingliederungs-Versammlung ist eine Intervention, die auf verschiedenen Ebenen zum Aufbau einer Gemeinschaft beitragen kann. Sicherlich werden diese Treffen nicht alle Menschen verändern, aber sie sind eine tragfähige Alternative zum »Fallmanagement« und zu anderen gebräuchlichen Strategien, die derzeit zur Rehabilitation eingesetzt werden. Der Wiedereingliederungs-Planungsprozess sollte also breiter angelegt und weiter erforscht werden.

3 Der Familienrat und die Wiederherstellung von Familienidentität – Ein Vermächtnis der Maori für kultursensible Praxis und gemeinschaftliche Krisenbewältigung

Erzsébet Roth

Herr und Frau Özgür sind seit Jahren zerstritten. Sie haben drei gemeinsame Kinder, die bei Frau Özgür leben. Beide sind mittlerweile mit neuen Partnern liiert. Doch die Streitigkeiten nehmen kein Ende. Das Hilfesystem ist dabei aktiv mit eingebunden. Die Kollegin im Jugendamt erhält regelmäßige Beschwerdeanrufe des leiblichen Vaters: »Sie sollten mal überraschend zu Hause auftauchen. Was meinen Sie, wie es da zugeht. Es ist ja sonnenklar, sobald Sie sich anmelden, wird die Wohnung aufgeräumt, die Kinder hübsch angezogen und das ›Wir-sind-eine-gute-Familie-Gesicht‹ aufgesetzt. Gehen Sie mal überraschend hin, dann sehen Sie mal selbst die Zustände, die dort herrschen.«

Regelmäßig schreibt Herr Özgür dem Jugendamt Briefe, in denen er die aktuelle Situation der Kinder anprangert. Nach einem Kennenlernen und einer Bedarfsfeststellung handelt das Jugendamt. Doch die Briefe und Anrufe setzen sich fort. Mit Anwalt wurde auch schon gedroht. Die zuständige Jugendamtskollegin möchte dem entgegenwirken – mit einem Familienrat: »Wissen Sie«, berichtet sie in einem Telefonat der für den Familienrat beauftragten Koordinatorin, »die Streitigkeiten sind wohl schon zum Beziehungsmuster geworden. Am Anfang haben wir den Vater auch ernst genommen und haben tatsächlich Handlungsbedarf gesehen, aber mittlerweile haben sich die Kinder und die Mutter so gut entwickelt, dass die Anrufe und Briefe keine Rechtfertigung mehr haben. Ich nehme an, dass ein Familienrat vor allem dem Vater das Gefühl gibt, ernst genommen zu werden. Er lebt jedoch mittlerweile in Österreich. Für den Familienrat müsste er in die Heimatstadt seiner Kinder kommen.« Die Koordinatorin versichert, zumindest in einem Telefongespräch zu versuchen, Herrn Özgür von einer Teilnahme zu überzeugen.

Der Familienrat entspricht im englischen Sprachraum der Bezeichnung »Family Group Conferencing« (FGC). Er ist ein Hilfeplanungsverfahren, das in Neuseeland entwickelt wurde und mittlerweile weltweit verbreitet ist. Die grundlegende Philosophie des Familienrats besteht darin, dass die Familie und ihre Gemeinschaft selbst über die Souveränität verfügen, ihre eigene Hilfe zu entwerfen. Vor 1989 waren Kinder, die aus Maori-Familien stammten im Vergleich zu Nicht-Maori-Kindern häufiger in Kinderheimen und Gerichtsverfahren wiederzufinden. Beteiligte Pädagoginnen und Pädagogen sowie Richterinnen und Richter waren vor allem aus Europa zugewandert oder hatten einen europäischen Migrationshintergrund. Im Rahmen einer umfassenden Bürgerrechtsinitiative in Neuseeland wurden Veränderungen im Kinder- und Jugendhilfesystem vehement eingefordert, eben weil eine »kulturelle Invasion« der europäischen Familienwerte und Verwaltungsnormen erkannt wurde. Um für das Wohl und die Sicherheit eines Kindes zu sorgen, das besondere Unterstützung brauchte, kannte die traditionelle Gemeinschaft der Maori die Idee des *mātua whāngai*.[6] Kinder, die auf Hilfe angewiesen waren, wurden im Kreis der erweiterten Familie versorgt. Der Familienrat hat in einer die ganze Familie einbeziehenden *Whānau Conference*[7], die die Maori in solchen Fällen durchführen, seine traditionellen Wurzeln. Erklärtes Ziel einer Empfehlung des Bürgerrechtskomitees war es, Prinzipien des *mātua whāngai* in das soziale System zu integrieren und somit den Fokus wieder mehr auf die kindliche Entwicklung und Erziehung mit Unterstützung seines familiären Umfeldes zu setzen (Ministerial Advisory Committee on a Maori Perspective for the Department of Social Welfare 1988).

Die Orientierung an dieser Tradition für eine bedarfsorientierte Reform des Hilfesystems dient hier als herausragendes Beispiel für eine realisierbare Kooperation zwischen Regierungsbehörden und einer bestehenden, lebensweltlichen Gemeinschaft. 1988 wurde vom Department of Social Welfare unter Berücksichtigung des Sachverständigenberichts der Expertenkommission das Modell des *mātua whāngai* in Form des Family Group Conferencing gesetzlich verankert (Ministerial Advisory Committee 1988). Außerdem wurde durch das Festhalten des Ablaufs, der Durchführung und der Rolle der Koordination eines Familienrats im vorliegenden Gesetz das Hilfesystem dazu verpflichtet, im Falle des Kinderschutzes und in der Jugendgerichtshilfe den Kreis der Betroffenen zu erweitern und in die Lösungsfindung miteinzubeziehen.

6 *mātua whāngai* wird ins Deutsche mit Adoptiv-/Pflege-Elternschaft übersetzt.
7 Das Wort *Whānau* bedeutet in der Sprache der Maori »erweiterte Familie«, bezieht also Familienangehörige mit ein.

Die Koordinatorin eines Familienrats beginnt ihre Arbeit

Im Rahmen der Vorbereitungsphase verabredet sich die Koordinatorin mit der Mutter (siehe Abb. 1). »Die Kinder sollten auch dabei sein, wenn es möglich ist«, empfiehlt sie am Telefon. Sie wird von der Mutter an der Wohnungstür begrüßt. Eine stattliche brünette Frau mit modernem Kurzhaarschnitt, gemütlichem Outfit und rotlackierten Fingernägeln. Mit einem Lächeln lässt sie die Koordinatorin in ihre Wohnung treten: »Kommen Sie herein.« Diese folgt der Mutter durch den engen Flur in das Wohnzimmer. Neben einer alten Zweier- und einer Dreisitzer-Couch findet ein großer PC-Tisch mit einem 17-Zoll-Bildschirm Platz. Davor sitzt der neue Ehemann, dreht sich auf einem Bürostuhl um und lächelt freundlich: »Guten Tag, ich bin der Mann von Frau Özgür.« Er streckt der Koordinatorin eine Hand entgegen, während die andere Hand hastig seine Zigarette zum Mund führt, um gierig daran zu ziehen. Er scheint etwas nervös zu sein.

Gegenüber der größeren Couch befindet sich ein riesiger Fernseher. Stumm flimmert eine der aktuellen Nachmittagssoaps über den Bildschirm. Die Luft ist getränkt von frischem Zigarettenrauch und die Geräuschkulisse erinnert, dank dem PC aus den 1990ern, an einen Heizungskeller. Die Wohnung könnte etwas Weiß vertragen – Tapeten und Gardinen haben die Farbe des Nikotins angenommen. Die Mutter ruft nach den Kindern und prompt stehen Yunus (8), Adam (12) und Ali (16), der Älteste, im Wohnzimmer und nehmen nach einem »Hallo!« auf dem Boden Platz. Ein Smalltalk beginnt, wie es dem Paar denn die Woche so erging. Die Koordinatorin versucht das Gespräch auf den Familienrat zu lenken: »Die Mitarbeiterin vom Jugendamt berichtete Ihnen ja schon vom Familienrat und sie teilte mir mit, dass Sie dafür bereit wären?« Frau Özgür erwidert: »Glauben Sie mir, wir tun alles, um den Vater loszuwerden.« Sie lacht verlegen: »Der Vater ist ja auch gar nicht das Problem. Eher die neue Partnerin. Seitdem er mit ihr zusammenlebt, hetzt sie ihn gegen uns auf. Andauernd beschwert er sich, dass die Kinder nicht gepflegt genug wären. Oder sie zu viel Fernsehen schauen. Wir sind zu allem bereit, damit das aufhört. Obwohl ich nicht so recht daran glaube, dass das was ändern könnte.«

Das Jugendamt möchte den Familienrat vor allem für den Vater und so fährt die Koordinatorin fort: »Nun gut. Für einen Versuch wären Sie doch bereit, oder?« Die Mutter nickt und versichert, dass es ja vor allem um die Kinder gehe. Auch die Kinder werden gefragt.

Yunus und Adam sind mittlerweile mit dem Handy beschäftigt, der Älteste antwortet für alle drei: »Also wir sind bei allem dabei, sodass Mama und Papa nicht mehr so viel streiten.« Die Koordinatorin erklärt,

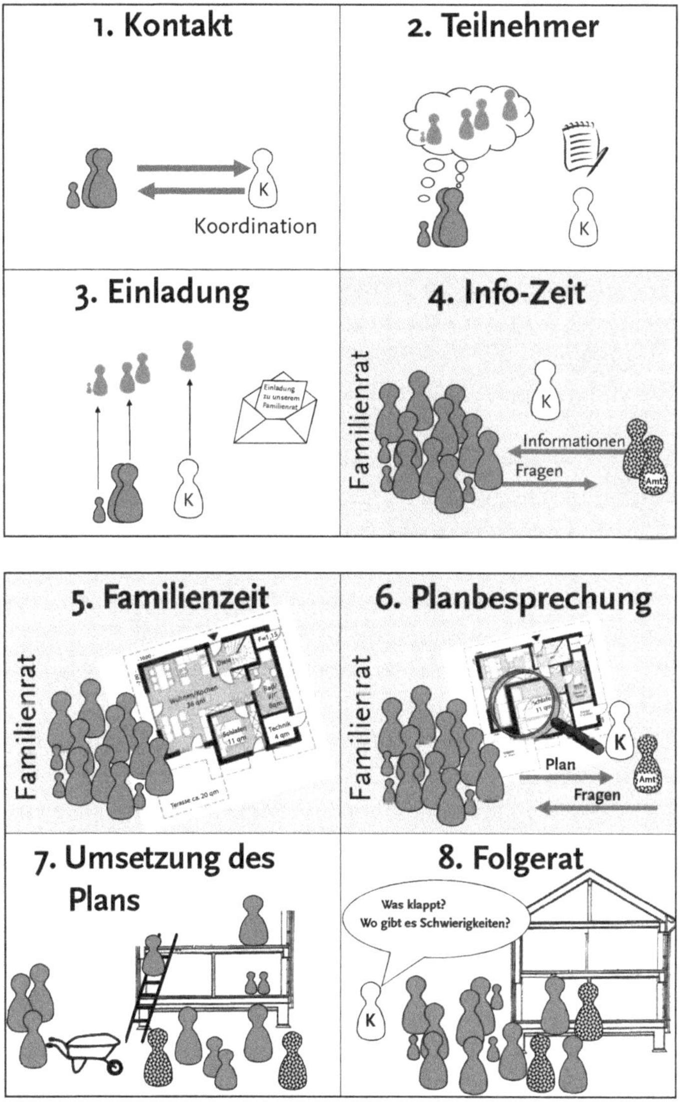
1. Kontakt
K
Koordination
2. Teilnehmer
K
3. Einladung
Einladung zu unserem Familienrat
K
4. Info-Zeit
Familienrat
K
Informationen
Fragen
Amt
5. Familienzeit
Familienrat
6. Planbesprechung
Familienrat
K
Plan
Fragen
Amt
7. Umsetzung des Plans
8. Folgerat
Was klappt?
Wo gibt es Schwierigkeiten?
K

Abb. 1: Schritte zur Durchführung des Familienrats (Roth u. Früchtel 2017, S. 27)

wie die Vorbereitung auf den Familienrat ablaufen wird. »Wir könnten heute schon eine Netzwerkkarte erstellen. Da Sie ja insgesamt fünf Personen sind, würde ich vorschlagen, dass ich heute mit Ihnen, Frau Özgür, und Ihrem Mann die Netzwerkkarte mache, und ich vereinbare einen zweiten Termin mit Ihren Kindern, wäre das in Ordnung?«. Die Mutter zögert: »Okay, aber das sollte bitte nicht länger als eine Stunde dauern.« Die Kinder ergreifen die Chance und ziehen sich in ihre Räume zurück. Auch aus den Kinderzimmern dröhnen die Ventilatoren weiterer Computer.

Die Vorbereitungsphase beginnt mit der Netzwerkarbeit

Die Koordinatorin holt ein großes Blatt Papier heraus: »Dann lassen Sie uns gleich loslegen.« Sie setzt ihre Routine fort: »Ich würde nun gern mit Ihnen einmal aufschreiben, wer bei Ihnen im Netzwerk denn alles so vorhanden ist. Es geht noch nicht darum, wer dann auch tatsächlich dabei sein wird. Es geht nur darum, wer grundsätzlich alles zur Verfügung steht.« Die Mutter beugt sich nach vorn, greift nach dem Stift und schreibt ihre Kinder, ihren Lebensgefährten und einen guten Freund des Lebensgefährten auf. »Das sind eigentlich alle, die ich dabeihaben möchte.« Die Koordinatorin setzt nach: »Es geht wie gesagt nicht darum, wer tatsächlich eingeladen werden soll, sondern wer alles so vorhanden ist in Ihrer Umgebung. Wissen Sie, manchmal vergisst man ja Personen, die im Nachhinein wichtig gewesen wären. Schreiben Sie auch gerne Bezugspersonen von Ihren Kindern auf.« Die Mutter zögert und listet mit erklärenden Beschreibungen der einzelnen Beziehungen weitere Personen auf. »Aber wie ich schon sagte: Die, die ich zu Beginn aufgeschrieben habe, die will ich dabeihaben.« Die Koordinatorin schaut auf das Blatt und überlegt, wie sie die Oma als wichtige Bezugsperson aller Kinder ansprechen soll. »Und Ihre Mutter wollen Sie wirklich nicht dabeihaben?« Frau Özgür fällt der Koordinatorin direkt ins Wort: »Nein, alle, bloß nicht meine Mutter. Sie haben ja keine Ahnung, wie das enden würde! Dann bin ich nicht mit dabei!«

»Frau Özgür, könnten Sie sich denn vorstellen, dass Ihre Mutter zumindest einen Brief für den Familienrat schreibt?« Die dreifache Mutter hat keine Einwände. Die Koordinatorin notiert sich das, fährt in der Planung fort und klärt Ort und Zeit mit der Familie ab. »Also, ich möchte nicht, dass das hier stattfindet. Das muss schon an einem neutralen Platz sein. Wir könnten das doch in der Moschee, hier um die Ecke machen, oder Salman?« Frau Özgür beugt sich nach vorn, um ihren Mann anzuschauen. »Ja, wir können mal fragen.« Die Koordinatorin bietet Unterstützung an für den Fall, dass es dort nicht möglich sein könnte. Auch die kulinarische Versorgung wird besprochen. »Ich mache das Lieblingsessen meines Ex-Mannes! Da bin ich aber auf das Gesicht seiner Lebensgefährtin gespannt!« Frau Özgür lacht und wirft dabei ihren Kopf in den Nacken.

Der »unwillige Vater«

Beim ersten Versuch der Kontaktaufnahme und der anfänglichen Begrüßung legt Herr Özgür auf: »Jugendamt? Nein, danke!« Die Koordinatorin schreibt einen Brief, in dem sie das Anliegen mit dem Familienrat erläutert. Auch einen Flyer und einen Internet-Link zu einem Kurzfilm über das Vorgehen legt sie bei.

Der Briefkontakt scheint geholfen zu haben. Herr Özgür ruft die Koordinatorin an: »Was genau wollen Sie denn?« Die Koordinatorin wiegt fast jedes Wort ab, bevor sie es ausspricht. »Es geht um Ihre Kinder. Sie werden nicht ernst genommen und die zuständige Kollegin im Jugendamt möchte das jetzt ändern. Sie möchte Sie ernst nehmen. Mit Ihrer Meinung und Ihrer Sorge, die Sie in Bezug auf Ihre Kinder haben. Und deshalb hat sie mich beauftragt, mit Ihnen einen Familienrat zu koordinieren.« Der Vater wirkt resigniert. »Ach wissen Sie, so oft haben wir schon, also meine Frau und ich, versucht, mit der Mutter der Kinder zu reden. Vergeblich. So oft haben wir die Missstände benannt und dass es so nicht weitergehen kann. Wissen Sie, das sind meine Kinder, und auch wenn sie leider nicht bei mir leben, möchte ich gehört werden. Das ist nicht in Ordnung.«

Die Koordinatorin zeigt Verständnis und versucht deutlich zu machen, dass der Familienrat ihm den Rahmen geben würde, den er jetzt bräuchte, um gehört und in seiner Rolle anerkannt zu werden. »Und inwiefern ist das anders als sonst? Der Mitarbeiterin im Jugendamt traue ich gar nicht mehr über den Weg. Sie nimmt ja meine Briefe nicht ernst und ignoriert sämtliche E-Mails oder Anrufe!« Die Koordinatorin versucht abzulenken und geht wieder auf den Punkt der Ernsthaftigkeit ein: »Der Familienrat ist für Sie die Chance, alle Ihre Sorgen zu platzieren und dafür Gehör zu finden. Sie sollen den Raum bekommen, den Sie so dringend als sorgender Vater benötigen. Kinder leiden ja auch darunter, wenn ihre Eltern so dermaßen zerstritten sind.

Das sieht die Mitarbeiterin im Jugendamt ganz genauso und möchte Sie als Vater ernst nehmen.«

Der Vater setzt mit etlichen Berichten aus der Vergangenheit fort. Die Koordinatorin versucht immer wieder deutlich zu machen, dass im Rahmen des Familienrates das Hier und Jetzt angepackt und verändert werden kann. Es vergeht noch eine halbe Stunde, ehe der Vater zögerlich fragt: »Wie genau wird das denn ablaufen, bei so einem Familienrat?« Die Koordinatorin erklärt, dass es damit beginnt, wen er als Vater, wen die Mutter und wen die Kinder als wichtige Personen des Familienrates ansehen. Sie werden zu einem bestimmten Termin eingeladen an einem Ort, an dem sich die gesamte Familie wohlfühlt. »Zu Beginn wird die Mitarbeiterin des Jugendamtes noch mit dabei sein sowie mögliche weitere Fachkräfte, die Sie als Familie gerne dabeihaben möchten. Und nachdem das Jugendamt seine Sorge vorgetragen hat und auch Sie als Familie sagen, welche Sorgen Sie gerne bearbeiten möchten, verlassen die Fachkräfte und ich als Koordinatorin den Raum. Und dann überlegen Sie als Familie mit Ihrem Netzwerk, wie Sie das gemeinsam bewältigen können, und stellen einen Plan auf.« Der Vater bleibt skeptisch und meldet zurück, dass er und seine neue Frau sich Gedanken darüber machen und in der kommenden Woche sich noch einmal telefonisch bei der Koordinatorin melden. »Und wenn wir das machen – wie sollen wir denn nach Norddeutschland kommen? Sie wissen ja, wir leben in Österreich. Und die Großmutter der Kinder würde ich dabeihaben wollen. Sie ist ja auch wichtig für die Kinder.« Die Koordinatorin versichert, dass sie die Kosten dafür übernehmen würde. Und in Bezug auf die gewünschte Teilnahme der Großmutter versichert die Koordinatorin, es zumindest noch einmal mit Frau Özgür zu thematisieren.

In der darauffolgenden Woche meldet der Vater an, für einen Familienrat bereit zu sein. »Aber nur, wenn auch meine Frau kommen kann. Und die Oma der Kinder.« Die Koordinatorin entgegnet: »In Ordnung, ich werde das mit der Mutter besprechen und dann schauen wir, wann das stattfinden kann.« Der Vater erklärt sich einverstanden.

Die Organisation des Familienrats wird von einer unabhängigen Koordination durchgeführt, um durch die Trennung von »Wächteramt« und Organisation/Moderation des Hilfeplanprozesses annähernde Neutralität zu erreichen. Alle Teilnehmenden werden über Ziel und Ablauf des Verfahrens sowie ihre Rechte und die Bedeutsamkeit ihres

Mitwirkens für eine die lebensweltliche Autonomie sichernde Lösung des Problems aufgeklärt. Die Koordination orientiert das Setting des Familienrats (Sprache, Ort, Termin, Rituale, Verpflegung) an der familiären Kultur. Fachkräfte haben im Familienrat eine rahmengebende Funktion. Das Kindeswohl zu gewährleisten ist auch hier ihre Kernaufgabe, allerdings bestimmen sie nicht, auf welche Weise dies zu erfolgen hat. Die Koordination unterstützt die Jugendamtssozialarbeiterin in der Formulierung einer gelungenen Sorgeklärung (z. B. Sicherheit eines Kindes in der Familie), die Anlass und Gegenstand der Lösungsüberlegungen sein soll. Zudem überlegt die Koordination gemeinsam mit den Betroffenen, welche weiteren Fachkräfte anwesend sein müssen, um als »Informanten« dem familiären Netzwerk Sachinformationen zur Verfügung zu stellen, die für eine tragfähige Lösung berücksichtigt werden sollten. Der Rat findet in den Räumlichkeiten einer Moschee statt. »Das ist neutral. Ich will ihn nicht hier zu Hause haben«, sagte die Mutter.

Der Familienratstag

Die Jugendamtsmitarbeiterin, die Kinder, Frau Özgür und ihr Mann und ein guter Freund von Ali kommen zusammen. »Er soll so ein bisschen die Moderatorenrolle übernehmen. Der macht das wirklich gut!«, erklärt Frau Özgür. Außerdem ist der Imam der Moschee mit dabei. »Er kennt mich und Herrn Özgür wie auch die Kinder, seitdem wir klein waren!«, sagt die Mutter.

Herr Özgür bringt Tee und Kaffee mit. Es herrscht eine angespannte Stimmung. Die Koordinatorin eröffnet die Runde und weist auf die einzige Grundregel des Familienrats hin, die gerade in dieser Familie sehr wichtig ist: »Es wird nicht über Vergangenes geredet.« Das bedeutet nicht, dass man nicht von vergangenen Ereignissen auf Zukünftiges schließen könne, aber die Regel ist wichtig, um sich nicht in alte Konflikte zu verstricken. Die Teilnehmenden sind still und warten. Die Koordinatorin muss sie direkt ansprechen. Es scheint ein merkwürdiger Unwille in der Luft zu hängen, das Gespräch zu beginnen. Die Jugendamtsmitarbeiterin nutzt eine stille Pause, um ihre Sorge mitzuteilen. »Liebe Familie Özgür, es freut mich wirklich, dass Sie sich bereit erklärt haben, hier heute zusammenzukommen. Das spricht für Sie und Ihren Willen, eine Regelung für Ihre Kinder zu finden! Ich habe grundsätzlich keine Sorge. Jedoch hoffe ich, dass

Sie die heutige Chance nutzen, um Ihre Kommunikation untereinander neu auszurichten und eine Lösung zu finden, um in Bezug auf Ihre Kinder sich angemessen austauschen zu können. Sie haben als Familie schon so viel erreicht. Und Herr Özgür, ich habe Sie immer als sorgenden Vater erlebt, so wie Sie, Frau Özgür, als sorgende Mutter. Ich bin gespannt, auf was Sie sich heute einigen können.«

Die Familie schließt mit ihren Sorgen an, die die Koordinatorin auf dem aufgehängten Flipchartpapier festhält. Auch die Kinder trauen sich, ihre Sorge mitzuteilen. »Wenn wir bei dir sind, Papa, dann müssen wir immer so still am Esstisch sein. Und ihr streitet euch so oft mit Ali, wegen seiner Kleidung. Da will ich dann immer nach Hause«, erzählt Yunus. Weder er noch sein jüngerer Bruder spielen wie sonst auf ihrem Handy.

Der Imam kommt zu Wort und führt nach einem Bittgebet grundlegende religiöse Ansichten von Familiengemeinschaft und Freiheiten der Familienmitglieder aus: »Familie ist ein hohes Gut im Islam, genauso wie die freie Entfaltung des Einzelnen. Die Familie gilt als Grundstein der Gesellschaft, gleichzeitig bleibt die Würde des Menschen als oberstes Scharia-Prinzip davon unberührt. Was heute passiert, war schon tief in der religiösen Lebenspraxis unseres Propheten Muhamad – Friede und Segen seien auf ihm – verankert. In jeglicher Krisensituation galt schon immer die Anwendung des grundlegenden Schura-Prinzips: Alle Menschen, die zur Lösung des Problems beitragen, werden in die Entscheidungsfindung miteinbezogen. Ihr seid eine liebende Familie und ich wünsche mir für euch, dass ihr euer Problem lösen könnt.«

Die erste Phase – die Informationsphase – ist abgeschlossen und die Koordinatorin bittet die Mitarbeiterin des Jugendamtes und den Imam zu gehen. »Wenn Sie nicht weiterkommen, ich bin draußen im Foyer und warte. Nehmen Sie sich die Zeit, die Sie brauchen!«, verabschiedet sich die Koordinatorin von der Familie. Die Familie benötigt anderthalb Stunden und dann stellt der Vater den Plan der Familie und der Koordination noch einmal zusammenfassend vor.[8]

Es gibt genaue Absprachen zu den einzelnen Kommunikationswegen. Beide Partner versuchen, in einem angemessenen Ton miteinander zu sprechen. Ali darf sich so anziehen, wie er möchte, ohne

8 Der/dem Sorgenden steht es prinzipiell frei, zurückzukehren. In diesem Fall kam die Jugendamtsmitarbeiterin nicht wieder zurück und ließ sich lediglich das erstellte Protokoll der Familie zuschicken.

dass der Vater oder seine neue Frau darüber mit ihm diskutieren. Vor allem geht es um die Gesprächsabläufe zwischen den Ehepartnern. »Also, wenn jemand von uns irgendwie sauer auf den anderen ist, gibt es ein Redeverbot, das über drei Tage dauert. Außerdem wird mich meine Ex-Frau über alle wichtigen Dinge auf dem Laufenden halten. Gerade, was die Schule betrifft. Dafür haben wir uns darauf geeinigt, dass ich maximal einmal in der Woche anrufe. Außerdem werde ich aufhören, das Jugendamt zu kontaktieren.«

Es klingt vielversprechend. Beim Abschied wendet sich die Mutter noch einmal an die Koordinatorin. Der Vater und seine Lebensgefährtin sind schon losgefahren, um ihren Zug nach Hause zu bekommen. Die Kinder warten draußen vor der Tür. Nach drei Monaten telefoniert die Koordinatorin zwecks Evaluation mit dem zuständigen Jugendamt der Familie, um festzustellen, dass der Familienrat die Beantragung des alleinigen Sorgerechts von Frau Özgür abwenden konnte.

Nach drei Monaten telefoniert die Koordinatorin zwecks Evaluation mit dem zuständigen Jugendamt der Familie, um festzustellen, dass der Familienrat die Beantragung des alleinigen Sorgerechts von Frau Özgür abwenden konnte.

Die Informationsphase als Rahmen für die exklusive Familienzeit

In der Informationsphase des Familienrats stellen sich die Teilnehmenden vor, die Koordination prüft, ob mit allen Beteiligten eine Absprache über die Aufgabe des Treffens besteht. Die eingeladenen Fachkräfte berichten ihren fallbezogenen Kenntnisstand und referieren Wissenswertes zum Problem, ohne dabei Lösungswege anzusprechen. Die Informationsphase endet mit der Sorgeerklärung des Jugendamtes sowie einer Auftragsformulierung an die Teilnehmenden: »Machen Sie einen Plan, wie ...!« Schließlich verlassen alle Fachkräfte den Raum.

Dieser konsequente Rückzug der Experten ist eines der Hauptcharakteristika des Familienrats und macht klar, wer die Verantwortung für die Entscheidungsfindung hat. Er symbolisiert Vertrauen in die Kompetenz der Familiengruppe. Im Familienrat werden Problemursachen und Problemlösungen den Familien, Verwandtschaften, Netzwerken und Mitbürgern des Umfeldes zugeschrieben. Die relationale Herangehensweise bedingt die Erweiterung auf einen weiten Kreis von Beteiligten. Die Informationsgebenden (Fachkräfte) werden am Familienratstag dabei klar von den Betroffenen (Familiengruppe) getrennt. Damit werden deren unterschiedliche Funktionen für die Teilnehmenden deutlicher und die in der Familiengruppe vorhandenen Ressourcen besser genutzt. Das Erleben von Selbstwirksamkeit der Familie wird dadurch befördert und ihre Partizipation an der Hilfeplanung verwirklicht. Die Koordination sowie die eingeladenen Fachkräfte schaffen den Rahmen für exklusive Familienzeit, enthalten sich aber bei der Lösungssuche. Das erfordert koordinatorisches Handlungsgeschick, um ein der Familie entsprechendes Setting zu ermöglichen, in deren Kontext essenzielle Informationen aus der Fachwelt ebenso wichtig sind wie herausragende, die Entscheidungen beeinflussende Personen aus dem Netzwerk der Familie. Die Planung der Hilfe findet also schon in der Vorbereitungsphase statt, wenn die Koordination gemeinsam mit der Familie den Familienratstag plant. So hantiert in der Vorbereitungsphase die Koordination entschlossen mit potenziellen Möglichkeiten aus der Ressourcen- und Informationswelt, um die für die Familie geeignete Grundlage eines individuell passenden Hilfeplans zu schaffen, den die Familiengruppe selbstwirksam mitbestimmt.

Der Familienrat als handlungsmethodisches Paradigma zur Würdigung und Nutzbarmachung von Familien- und Netzwerkbeziehungen

Der Familienrat ist kein Entscheidungsfindungsprozess, an dem Betroffene beteiligt werden. Der Familienrat beteiligt Fachkräfte. Die Wirkmächtigkeit der Familie ist bei der Lösungssuche vollwertig gegeben und wird nicht durch Expertenratschläge verzerrt. Der Familienrat im Sinne des neuseeländischen Verfahrens versteht sich nicht als ein weiteres Instrument von vielen, sondern als zentrale Norm professionellen Handelns in der Sozialen Arbeit des Landes. Die Bewältigung der Krise bleibt in der Verantwortung der Beteiligten und liegt damit nicht in der Gestaltungshoheit der Fachkräfte. Der eigentliche Familienrat gliedert sich in drei Phasen – Informationsphase, exklusive Familienzeit und Aushandlungsphase, die hier nur kurz skizziert wurden (genauere methodische Ausführungen in Roth u. Früchtel 2017 und Früchtel, Budde u. Cyprian 2013). In Deutschland findet der Familienrat in Jugendhilfe und Jugendgerichtshilfe Anwendung. In Europa ist der Familienrat in Großbritannien, Irland, Schweden, Norwegen und den Niederlanden verbreitet, wird aber auch in Belgien, Polen, Russland, Österreich und in der Schweiz genutzt. Als gesetzlich vorgeschriebenes Verfahren existiert der Familienrat neben Neuseeland auch in Irland und einigen Provinzen Kanadas und Australiens. Eine rechtliche Verankerung auf der Ebene von Verwaltungsvorschriften findet sich zudem in Österreich (im Jugendstrafrecht), Großbritannien und Norwegen. In den beiden zuletzt genannten Ländern wird der Familienrat auch in der Gesundheitshilfe, Behindertenhilfe, Sozialpsychiatrie, Altenhilfe und in Schulen als Hilfeplanungs-, Unterstützungs-, Mediations- oder Entscheidungsverfahren eingesetzt. Der Familienrat im Sinne des neuseeländischen Verfahrens versteht sich nicht als ein weiteres Instrument von vielen, sondern als Prämisse für professionelles Handeln. So eröffnet sich ein neuer Handlungsspielraum professioneller Expertise, die hier näher betrachtet wird.

Die Haltung professioneller Fachkräfte und die Erkenntnis, dass Familien am ehesten Pläne umsetzen, die sie selbst entwickelt haben oder an denen sie aktiv beteiligt waren, zeichnen das Verfahren wesentlich aus. Praktizierende Sozialarbeitende wie auch Bürgerkoordinatoren[9] berichten davon, dass die Familie und das Netzwerk zügig ihre Rollenzuschreibungen während des Familienrats begreifen, jedoch vereinzelt Experten schwer von Lösungsvorschlägen loslassen können. Ist das jedoch erst einmal überwunden und die Konzentration der Fachkräfte auf die Informationsphase fokussiert, eröffnet sich eine professionelle Dimension, die im Kontext sozialarbeiterischen Handelns nicht nur ungewohnt erscheint, sondern grundlegende Wirkmechanismen pädagogischen und auch therapeutischen Handelns freisetzt. Die Radikalität, der Familie die Hoheit im Entscheidungsfindungsprozess und zur Gestaltung der Hilfeplanung zu übergeben, impliziert die Konzentration der Fachkräfte auf ihr eigentliches Handwerk: Welche konkreten technischen Schritte liegen tatsächlich und greifbar in den Händen von Fachkräften, um ihre Adressaten zu erreichen? Welche Informationen, welches Wissen zeichnet Professionalität in diesem Kontext aus, dass die Familie für ihre exklusive Findungszeit ohne Anwesenheit von Experten sein kann?

So versteht sich der Auftrag der Koordination vor allem im Vollzug der Netzwerkarbeit, die sich an einem Paradigma orientiert, das die

9 Koordinatoren und Koordinatorinnen für Familienräte können sich hinsichtlich ihres beruflichen Hintergrundes unterscheiden. So gibt es ausgebildete Koordinatoren aus der sozialpädagogischen Fachwelt, wie auch das Modell von Bürgerkoordinatoren, deren Ausbildung zum Familienratskoordinator unabhängig von einer sozialpädagogischen Expertise jedem Bürger zugänglich gemacht wird.

professionelle Praxis immer auch im Kontext der Beziehungen aller Beteiligten miteinander gestaltet (siehe hierzu vertiefend: Früchtel, Strassner u. Schwarzloos 2016). Jedes Gespräch im Rahmen der Vorbereitungsphase mit den Adressaten konzentriert sich darauf, wer aus dem eigenen Netzwerk dabei sein muss, womöglich aufgespürt oder sichtbarer gemacht werden muss und welche Rolle er/sie übernehmen kann (z. B. eine Moderation während der exklusiven Familienzeit).

Der Fokus professioneller Aufmerksamkeit konzentriert sich hier also vor allem auf die Findung und Förderung von vorhandenen Ressourcen, wobei die Gestaltung geeigneter systemweltlicher Hilfen im Rahmen des Familienrats von der Familie bestimmt wird. Der erste unmittelbare Indikator für professionelles Handeln zeichnet sich somit in der Haltung gegenüber den Hilfe suchenden Adressaten aus, den Menschen als Individuum zu begreifen, das in sein soziales Umfeld eingebettet und in seinem Erleben und Handeln darauf bezogen ist. Es ist anzuerkennen, dass ein entsprechendes Menschenbild die Grundlage für Interventionen ist, die die Adressaten von Hilfen erleben. Wird davon ausgegangen, dass der Mensch lediglich an sich selbst und in seinem individualistischen Wesen etwas verändern muss, um seine Krise zu bewältigen, werden auch die Methoden professionellen Handelns hiernach ausgerichtet.[10] Geht man davon aus, dass der Mensch in vielfältigen Beziehungen zu seinem Umfeld nicht nur lebt, sondern auch in Krisen gerät, liegt die Annahme nahe, dass relationale Interventionen aus eben diesen Krisen auch wieder heraushelfen.

Dem Verfahren eines Familienrats liegt die Überzeugung zugrunde, dass ohne die Berücksichtigung der Netzwerke von Individuen, ohne Berücksichtigung ihrer Lebenswelt, nicht langfristig und nachhaltig geholfen werden kann. Jede Krise und die im Rahmen eines Familienrats getroffenen Entscheidungen sind immer auch Ausdruck eines sozialen Ereignisses, in dem vieles sichtbar und veränderbar wird. So wird im Bewusstsein dieser Chance die Geschicklichkeit der Koordination beim Verfügbarmachen von Informationen und Wissen, die dem Familienrat und damit der betroffenen Familie zugänglich ist, zum zweiten zentralen Aspekt professionellen Handelns im Verfah-

10 Hier lässt sich hervorragend an die Kritik der Sozialraumorientierung nach Hinte u. Treeß (2007) anknüpfen, die der einzelfallorientierten Hilfe des Kinder- und Jugendhilfegesetzes (SGB VIII) vorwirft, alles andere als orientierend am Individuum zu helfen, sondern Familien vorbestimmte Hilfen eher »überzustülpen«. Budde u. Früchtel (2009) skizzieren mithilfe von Habermas' Theorie des kommunikativen Handelns (1982) und der folgenreichen Kolonialisierung der Lebenswelt eben dieses »Überstülpen« und entfalten am Beispiel des Familienrats eine Alternative dazu.

ren. Welches Wissen (und nicht Ratschläge) muss ich als Koordination in Gestalt weiterer Expertinnen der Familiengruppe zur Seite stellen, womit der geeignete Hilfeplan angereichert werden kann?

Der Familienrat als Chance, vorhandene Identitätsbilder neu auszurichten

In der phänomenologischen Netzwerktheorie von Harrison White (1992) begreift sich Identität als ein klar nach außen orientiertes Bewusstsein, das nicht ohne *die anderen* entstehen und fortbestehen kann. Hiermit arbeitet der Familienrat. Die wohl innigste und beständigste Identität liegt in den Menschen, mit denen täglich eine Beziehung besteht. Die Stärkung *der anderen* stärkt gleichzeitig auch das Individuum. Identität ist hier nicht statisch und in der Verinnerlichung vollendet, Identität ist wie ein temporäres Ergebnis aktueller Beziehungen, meist unbewusst, und manifestiert sich in sozialen Vorkommnissen wie Entscheidungsfindungen, bei denen verschiedene Akteure angesichts ihrer Identitäten divers und auch scheinbar gegensätzlich aufeinandertreffen.[11] Im Rahmen von gemeinsamen Entscheidungsfindungen, die wegbereitend dafür sind, bestehende Identitäten der Betroffenen anzusprechen, ist eine Hilfeplanerstellung möglich, die das Potenzial in sich trägt, nachhaltig und langfristig zu wirken. Das soziale Ereignis der Entscheidungsfindung ist im Sinne dieser Theorie die Gelegenheit, nicht nur vorhandene Identitäten lebensweltnah aufzugreifen und anzusprechen, sondern diese auch neu oder anders auszurichten. Bei Familie Özgür ist es in der Informationsphase der Imam mit seinen religiösen Ausführungen zum Schura-Prinzip. Die Religiosität der Familie wird zum Bindeglied. Die muslimische Identität der Familie enthält einen identitätsbezogenen Zugang, die Lebenswelt zu erreichen und hierbei ihre Handlungsfähigkeit aufzuzeigen. Die religiöse Identität überwindet die in der Scheidungssituation erlebte Ohnmacht und spricht eine weiterhin verbindende Identität der Familie an.

Für das Zusammenstellen des Netzwerks geht es nicht nur um das Aufdecken vorhandener Verbindungen der Betroffenen, sondern auch

11 Iris Clemens (2016) führt in einem diametralen Verständnis zur Semantik der Identität in der klassischen Pädagogik die netzwerktheoretische Analyse Whites zur Identitätsbildung und deren Konsequenz für die Disziplin vertiefend aus.

darum, wer mit am Tisch sitzen muss, um geeignete Lösungsideen mit hineinzugeben, und welches Wissen geeignet ist, um die Lebenswelt zu erreichen. In Kindeswohlangelegenheiten, die die Gesundheit betreffen, kann daher auch das Einladen externer Fachkräfte wie beispielsweise Fachärzte sinnvoll sein, um das entsprechende Wissen verfügbar zu machen.

Schlussbetrachtung

Der Familienrat als instrumentelles Paradigma zur Würdigung und Nutzbarmachung von Familien- und Netzwerkbeziehungen eröffnet und erweitert Möglichkeiten, relationale Zusammenhänge für Experten in der konkreten Praxis zugänglicher zu machen. Der Familienrat versteht sich dabei insgesamt als ein Verfahren, das in Anerkennung des Menschen als sozialem Wesen und unter Berücksichtigung kultureller Identitäten nachhaltige Hilfeplanung durch Partizipation und die Erfahrung von Selbstwirksamkeit gewährleistet.

4 »Bring das Dorf in die Klinik!« – »Neue Autorität« als Hilfe für Eltern

Idan Amiel

Gemeinschaftliches Handeln im Beichtstuhl des Therapeuten

Mein Urgroßvater war Rabbiner. Im Rahmen seiner Arbeit kamen Menschen zu ihm, um sich mit ihm zu beraten, wenn sie in Schwierigkeiten waren oder unter einem Konflikt litten. Er sprach mit ihnen, manchmal gab er Ratschläge, manches andere Mal griff er in den Lauf der Dinge ein. Von Zeit zu Zeit, wenn die Dinge wirklich kompliziert waren, mochte er sagen: »Gott fordert uns auf geheimnisvollen Wegen heraus«, dann öffnete er die Bibel und gab den Ratsuchenden ein Amulett, das sie nachts unter ihr Kopfkissen legen konnten. Einige der Menschen, die ihn um Hilfe baten, erlebten wirklich eine Veränderung zum Besseren.

Mehr als hundert Jahre später mache ich als Therapeut fast das Gleiche: Menschen kommen zu mir, um mit mir zu sprechen, wenn sie in Schwierigkeiten sind oder leiden. Aber wenn die Fälle kompliziert sind, suche ich nicht in der Bibel nach Antworten, sondern in der akademischen Forschung. Wir glauben nicht mehr an Gott – die Zeiten ändern sich und damit auch unser Glaube und unser Handeln.

Dieser Artikel wurde während des COVID-19-Angriffs auf unser globales Dorf in unserer *Schönen neuen Welt* geschrieben. In unserer *Schönen neuen Welt* kann das Denken in Wendungen wie »Gott fordert uns auf geheimnisvollen Wegen heraus« genauso »besorgniserregend« sein, wie unseren Patienten oder Klienten ein Amulett zu geben.

Wenn ich heute bei meinen Klienten sitze, habe ich wahrscheinlich einen Vorteil gegenüber meinem Urgroßvater. Wir sind der festen Überzeugung, dass Wissenschaft, Technik und Medizin unsere Fähigkeit, unseren Klienten in vielerlei Hinsicht auf vielfältige Weise zu helfen, verbessert haben. Zweifellos hat sich unsere westliche Kultur sehr viel stärker professionalisiert. In guten wie in schlechten Zeiten. Aber mein Urgroßvater hatte einen großen Vorteil in seiner Arbeit: Samstags hielt er sich in der Synagoge auf! Wenn er dort war, sprach er neben den Gebeten wohl mit einigen Menschen, sah sie an und ermunterte sie manchmal zum Handeln »im Namen Gottes«. Ich glaube fest daran, dass er seine Ratschläge besser auf seine Klienten bzw. Gläubigen abstimmen konnte, weil er Teil der Gemeinschaft war. Ich glaube selbst nicht an Gott, und die meisten meiner Klienten gehen nicht mehr in die Synagoge. Hinzu kommt noch: Als klinischer Psychologe wurde ich dazu ausgebildet, mit meinen Klienten in einem intim-geschlossenen Raum zu bleiben. Mir wurde der Glaube vermittelt, dass »es die Beziehung ist, die heilt«, und dass es die Verschwiegenheit und die Vertraulichkeit des Sprechzimmers ist, die meinen Klienten hilft, ihre Leiden (und Sünden) mitzuteilen und zu überwinden. Ganz wie im Beichtstuhl. Aber damals in der Vergangenheit konnten der Priester, der Kadi oder der Rabbiner im Beichtstuhl einerseits Intimität und Geheimhaltung zusichern und andererseits tatkräftig in ihrer Gemeinschaft mitwirken, wenn sie es so wünschten.

Können wir als Therapeuten so handeln, dass die Privatsphäre und Intimität eines Beichtstuhls gewahrt bleibt, aber dennoch wenn möglich die Gemeinschaft zum Handeln und Helfen auffordern? Mit anderen Worten: Kann in unserem professionalisierten globalen Dorf ein klinischer Psychologe als Sozialarbeiter tätig sein? Meiner Ansicht nach kann er es nicht nur, es ist ein Muss! Vor allem dann, wenn Fachkräfte für psychische Gesundheit mit Eltern und Kindern arbeiten. Meine Absicht in diesem Beitrag ist es aufzuzeigen, warum und wie unser Team unseren »geschlossenen Therapieraum« für die Gemeinschaft »geöffnet« hat. Man könnte es auch eine Gemeinschaftsintervention nennen, die im Beichtstuhl eines Therapeuten stattfindet.

Der kulturelle Wandel von der Religion zur Wissenschaft in der Kindererziehung

Im Schneider-Kinderkrankenhaus in Israel arbeiten wir mit Eltern zusammen und konzentrieren uns auf ihre Bedürfnisse. Eltern in unserer WEIRD-Kultur[12] zeigen sich einsam, schwach und in vielen Fällen verwirrt und gelähmt. Warum?

12 WEIRD steht im Englischen für: Western, Educated, Industrialized, Rich and Democratic. Ins Deutsche übersetzt: westlich, gebildet, industrialisiert, reich und demokratisch (Anm. d. Ü.).

Zu Zeiten meines Urgroßvaters wurden die Eltern unterstützt, jederzeit unterstützt. Die Beziehung zwischen Eltern und Kindern beruhte auf der Annahme, dass Erwachsene sich um die Kinder kümmern, diese ernähren und beschützen sollen. Im Gegenzug sollten die Kinder ihren Eltern gehorchen und sich um sie kümmern, wenn sie alt würden. Die alte Autorität in Bezug auf Beziehungen war die Religion, und ihr Grundsatz der Kindererziehung stand klar in den 10 Geboten: »Du sollst Vater und Mutter ehren.« Die Zeit verging, und Wissenschaft und Psychologie wurden unsere neue Autorität für den Umgang mit Kindern. Der wichtigste Grundsatz, den uns Forschung, Wissenschaft und Psychologie gelehrt haben, ist, dass Kinder psychische Bedürfnisse haben. Die Hauptaufgabe der Eltern besteht heute darin, dafür zu sorgen, dass ihr Kind mit Selbstvertrauen und einem positiven Selbstbild aufwächst. Der »alte Generationenvertrag« ist abgelaufen, und wenn ein Elternteil die psychologischen Bedürfnisse seines Kindes nicht »gut genug« versteht, kann ein Spezialist ihm beibringen, sich besser anzupassen. Ich gelte übrigens auch als einer dieser Spezialisten.

Aber was genau sind die psychologischen Bedürfnisse des Kindes? Was sagen uns unsere Experten, gestützt durch die Forschung, darüber, was wir zu tun haben, damit Kinder Selbstvertrauen und ein positives Selbstbild entwickeln? Nun, das hängt in der Regel von der jeweiligen Forschung ab, die Sie gerade lesen, oder von den Elternratgebern, die Sie zufällig in der Hand halten. Einige Bücher bringen Eltern bei, wie sie Kindern Liebe, Präsenz und »Sanftheit« entgegenbringen bzw. sich sogar in das Kind hineinversetzen sollen, ehe sie sich ihrem Kind gegenüber auf eine Weise verhalten. In anderen Büchern wird erklärt, dass Eltern Grenzen setzen und »streng« zu Kindern sein sollten. Seien Sie sicher, dass die meisten Bücher im einleitenden Kapitel erklären werden, dass sie beide Ansätze miteinander verbinden ... Die Tragödie der WEIRD-Eltern ist nun, dass die verschwommenen, weit gezogenen Grenzen der »psychologischen Bedürfnisse« des Kindes unklar sind. Wenn ich ehrlich sein darf, gilt dies selbst für Eltern-Experten.

Eltern lieben ihre Kinder.[13] Sie lieben ihr Kind, wie Gott einst die Menschen geliebt hat – auf »geheimnisvollen Wegen«. Wenn es also

13 Ein wissenschaftlicher Verweis könnte hier nützlich sein, aber im Geiste dieses Artikels einen Verweis zur Rechtfertigung meiner Aussagen anzugeben, würde sich wie ein Zitat aus der Bibel anfühlen. Ich persönlich vertraue der Forschung manchmal nicht stärker, als ich an Gott glaube.

zu Hause heiß hergeht, wenden sich die Eltern an uns – die Fachleute für psychische Gesundheit (oder sie werden an uns verwiesen). Die nächste Generation von Priestern, Kadis und Rabbinern, die den Eltern helfen können, ihre »Sünden« einzugestehen und neue Wege zu finden, »die psychischen Bedürfnisse deines Kindes zu ehren«. Viele »Sünden«, die Eltern beim Heranwachsen ihrer Kinder begehen, haben ebenso viele Gründe wie es Familien in unserer Welt oder psychologische Theorien über die Entwicklung von Kindern gibt. Aber was uns als Fachleuten helfen kann, Eltern beizustehen, sich innerhalb dieser verschwommenen weiten »Grenze« der »psychologischen Bedürfnisse« des Kindes besser zu bewegen, ist meiner Ansicht nach eine völlig andere Wissensquelle. Es ist die afrikanische Weisheit: »Es braucht ein ganzes Dorf, damit ein Kind sich gut entwickelt.«

Der afrikanische Kompass für WEIRD-Eltern

Diese afrikanische Weisheit ist mehr als eine Aussage, es ist eine grundlegende Haltung. Die Wahrheit ist, dass sich noch nie in der Geschichte Eltern so allein um die Entwicklung ihrer Kinder kümmern mussten. Unsere professionalisierte, individualistische WEIRD-Gesellschaft hat sowohl Eltern als auch Kinder einsamer denn je zurückgelassen. Kein Wunder, dass wir stark steigende Raten von Ängsten und Depressionen bei Kindern beobachten. Obwohl von Zeit zu Zeit Ratschläge aus dem »Beichtstuhl des Therapeuten« Familien helfen könnten, bin ich der festen Überzeugung, dass die wichtigste Handlung für das Wohlergehen unserer Kinder darin bestehen sollte, das Dorf wieder in ihr Leben zurückzubringen. Meiner Ansicht nach sollte es uns als Kompass dienen, wenn wir mit den Familien in den weiten Grauzonen psychologischer Bedürfnisse der Kinder umherreisen.

Mehr noch, das Wort Dorf passt besser als Gemeinschaft, nicht nur, weil es eine ständige Erinnerung an unseren afrikanischen Kompass ist, sondern auch, weil sich Gemeinschaft gewöhnlich auf etwas bezieht, was einer Gruppe von Menschen gemeinsam ist, wie zum Beispiel Normen, Bräuche, Religion und Werte. Wie wir später sehen werden, suchen wir in unserem Programm eher nach Menschen, die leibhaftig da sind, greifbar, unabhängig von ihren Einstellungen, Normen und Werten. Das Dorf war nie eine Gruppe lauter netter, liebevoller Menschen mit einem gemeinsamen Ziel. Gewöhnlich

»klebten« die Menschen aneinander, und manche Dinge kann man halt nicht ändern.

Mein Wunsch in diesem Artikel ist es, aufzuzeigen, wie wir ein »neues aktives Dorf« für Kinder schaffen können, auch wenn die Menschen nicht mehr in die Moschee, in die Kirche oder in die Synagoge gehen. Anhand eines Fallbeispiels werde ich einige wichtige Punkte des »Bring-das-Dorf-in-die-Klinik«-Ansatzes aufzeigen und die Möglichkeit der Schaffung eines »aktiven virtuellen Dorfes« durch eine WhatsApp-Gruppe demonstrieren. In diesem Buch finden Sie auch den Beitrag von Tal Maimon und mir über unsere Arbeit in Schulen (siehe S. 203). Aus unserer Sicht ist eine Schule schon wie ein Dorf, wenn auch auf organisierte Weise. Hier zeige ich, wie wir ein solches Dorf im therapeutischen Raum schaffen und aktivieren können, sodass jeder es auch außerhalb der Kernfamilie erleben kann.

»Bring das Dorf in die Klinik!« – Vier Schritte der Intervention

Eines der wirkungsvollsten Instrumente, die wir in unserem Programm mit Eltern einsetzen, ist ein »Unterstützertreffen« oder, wie ich es lieber definiere, »wir bringen das Dorf in den Therapieraum«. Es ist eine wirkungsvolle Maßnahme, die normalerweise nach 2–4 Treffen mit den Eltern durchgeführt wird. Wir bitten die Eltern, eine Gruppe von Personen aus ihrer Familie, von Freunden oder von ihrem Arbeitsplatz einzuladen. Mit anderen Worten, da ich (und die meisten meiner Klienten) nicht mehr in die Synagoge gehe, bringe ich die Synagoge in die Klinik. Gewöhnlich für ein Treffen/Gebet, das es einem »neuen Dorf« hoffentlich ermöglicht, sich stärker am Leben eines Kindes zu beteiligen.

1. *Der Vorschlag an die Eltern*
   Die Eltern sind sehr überrascht über den Vorschlag des Therapeuten, mehr Menschen in eine Sitzung mitzubringen. In einigen Fällen werden sie zustimmen und sich sogar erleichtert fühlen, aber in den meisten Fällen wird es schwierig für sie sein; einige werden sich stark dagegen wehren. Es gibt mehrere Gründe für den Widerstand, in erster Linie ist es Scham. Die Eltern schämen sich, um Hilfe zu bitten, und deshalb sollte das Gespräch über mögliche Unterstützung schon beim ersten Treffen beginnen. Während der Aufnahme, nachdem wir die Eltern

gefragt haben, warum sie gekommen sind, und nachdem wir von ihren Schwierigkeiten erfahren haben, könnten wir ihnen so etwas sagen wie: »Ihr Kind fordert Sie in vielerlei Hinsicht heraus, in der Vergangenheit gab es ein Sprichwort: *Es braucht ein ganzes Dorf, damit ein Kind sich gut entwickelt,* und es sieht so aus, als ob dieses Sprichwort wirklich zu Ihrem Kind passte. Erfahren Sie eigentlich in irgendeiner Form Unterstützung von anderen?« An diesem Punkt wird es leichter sein, den Grad der Scham der Eltern und auch ihre Bereitschaft, um Hilfe zu bitten, einzuschätzen. Abgesehen von der Scham befürchten die Eltern auch, dass sie von den Unterstützern mit Vorwürfen konfrontiert werden, oder dass das Kind ihnen durch die Unterstützer entzogen werden könnte oder dass das Kind sich weigert, mit den Unterstützern zu sprechen. Wie überwinden wir diese »Widerstände«? Genauso, wie wir in der Therapie andere Probleme oder irrige Ansichten anpacken. Wir betrachten sie nicht als Widerstände, sondern als Ausdruck der Angst, die die Eltern lähmt. Wir arbeiten langsam daran, ihre Ängste zu überwinden und sie zu Motivationen für Handlungen zu verwandeln.

Ein weiteres Hindernis ist ebenfalls beachtenswert – manchmal haben Eltern kein Netzwerk (z. B. Immigranten, Alleinerziehende usw.). In der Schneider-Kinderklinik bitten wir Eltern, die die Therapie bei uns beendet haben, anderen Eltern zu helfen, die sonst keine Unterstützung erfahren. In einfachen Worten ausgedrückt, haben wir jetzt falls nötig ein »fertiges Dorf« bereit. Das Denken in Gemeinschaft hilft ihnen, kreativ zu sein und Gemeinschaften zu schaffen, auch virtuelle, wie wir später im Fallbeispiel sehen werden.

2. *Wer kann dem »Dorf« beitreten?*
   Um eine klare Antwort zu geben – jede und jeder kann beitreten und das tun, was ihrer Meinung nach getan werden sollte. Wir suchen nicht nach einer Gemeinschaft mit gemeinsamen Idealen zu der Frage, »wie wir mit Kindern umgehen sollten«. Wir suchen vielmehr nach einem Dorf, und die »Dorfbewohner« haben schon immer unterschiedliche Einstellungen, Überzeugungen und sogar völlig unterschiedliche Arten zu lieben (und Paarbeziehungen einzugehen) mitgebracht. Wenn Eltern uns also fragen, wer an der »Dorfversammlung« teilnehmen kann, stellen wir fest, dass unser Slogan lautet: »Je mehr, desto fröh-

licher«. Was wir anstreben, ist, so viele Menschen wie möglich einzubinden, auch wenn die Eltern (und der Therapeut) nicht der Meinung sind, dass sie hilfreich sein könnten.

3. *Gestaltung des Unterstützertreffens – Schutz der Familie und Aktivierung des Dorfes*
   In der Regel umfasst ein Unterstützertreffen 5–10 Teilnehmer und dauert etwa 2 Stunden. Es ist eine sehr wirksame, komplexe Intervention, selbst für erfahrene Gruppentherapeuten. Wie einer unserer Lehrgangsteilnehmer bezeugte:

> »Ich war erschrocken über die Heftigkeit dieser Sitzung. Ich dachte, alles würde mir leichtfallen, ich fühle mich in der Gruppentherapie eigentlich immer wohl, aber die Intensität und Komplexität war hier ganz anders. Es war, als würde man ein familiäres Schlachtfeld betreten, das von Emotionen aufgeheizt wird.«

Dabei sollte man bedenken, dass Gruppentherapie normalerweise ein längerer Prozess ist, während wir hier nur eine einzige, intensive Sitzung bestreiten.

Der schwierigste Teil der Maßnahme besteht darin, die Teilnehmenden zu bitten, ihre Einschätzung der Familiensituation und ihr mögliches Hilfsangebot mitzuteilen. Hier hat die Therapeutin eine doppelte Aufgabe – erstens die Eltern und das Kind bei Bedarf zu schützen und zweitens »das Dorf zu aktivieren«. Wie zu erwarten und wie in unserer Kultur auch vorgeprägt, pendeln sich die meisten Reaktionen zwischen den beiden Polen »sei sanft und fürsorglich« bzw. »sei hart und setze Grenzen« ein. Beginnen wir mit der Diagnose der »nicht ausreichend fürsorglichen Haltung«, die durch die liebevolle Großmutter so vorgetragen wird:

> »Das Problem ist nicht das Verhalten meines Enkels; das Problem ist, dass seine Mutter ihn nicht genug liebt. Er braucht mehr Liebe und Zuwendung, und sie ist zu beschäftigt mit ihrer Karriere und trifft sich ständig mit ihren Freundinnen. Ich hab's ihm ja immer gesagt (jetzt zeigt sie auf den Vater), dass er sie nicht heiraten sollte.«

Wie kann der Therapeut jetzt reagieren? Eine mögliche Aussage unseres Therapeuten würde so aussehen:

> »Liebe Großmutter, ich arbeite schon eine Weile mit den Eltern zusammen und ich kann Ihnen versichern, dass die beiden die besten Eltern für Ihren Enkel sind. Seine Mutter hat sich nicht nur 9 Monate lang in ihrem Körper um ihn gekümmert, ich bin mir sicher, dass sie ihn auch sehr lieb hat, auch wenn es für Sie manchmal nicht so aussieht. Ich kann Ihren Wunsch verstehen, dass Ihr Enkel mehr Liebe und Präsenz der Erwachsenen in seinem Leben haben sollte. Ich glaube auch, dass Ihre Anwesenheit durchaus hilfreich sein könnte. Wäre es möglich, dass er von Zeit zu Zeit bei Ihnen bleibt? Vielleicht für einen Nachmittag oder, wenn Sie weit weg wohnen, vielleicht für ein Wochenende?«

Zweierlei ist an der Reaktion des Therapeuten bedeutsam: erstens die Anerkennung der Liebe der Mutter zu ihrem Sohn und zweitens der Versuch, die Großmutter zu aktivieren.

Nun teilt Claus (der Nachbar) seine »unbestimmten Gefühle« mit:

> »Ich glaube nicht, dass die Mutter das Problem ist. Das Problem ist, dass der Junge seine Eltern nicht respektiert. Er sollte endlich seinem Vater gehorchen. Wenn nicht, sollte er die Konsequenzen tragen. Glauben Sie mir, Herr Seelenklempner, ich weiß, wie es gemacht werden sollte.«

Ich bin mir nicht sicher, ob ich mir als Therapeut/Seelenklempner wünschen würde, dass er genauer sagt, was die Konsequenzen seiner Diagnose bedeuten. Was wir uns jedoch auch in diesem Fall wünschen, ist Schutz und Aktivierung von Menschen. Hier lautet eine mögliche Antwort des Therapeuten:

> »Ich glaube, es wird von entscheidender Bedeutung sein, dass der Junge Ihre Meinung über sein Verhalten hört. Was ich befürchte, ist, dass die Dinge eskalieren könnten, wenn Sie mit ihm sprechen, und ich möchte Sie und den Jungen schützen. Ich möchte nicht, dass die Polizei eingeschaltet wird, und wie Sie heutzutage wissen, kann er leicht die Polizei anrufen, und das könnte auch für Sie einige Schwierigkeiten geben. Wäre es möglich, dass Sie einfach mit ihm reden? Ich glaube, er braucht auch Ihre Anwesenheit.«

Wir werden Claus später in unserem Fallbeispiel wiederbegegnen.

Natürlich kann es unter Umständen vorkommen, dass eine Therapeutin nach der Sitzung die Eltern bittet, einen der Unterstützer nicht einzubeziehen. Denken Sie einfach daran, dass das Dorf nie ein Dorf netter, kooperativer, liebevoller Menschen gewesen ist – es war immer ein vielfältiges, durcheinanderwimmelndes, hektisches und manchmal (in verschiedenen Formen) aggressives Dorf gegenüber anderen. Dennoch gilt unser Grundsatz: Je mehr, desto fröhlicher! Mehr Menschen bringen mehr Handlungsoptionen ein und begünstigen den Wandel.

4. *Nach dem Treffen der Unterstützer*
   Wollen wir während des Treffens der Unterstützer einen Handlungsplan skizzieren? Ja, natürlich wollen wir das. Aber selbst wenn wir einen Plan entwerfen, sind die Chancen, dass die Menschen so handeln, wie wir es wünschen, in den meisten Fällen außerordentlich gering. Wie wir später sehen werden, kann selbst dann, wenn die Menschen sich engagieren und an das glauben, was sie tun sollten, etwas völlig anderes geschehen, wenn sie tatsächlich handeln. Das ist sowohl die Gefahr wie auch das Schöne daran, ein Dorf zu aktivieren. Wie in der Therapie – man weiß zwar, wo und wann man den Weg beginnt, aber nie weiß man, wohin er einen führt. Also, stürzen wir uns jetzt direkt in eine Intervention bei einem konkreten Fall!

Ein Fallbeispiel – Ellens virtuelles Dorf

Ellen, 50, ist alleinstehende Mutter von Paul, 11 Jahre alt. Paul wird von der Mutter als aktiver, liebenswerter Junge beschrieben, der jedoch manchmal äußerst klammernd in seinen Ansprüchen an sie ist. Bei Paul wurden Oppositionelle Verhaltensstörung (ODD), Lernschwächen und ADHS diagnostiziert. Er wurde in der Vergangenheit in mehrere Therapien überwiesen, die ohne Erfolg abgebrochen wurden und mit der Verschreibung von Ritalin endeten. Ellen war besonders besorgt über sein aggressives Verhalten, das er ihr gegenüber in letzter Zeit an den Tag legte:

> »In letzter Zeit rückt er immer wieder an mich heran, verlangt von mir, dass ich ihn umarme und ihm sage, dass ich ihn liebe. Ich liebe ihn sehr, aber manchmal wird es zu viel, in letzter Zeit fühlt es sich an, als sei er als Mann total übergriffig, und er wird immer stärker.«

Morgens weigerte er sich manchmal, zur Schule zu gehen, und verbale Auseinandersetzungen mit ihm führten dazu, dass sie selbst häufig zu spät zur Arbeit kam.

Bei unserem ersten Treffen dachte ich über ihre Einsamkeit nach und sagte ihr, wie in vielen anderen Fällen auch: »Es sieht so aus, als bräuchten wir ein Dorf, um Paul großzukriegen.« Ellen war skeptisch, was die Anwerbung von Unterstützern anbelangt, sie hatte Angst, dass man ihr die Schuld geben oder ihr die Hilfe verweigern würde oder auch anderes. Es dauerte einige Zeit, bis sie ihre verständlichen Ängste und Widerstände überwunden hatte, aber schließlich willigte sie ein, ein Treffen der Unterstützer zu organisieren. Abgesehen von Ellen nahmen vier weitere Personen an dem Treffen teil, ihre zwei Schwestern, Ann und Bia, und zwei Freunde – Claus und Diana. Während des Treffens unserer Unterstützer gab es in der kleinen Gruppe viele Meinungsverschiedenheiten, aber alle erklärten sich bereit, Ellen zu helfen, wenn sie anriefe. Die Unterstützer begannen ihre Arbeit, und etwa zwei Monate nach unserem ersten Treffen gab es eine deutliche Verbesserung in Pauls Verhalten. Es war nicht so, dass alles gut geworden wäre (es gab z. B. immer noch Schwierigkeiten in der Schule, und ich empfahl auch, dass Paul sich einer Sozialtherapie-Gruppe anschließen sollte), aber insgesamt sah es aus wie einer dieser Fälle, bei denen man sich als Therapeut gut fühlt, wenn man sie abschließen kann.

Doch eines Tages, sechs Monate später, um 8.00 Uhr morgens, schrieb mir Ellen eine SMS und bat mich, sie so schnell wie möglich anzurufen. Als ich dies tat, weinte sie fast am Telefon und sagte: »Idan, ich brauche wieder deine Hilfe!« Als ich sie bat, ihre Unterstützer anzurufen, antwortete sie: »In letzter Zeit helfen sie nicht viel, wir müssen uns treffen und einen anderen Weg finden. Das Dorf ist vielleicht eine gute Idee für vergangene Zeiten, aber im Moment funktioniert es für mich nicht mehr.« Ich konnte damals kein Treffen mit Ellen arrangieren, weil ich nicht im Land war. So etwas wäre meinem Urgroßvater nie passiert. Man kann sicher sein, dass er kein Telefon hatte, ganz zu schweigen von einem Smartphone mit WhatsApp-Anrufen von Land zu Land. Wie konnte ich ihr jetzt helfen? Während unseres Gesprächs erinnerte ich mich daran, dass Ellen am Ende des Treffens der Unterstützer die Teilnehmer gebeten hatte, einer WhatsApp-Gruppe beizutreten. Ich schlug vor, dass sie mich in die WhatsApp-Gruppe aufnehmen sollte, weil ich mir dachte, ich würde versuchen, ihr Dorf wieder zu aktivieren. Ich bat sie, über den Vorfall am Morgen in der WhatsApp-Gruppe zu schreiben. Dann würden wir sehen, wie sich die Dinge entwickelten. Auf den nächsten Seiten sehen Sie die Originaltexte der WhatsApp-Intervention Seite an Seite mit meinen Interpretationen der Geschehnisse in diesem »virtuellen Dorf«.[14]

14 Die Textnachrichten wurden aus dem Hebräischen von Miriam Fritz Ami-Ad übersetzt.

Mutter ruft per Textnachricht nach Hilfe

Der Screenshot zeigt die ursprüngliche Kopfzeile der WhatsApp-Gruppe. Der Titel (auf Hebräisch) lautet »Unterstützungs-Gruppe« und das Smiley und die Feuerlöscher-Icons waren die Bilder, die Ellen für diese Gruppe ausgewählt hatte. Ich würde empfehlen, zuerst den Text der WhatsApp-Nachricht und dann die Interpretation zu lesen.

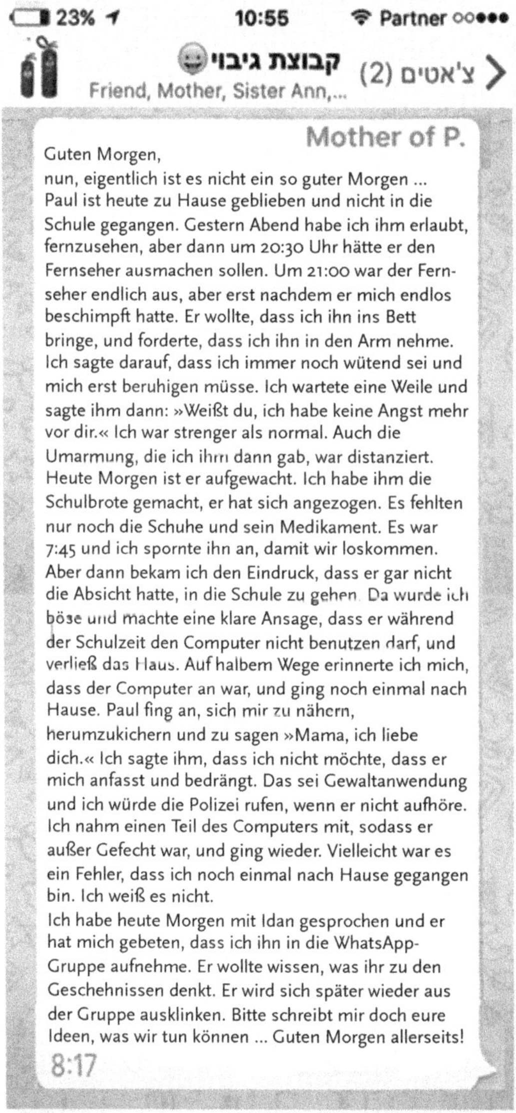
23% 10:55 Partner

קבוצת גיבוי

Friend, Mother, Sister Ann,...

(2) צ'אטים

Mother of P.

Guten Morgen,
nun, eigentlich ist es nicht ein so guter Morgen ...
Paul ist heute zu Hause geblieben und nicht in die Schule gegangen. Gestern Abend habe ich ihm erlaubt, fernzusehen, aber dann um 20:30 Uhr hätte er den Fernseher ausmachen sollen. Um 21:00 war der Fernseher endlich aus, aber erst nachdem er mich endlos beschimpft hatte. Er wollte, dass ich ihn ins Bett bringe, und forderte, dass ich ihn in den Arm nehme. Ich sagte darauf, dass ich immer noch wütend sei und mich erst beruhigen müsse. Ich wartete eine Weile und sagte ihm dann: »Weißt du, ich habe keine Angst mehr vor dir.« Ich war strenger als normal. Auch die Umarmung, die ich ihm dann gab, war distanziert.
Heute Morgen ist er aufgewacht. Ich habe ihm die Schulbrote gemacht, er hat sich angezogen. Es fehlten nur noch die Schuhe und sein Medikament. Es war 7:45 und ich spornte ihn an, damit wir loskommen. Aber dann bekam ich den Eindruck, dass er gar nicht die Absicht hatte, in die Schule zu gehen. Da wurde ich böse und machte eine klare Ansage, dass er während der Schulzeit den Computer nicht benutzen darf, und verließ das Haus. Auf halbem Wege erinnerte ich mich, dass der Computer an war, und ging noch einmal nach Hause. Paul fing an, sich mir zu nähern, herumzukichern und zu sagen »Mama, ich liebe dich.« Ich sagte ihm, dass ich nicht möchte, dass er mich anfasst und bedrängt. Das sei Gewaltanwendung und ich würde die Polizei rufen, wenn er nicht aufhöre. Ich nahm einen Teil des Computers mit, sodass er außer Gefecht war, und ging wieder. Vielleicht war es ein Fehler, dass ich noch einmal nach Hause gegangen bin. Ich weiß es nicht.
Ich habe heute Morgen mit Idan gesprochen und er hat mich gebeten, dass ich ihn in die WhatsApp-Gruppe aufnehme. Er wollte wissen, was ihr zu den Geschehnissen denkt. Er wird sich später wieder aus der Gruppe ausklinken. Bitte schreibt mir doch eure Ideen, was wir tun können ... Guten Morgen allerseits!

8:17

Wie wir anhand des Textes gut nachvollziehen können, kam es zu einem Eskalationsprozess, der in der Nacht vor dem Vorfall begann. Paul verlangte von Ellen eine Umarmung, und die Mutter »beichtet«, dass es eine »distanzierte« Umarmung war. Wir können die Mutter, die den Morgen mit Bestrafungen und Drohungen wie »Das Jugendamt wird kommen!« begann, kritisieren, aber ich denke, dass ihre abschließende Aussage ihm gegenüber »Das ist Gewalt und ich werde die Polizei rufen« nur ihre Hilflosigkeit zeigt. Wir können auch verstehen, warum sie sich entschieden hat, mich jetzt anzurufen, sechs Monate, nachdem wir die Therapie beendet haben.

Obwohl Deeskalation eine der Säulen im Konzept der »Neuen Autorität«[15] ist, wollte ich nicht näher darauf eingehen. Wenn wir versuchen, »ein Dorf zu aktivieren«, ist das wichtigste Thema NICHT die Eltern-Kind-Beziehung. Wir konzentrieren uns auf die »Antwort des Dorfes«, auf das, was zu Hause geschieht. Meine Aufgabe ist es, dafür zu sorgen, dass die Unterstützer in direktem Kontakt mit der Familie stehen. Dabei ist mir klar, dass ich ihr Verhalten nicht kontrollieren kann.

Das Dorf »reagiert«

Die Reaktionen sind nicht überraschend, wenn man die beiden Pole bedenkt, über die ich geschrieben habe – auf der einen Seite muss der Elternteil sein Kind lieben (»Er muss wissen, dass du ihn liebst«) und auf der anderen Seite sollte ein Elternteil Grenzen setzen (»Sei streng mit ihm«). Aber unser Dorf hier gibt auch der Mutter die Schuld. In diesem Fall nutzt Schwester Ann das heikelste Thema für Ellen – wie sie hier feststellt, war die Umarmung der Mutter an ihren Sohn in der Nacht zuvor keine »echte Umarmung«.

Ich muss zugeben, dass ich als Therapeut dazu ausgebildet wurde, das, was die Leute sagen, nicht zu kritisieren. Leider erinnere ich mich immer noch daran, dass ich, als ich die Antwort von Schwester Ann las, mir dachte: Wie in aller Welt kann man morgens um 10.16 Uhr aufwachen und seine eigene Schwester kritisieren? Hast du keine Arbeit, zu der du gehen musst?

Was Claus betrifft, so kann ich Ihnen versichern, dass er, als ich ihn beim Unterstützertreffen traf, nicht gerade wie der Weihnachtsmann

15 In dem Beitrag von Tal Maimon und Idan Amiel (siehe S. 203) wird ausführlich auf das Konzept der »Neuen Autorität« eingegangen.

Santa Claus aussah. Dennoch gibt es immer eine Kluft zwischen dem, was die Leute sagen, und dem, was sie später tun, und seine Anwesenheit war wichtig, wie wir später sehen werden.

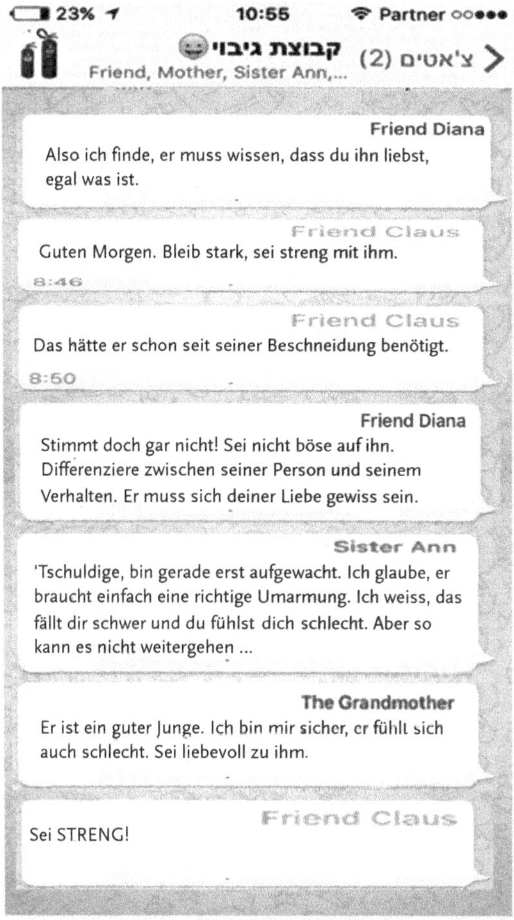

Eine letzte Bemerkung zu den anfangs abgegebenen Erklärungen der Dorfbewohner. Es kann nicht überraschen, dass es schwierig ist, Eltern davon zu überzeugen, dass sie andere Menschen um Unterstützung bitten sollen. Wie hier deutlich zu sehen ist, haben sie einerseits Angst davor, beschuldigt und kritisiert zu werden, und andererseits Angst davor, dass andere ihrem Kind schaden könnten. Schauen wir erst einmal, ob die Antworten für Ellen hilfreich waren.

Kann ein virtuelles Dorf hilfreich sein?

Wie hier deutlich zu sehen ist, verwirrten die Ratschläge des Dorfes die Mutter noch mehr. Aber die Ratschläge des Dorfes sind nicht besser oder schlechter als die meisten Ratschläge, die in Elternbüchern gegeben werden – einige werden lehren, wie man »streng«, und andere, wie man »sanft« sein kann.

Vielleicht ist jetzt ein »echter« professioneller Rat gefragt, von einem erfahrenen Therapeuten, der ihr hilft. Ein »erfahrener« Therapeut, der die Mutter anleitet und alle Theorien und Ratschläge auf ihre Bedürfnisse in diesem speziellen Fall abstimmt. Leider ist der »Experte« in unserem Fall im Moment nur während der Pausen einer Schulung, in denen er anderen Experten seine Theorien predigt, über WhatsApp verfügbar. Schlimmer noch: Als ich die WhatsApp-Antworten las, war ich gerade dabei, anderen Fachleuten im Ausland einen Vortrag über die Bedeutung des Dorfes zu halten. Wenn das Verhalten der Klienten in Kombination mit dem wirklichen Leben meinen Theorien völlig widerspricht, werde ich richtig wütend! Meine Antwort in der Gruppe war zwar nicht meine beste Intervention als Therapeut, aber na ja, ich hoffe, mein Urgroßvater wird mir verzeihen.

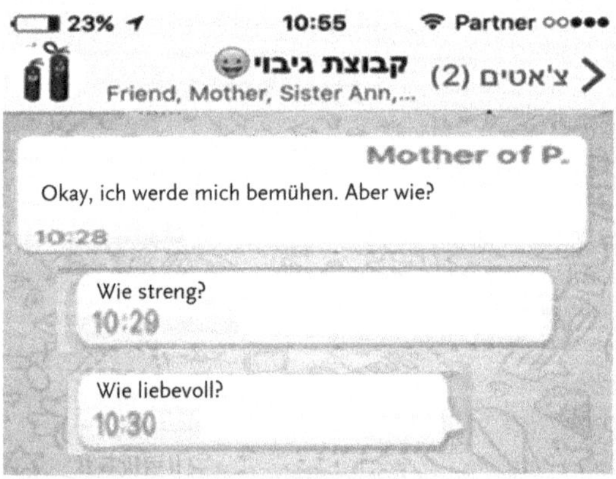

Die Wahrheit ist, dass es genau wie in den WhatsApp-Gruppen auch viele irrelevante Nachrichten gab, einige davon mit Emojis, die mein Urgroßvater wahrscheinlich nie verstehen oder sogar in seiner Gemeinschaft verbieten würde. Aber auch wenn mich die Antworten verärgert haben, habe ich wirklich versucht, mich an die WhatsApp-Kultur anzupassen und sogar passende (?) Emoticons verwendet.

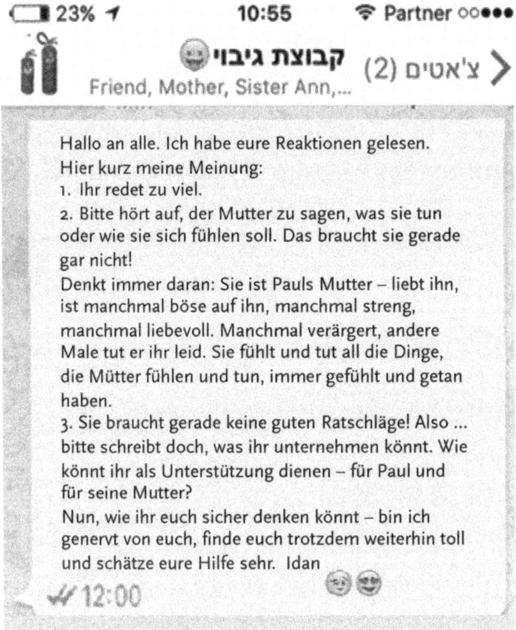
23%
10:55
Partner
קבוצת גיבוי
Friend, Mother, Sister Ann,...
(2) צ'אטים
Hallo an alle. Ich habe eure Reaktionen gelesen.
Hier kurz meine Meinung:
1. Ihr redet zu viel.
2. Bitte hört auf, der Mutter zu sagen, was sie tun oder wie sie sich fühlen soll. Das braucht sie gerade gar nicht!
Denkt immer daran: Sie ist Pauls Mutter – liebt ihn, ist manchmal böse auf ihn, manchmal streng, manchmal liebevoll. Manchmal verärgert, andere Male tut er ihr leid. Sie fühlt und tut all die Dinge, die Mütter fühlen und tun, immer gefühlt und getan haben.
3. Sie braucht gerade keine guten Ratschläge! Also ... bitte schreibt doch, was ihr unternehmen könnt. Wie könnt ihr als Unterstützung dienen – für Paul und für seine Mutter?
Nun, wie ihr euch sicher denken könnt – bin ich genervt von euch, finde euch trotzdem weiterhin toll und schätze eure Hilfe sehr. Idan
12:00

Abgesehen von der virtuellen kulturellen Kluft, die ich in Bezug auf Emoticons habe, habe ich die zwei Ziele des Unterstützertreffens beibehalten:

- die Mutter vor der Schuldzuweisung durch die Teilnehmer zu schützen
- und zu versuchen, »das Dorf zu aktivieren«.

Was wird nun geschehen?

Reaktionen auf Handlungsvorschläge

Ellen war wahrscheinlich von meiner Reaktion überrascht und nahm die Verantwortung auf sich. Interessanter sind jedoch die Reaktionen der Unterstützer, als ich sie bat, etwas zu MACHEN – also zu handeln.

Wählen wir nun eine verständnisvolle Haltung gegenüber den Unterstützerinnen: Unsere kulturelle Tendenz ist es, Kinder wie Paul als »krank« zu betrachten, oder politisch korrekter: als Menschen mit »besonderen Bedürfnissen«. In Pauls Fall kann als »Beweis« für diese Ansicht die Tatsache herausgezogen werden, dass er auch Medikamente einnimmt. Man sollte sich vor Augen halten, dass sie alle in einer Sitzung mit einem »Experten« waren, um über Pauls Verhalten und seine Bedürfnisse zu sprechen. Kein Wunder, dass die »Dörfler« denken konnten, dass sie nicht »professionell« genug seien, um die »echte und punktgenaue« Intervention bei Paul anzusagen. Genau wie die Mutter (und die WEIRD-Eltern) erlebten sie, als sie handeln mussten, Momente der Ratlosigkeit und sogar der Lähmung.

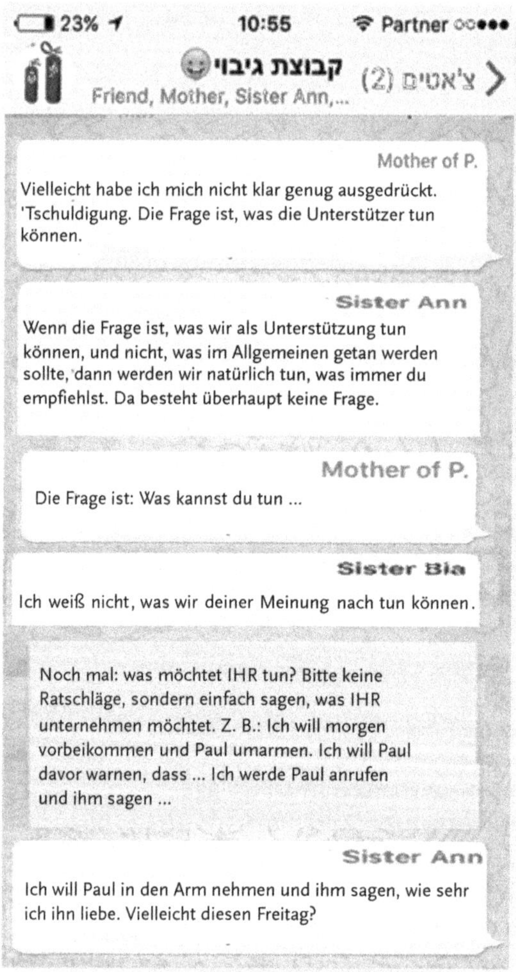

Ein Dorf zu aktivieren bedeutet manchmal, ihnen einfach unseren Segen dazu zu geben, dass sie überhaupt handeln. Es muss nicht unbedingt ein »fachkundiger Rat« sein. Man könnte sich fragen, ob ich fast zehn Jahre an der Universität studieren musste, um schließlich Menschen zu raten, ein Kind mal zu umarmen oder es zu »ermahnen«, es solle sich anständig benehmen. Ich bin mir fast sicher, dass mein Urgroßvater, wenn er WhatsApp-Gruppen lesen könnte, an diesem Punkt aus seinem Grab heraus darüber lachen würde, wie professionell ich nach all den Jahren geworden bin. Eines ist sicher, Schwester Ann war nunmehr »aktiviert«! Mal sehen, was jetzt im Dorf passiert …

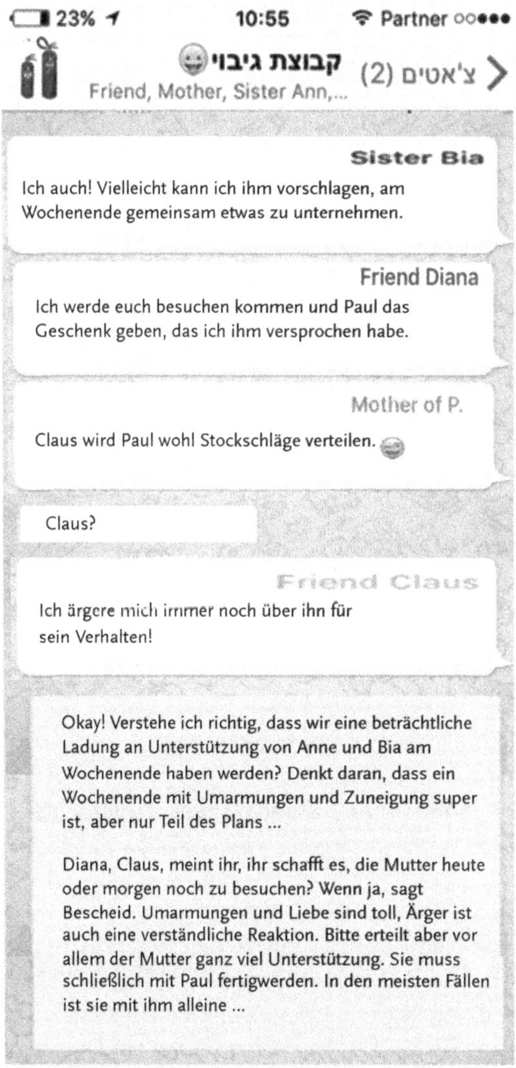

Das Dorf gelobt zu handeln

Was die Befürworter jetzt vorschlagen, ist genau das, was ich gesucht habe – es ging nicht nur um Handlungen, es ging auch um Vielfalt. Ich war nicht auf der Suche nach einem »Akt der Einheit«, sondern strebte stärker nach einer breiten Skala von Stimmen: Menschen, die Paul lieben und ihn einfach nur umarmen wollen, Seite an Seite mit Menschen, die wütend und stinksauer über das sind, was er getan hat. Man könnte es als die bestmögliche Art betrachten, die Haltung der liebevollen Hingabe mit dem Grenzensetzen zu kombinieren, aber statt eines »professionellen Ansatzes« aktivieren wir die »Weisheit des Dorfes«. An diesem Abend sprach ich kurz mit Claus und Diana.

Da Sie meine Haltung inzwischen wahrscheinlich besser kennen, werden Sie nicht überrascht sein zu erfahren, dass ich nicht die Absicht hatte, ihnen einen »professionellen Rat« zu geben, sondern sie zum Handeln verpflichten wollte. Das Gespräch mit Claus war kurz. »Was soll ich ihm sagen?«, fragte er mich. »Ich bin sicher, Sie können Ihren Instinkten vertrauen«, antwortete ich. Mit Diana war es etwas komplizierter – sie bestand darauf zu wissen, ob es richtig oder falsch sei, Paul unter den gegebenen Umständen ihr Geschenk zu bringen. Meine authentische Antwort wäre so etwas wie: »Es ist mir egal, ob du ihm das Geschenk bringst oder nicht – geh einfach hin und sei da«, aber ich war natürlich höflicher …

Wie wir bald sehen werden, wird man, wenn man »ein Dorf aktiviert«, in den meisten Fällen nicht vorhersagen können, wer was und auf welche Weise tun wird. Unter bestimmten Umständen könnte ich raten, was NICHT zu tun ist (z. B. schlag das Kind nicht, hör endlich auf, der Mutter die Schuld zu geben …), aber abgesehen davon glaube ich wirklich, dass wir als Fachleute mit unseren Ratschlägen bescheidener auftreten und den Reaktionen der Dorfbewohner mehr Achtung zuerkennen sollten. Lassen Sie uns sehen, was am nächsten Tag geschah.

Das Dorf in Aktion (und einige Nebenwirkungen der Intervention)

Am 19. November 2014 stiegen Diana und Claus abends in ihre Autos und fuhren zu Ellens Wohnung. Es lief folgendermaßen ab:

Nun, wie bei den meisten Interventionen gibt es immer unerwartete Ergebnisse oder Nebenwirkungen. Bei einem Unterstützertreffen wird man niemals Zugang zu allen möglichen Beziehungen haben, aber wie hier deutlich zu sehen ist, kann manchmal sogar die »virtuelle Präsenz« eines Seelenklempners für Mütter im Dorf nützlich sein.

Bevor wir die »formale Version« des WhatsApp-Geschehens lesen, wird es interessant sein zu erfahren, was Ellen mir sagte, als ich sie nach der Intervention anrief.

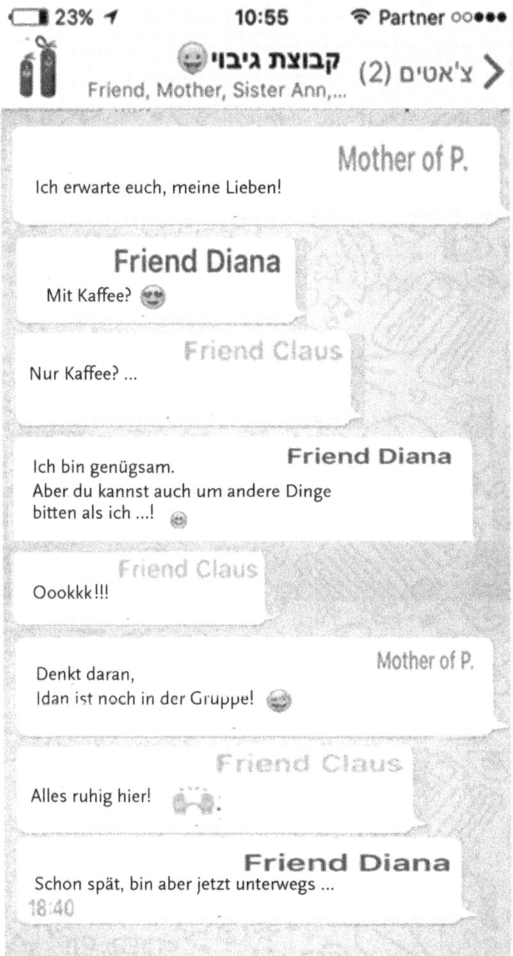
23%
10:55
Partner
קבוצת גיבוי
Friend, Mother, Sister Ann,...
צ'אטים (2)
Mother of P.
Ich erwarte euch, meine Lieben!
Friend Diana
Mit Kaffee?
Friend Claus
Nur Kaffee? ...
Friend Diana
Ich bin genügsam.
Aber du kannst auch um andere Dinge bitten als ich ...!
Friend Claus
Oookkk!!!
Mother of P.
Denkt daran,
Idan ist noch in der Gruppe!
Friend Claus
Alles ruhig hier!
Friend Diana
Schon spät, bin aber jetzt unterwegs ...
18:40

Es stellte sich heraus, dass Diana sich verspäten würde, sodass Claus eine Stunde vor ihr eintraf. Er tat zunächst einmal – gar nichts. Er bat nicht einmal um Kaffee, trank nur eine Tasse Tee im Wohnzimmer mit Ellen. Währenddessen hielt Paul sich in seinem Zimmer auf und spielte am Computer. Kaum war auch Diana eingetroffen, ging sie direkt in Pauls Zimmer und unterhielt sich mit ihm (Ellen erzählte mir später, dass sie auch einige Schreie hörte). Auf die eine oder andere Art gab Diana ihm zu verstehen, dass sie wütend darüber war, was er getan hatte, und forderte ihn auf, mit seiner Mutter zu sprechen und sich zu entschuldigen.

Hoppla, war es nicht Claus' Aufgabe, Paul zu sagen, dass er wütend sei? Und was war eigentlich mit dem Geschenk los, das sie ihm versprochen hatte? Eine erfahrene Therapeutin weiß immer, dass das, worüber im Beichtstuhl gesprochen wird, vielleicht nicht passiert, wenn ihr Klient wieder zu Hause ist. Und doch: Diana und Claus waren beide DA. Das zählte, das Dorf wurde aktiviert, und das war der wichtigste Teil meiner virtuellen Intervention.

Lesen wir nun den »offiziellen Wortlaut«, wie er in der WhatsApp-Gruppe geschrieben steht.

Nach der Intervention

Persönlich würde ich immer die leibhaftige Anwesenheit der Dorfbewohner der virtuellen vorziehen, aber virtuelle Dörfer haben auch ihre Vorteile.

Ich bin fast sicher, dass mein Urgroßvater von Zeit zu Zeit, wenn er eine gelungene Intervention vollbracht hatte, dies vor der Gemeinde in der Synagoge erwähnte oder zumindest in seiner wöchentlichen Predigt darauf verwies.

In unserem virtuellen Dorf weiß schon fünf Minuten nach einer Handlung das ganze Dorf davon, im Guten wie im Schlechten. Jeder konnte nun den Brief lesen, den Paul seiner Mutter geschrieben hatte. Ist das etwas Gutes? Sollten die Unterstützer jetzt Paul anrufen und ihm sagen, dass sie den Brief gelesen hatten und wussten, was passiert ist? Ich bin mir nicht sicher, ob ich gute Antworten auf diese Fragen habe, aber ich werde in meinen Schlussbemerkungen darauf Bezug nehmen.

Wie endete Ellens Geschichte? Als ich nach Israel zurückkehrte, brauchte ich keine Termine mit ihr zu vereinbaren. Die Wahrheit ist, dass ich sie überhaupt nicht mehr treffe. Ich rief sie erst zwei Jahre später an, als ich sie um Erlaubnis bat, ihre Geschichte und die WhatsApp-Nachrichten in einer Konferenz vorzustellen. Während des Gesprächs mit ihr hatte ich auch Gelegenheit zu erfahren, was in diesen zwei Jahren geschehen war. Ellen erzählte mir, dass die Zeit Paul gut getan habe. Er habe die Schule gewechselt, seine Schulbesuchsrate ein wenig verbessert, aber das Wichtigste für sie sei, dass ihre Beziehung gut und stabil sei. »Was ich von Ihnen gelernt habe, ist, dass ich die beste Mutter für mein Kind bin«, sagte sie mir, »und ich habe mehr Selbstvertrauen und Selbstsicherheit aufgebaut.«

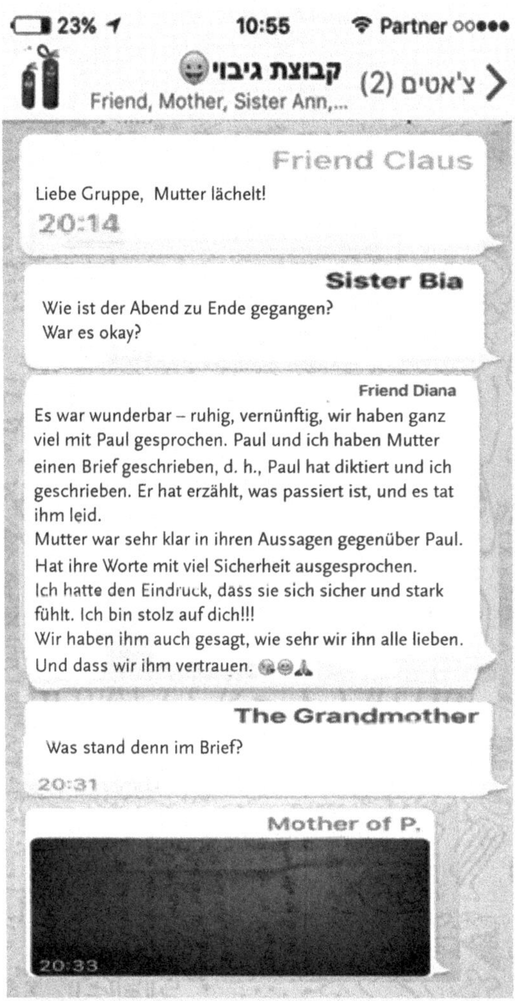
23% 10:55 Partner
קבוצת גיבוי
Friend, Mother, Sister Ann,...
(2) צ'אטים
Friend Claus
Liebe Gruppe, Mutter lächelt!
20:14
Sister Bia
Wie ist der Abend zu Ende gegangen?
War es okay?
Friend Diana
Es war wunderbar – ruhig, vernünftig, wir haben ganz viel mit Paul gesprochen. Paul und ich haben Mutter einen Brief geschrieben, d. h., Paul hat diktiert und ich geschrieben. Er hat erzählt, was passiert ist, und es tat ihm leid.
Mutter war sehr klar in ihren Aussagen gegenüber Paul.
Hat ihre Worte mit viel Sicherheit ausgesprochen.
Ich hatte den Eindruck, dass sie sich sicher und stark fühlt. Ich bin stolz auf dich!!!
Wir haben ihm auch gesagt, wie sehr wir ihn alle lieben.
Und dass wir ihm vertrauen.
The Grandmother
Was stand denn im Brief?
20:31
Mother of P.
20:33

Für mich als Profi wäre es natürlich schmeichelhaft, ihrer Aussage Glauben schenken zu können. Eine hinreichende Deutung dürfte folgende sein: Wenn eine Mutter bzw. ein Vater Präsenz zeigt und sicher genug in seinem oder ihrem Handeln ist, entwickeln sich die Kinder gut. Übrigens, die Wahrheit ist, dass ich nach der Intervention noch einige Monate in der WhatsApp-Gruppe blieb. Für mich war es eine wichtige Erkenntnis mitzuerleben, wie die aktive Teilnahme, die Präsenz des Dorfes die Eltern-Kind-Beziehung weit stärker förderte als meine »Ratschläge«.

Bei den nächsten WhatsApp-Nachrichten habe ich es vorgezogen, die hebräische Version davon beizubehalten. Wie Sie sehen, können die Emoticons hier fast die ganze Geschichte erzählen.

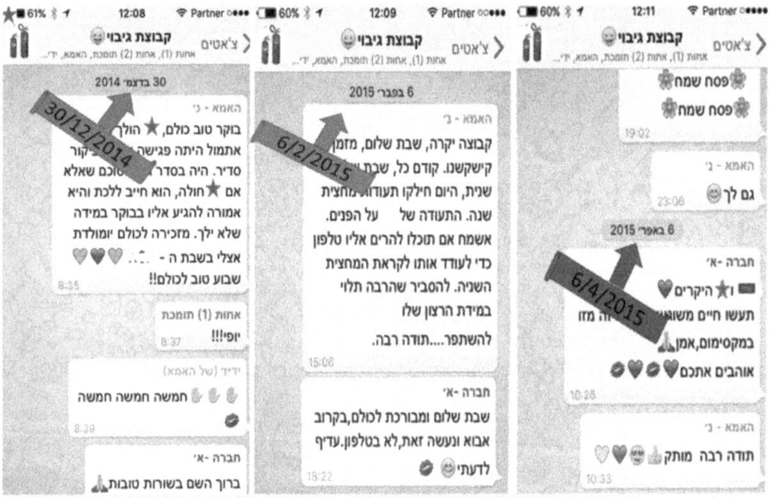

Die Ergebnisse sechs Monate später

Im Dezember 2014 (einen Monat nach der Intervention) informiert Ellen die Gruppe über einige gute Neuigkeiten in Pauls Schulbesuch. – Im Februar 2015 schreibt sie, dass Pauls Zwischenzeugnis nicht gut ist, Unterstützung für Paul wird erbeten und erhalten. – Im April nahmen Paul und Ellen unter virtuellem Dorfjubel ihren ersten Urlaub seit Jahren.

Schlussbemerkung

Was zu der Verbesserung führte, war nicht meine Intervention, sondern das Dorf, das seine ständige virtuelle und nicht virtuelle Präsenz im Leben der Mutter hatte. Wir alle wissen heutzutage, dass eine alleinstehende Mutter Großes beim Heranwachsen ihrer Kinder leisten kann, aber es wird viel einfacher sein, wenn sie die Unterstützung sogar eines virtuellen Dorfes hat, das sofort digital im Smartphone, in der Tasche verfügbar ist. Ich bin mir nicht sicher, was mein Urgroßvater davon halten würde, aber die Zeiten ändern sich, und so sollten sich auch einige Traditionen und Interventionen ändern. Ich glaube fest daran, dass die psychologischen Bedürfnisse der Kinder umso besser erfüllt werden, je mehr Menschen beim Heranwachsen der Kinder einbezogen werden. Die afrikanische Feststellung – es braucht ein ganzes Dorf, damikt ein Kind sich gut entwickelt – kann und sollte ein Leitmotiv für psychische Gesundheit sein, wenn man versucht, Familien zu helfen.

Nach dem Angriff von COVID-19 auf die Menschheit erwies sich die virtuelle Präsenz für uns als höchst wirkungsvoll und hilfreich. Wie können wir virtuelle Dörfer wie WhatsApp-Gruppen nutzen und wann sollten wir sie einsetzen? Wie nah wollen wir uns in die »Dorfdynamik« hineinzoomen? Was wären die Auswirkungen auf unsere »Beicht-Beziehung« zu unseren Klienten? Das sind alles spannende Fragen, auf die ich keine Antworten habe. Wahrscheinlich wird die nächste Generation von Therapeuten mehr zu erwidern wissen.

5 Der Open-Dialogue-Ansatz – Netzwerkorientierung in der Psychiatrie und ihre Bedeutung für eine therapeutische Haltung[16]

Jaakko Seikkula

Im Open-Dialogue-Ansatz[17] wird, wenn eine Person oder Familie in Notlagen Hilfe beim psychiatrischen Fürsorgesystem sucht, ein Team von Kollegen mobilisiert, das sich so schnell wie möglich – in jedem Fall innerhalb von 24 Stunden – mit der Familie und den betroffenen Mitgliedern des Familiennetzwerks an einem von der Familie gewählten vertrauten Ort trifft. Das Team bleibt während des gesamten Behandlungsprozesses im Einsatz, auch über Monate oder Jahre hinweg. Außerhalb des Netzwerks werden keine Gespräche oder Entscheidungen über die Versorgungssituation geführt. Die Beurteilung des aktuellen Problems, die Behandlungsplanung und die Entscheidungen werden in offenen Sitzungen getroffen, an denen derjenige, der im Mittelpunkt des Interesses steht, seine sozialen Beziehungen und alle relevanten Behörden teilnehmen. Spezifische Leistungen (z. B. individuelle Psychotherapie, berufliche Rehabilitation, Psychopharmakologie usw.) können im Laufe der Zeit in die Behandlung integriert werden, aber der Kern des Behandlungsprozesses ist der laufende Dialog in den Behandlungssitzungen zwischen den Mitgliedern des Kollegenteams und des weiteren Netzwerks.

In ihrer akuten Notlage scheinen die Netzwerkmitglieder oft in verzweifelten, starren, einengenden Grundmustern des Verständnisses und der Kommunikation über die Probleme, die sie in Beschlag nehmen, festzustecken. In offenen Behandlungssitzungen bitten die Teammitglieder jedes Netzwerkmitglied um Beiträge, insbesondere auch den Betroffenen selbst, der z. B. psychotische Vorstellungen haben könnte. Der Ansatz des Open Dialogue ist jedoch nicht nur für psychotische Krisen gedacht, sondern für jede Art von Problemen.

16 Aus dem Englischen von Johannes Hampel.

17 Im Deutschen wird dieser Versorgungsansatz auch mit »Offener Dialog« übersetzt (siehe www.offener-dialog.de/der-offene-dialog/index.html [13.1.2021]). Wenn vom Offenen Dialog als Verfahren die Rede ist, haben wir uns für die Beibehaltung der im Englischen gebräuchlichen Bezeichnung Open Dialogue entschieden (Anm. d. Hrsg.).

Alle Äußerungen werden aufmerksam angehört und respektvoll beantwortet.

Die Teammitglieder unterstützen den Ausdruck von Emotionen. Sie reagieren transparent und authentisch als ganze Person. Es herrscht Offenheit über das, was die Netzwerkmitglieder an Reaktionen auslösen. Die Herausforderung für die Teammitglieder besteht darin, die intensiven Gefühlszustände zuzulassen, die in der Sitzung erzeugt werden. Ihre Gespräche untereinander im Beisein des gesamten Netzwerks haben die Funktion, reflexive Prozesse anzuregen, die es den Netzwerkmitgliedern ermöglichen, ihren Erfahrungen einen Sinn zu geben. Insbesondere in der Anfangsphase der Behandlung werden Entscheidungen zunächst aufgeschoben zugunsten einer Ausweitung und Fortsetzung des Gesprächs, um das Netzwerk zu befähigen, die Vieldeutigkeit in Situationen extremer Belastung aushalten zu können. Dies ermöglicht es, neue Ideen für die Bewältigung der schwierigen Situation zu entwickeln. Zu Beginn achten die Teammitglieder darauf, die den Netzwerkmitgliedern vertraute Sprache in ihre eigenen Äußerungen einfließen zu lassen oder sie auch zu übernehmen. Wenn die Teammitglieder respektvoll und aufmerksam die Worte und Gefühle der einzelnen Netzwerkmitglieder herausarbeiten, ändert sich die Kommunikation. Während das ursprüngliche Netzwerk das Team als seine Mitglieder aufnimmt, variieren die Bedeutungen, sobald sich eine neue gemeinsame Sprache zwischen dem Team und den Mitgliedern des sozialen Netzwerks herausbildet. Die Dramatik des Prozesses liegt nicht in der einen oder anderen brillanten Intervention durch die Fachkraft, sondern im emotionalen Austausch zwischen den Netzwerkmitgliedern – einschließlich der Professionellen –, die gemeinsam eine fürsorgliche, persönliche Gemeinschaft aufbauen oder wiederherstellen.

Die Zusammenkünfte werden mit so wenig Vorplanung wie möglich vonseiten des Teams organisiert. Ein oder mehrere Teammitglieder leiten dann das Treffen. Wenn alle zusammen in einem Raum sitzen, tauschen zu Beginn die professionellen Helfer die Informationen aus, die sie über das Problem haben. Der Leiter stellt eine offene Frage, z. B., wer anfangen möchte oder wie die Teilnehmenden die Zeit am besten nutzen möchten, um allen zu helfen. Die Form der Fragen ist im Voraus nicht geplant; im Gegenteil: Durch sorgfältige Abstimmung auf jeden Sprecher generiert der Leiter jede nächste Frage aus der vorherigen Antwort, z. B., indem er diese Wort für Wort wiederholt, bevor er die Frage formuliert, oder indem er in der Antwort verwendete Ausdrücke in die nächste Frage einbaut. Es ist von entscheidender Bedeutung, dass der Prozess langsam abläuft, um den Rhythmus und den Stil der Rede jedes Teilnehmers zu bewahren und sicherzustellen, dass jede Person eingeladen und darin unterstützt wird, zu Wort zu kommen. In die Diskussion der gerade auftauchenden Themen werden so viele Stimmen wie möglich einbezogen. Professionelle können vertiefende Gespräche innerhalb des Teams vorschlagen, wann immer sie es für angemessen halten. Nach jedem vertiefenden Abschnitt werden die Netzwerkmitglieder eingeladen, das Gehörte zu kommentieren. Wenn der Leiter vorschlägt, die Sitzung zu schließen, werden die Teilnehmerinnen und Teilnehmer ermutigt zu sagen, ob sie etwas hinzufügen möchten. Jedes Treffen endet damit, dass der Leiter zusammenfasst, was sie besprochen haben und welche Entscheidungen getroffen wurden oder noch getroffen werden sollen.

Jeder sollte angehört und respektiert werden

Einer der Hauptverfechter der dialogischen Perspektive im menschlichen Leben war der russische Philosoph Michail Bakhtin (1975), der zu sagen pflegte, dass es

> »für das Wort (und folglich für einen Menschen) nichts Schrecklicheres gibt als eine fehlende Erwiderung« (S. 127).

Unter Beachtung des dialogischen Prinzips, dass jede Äußerung eine Antwort erfordert, damit sie einen Sinn hat, bemühen sich die Teammitglieder, auf das Gesagte zu antworten. Antworten bedeutet nicht, zu erklären oder zu interpretieren, sondern mit der Antwort zu zeigen, dass man das Gesagte wahrgenommen hat, es bedingungslos respektiert und, wenn möglich, einen neuen Standpunkt zu dem Gesagten eröffnet. Dabei geht es nicht um eine erzwungene Unterbrechung oder darum, irgendeine Antwort zu geben, sondern um eine Anpassung der Antworten an den entstandenen natürlichen Rhythmus des Gesprächs. Die Teammitglieder reagieren mit echtem Interesse an dem, was jede Person im Raum zu sagen hat, und vermeiden jede Andeutung, dass jemand etwas Falsches gesagt haben könnte.

Da dieser Prozess den Netzwerkmitgliedern ermöglicht, ihre eigene Stimme zu finden, geben sie sich auch selbst Antworten. Die eigenen Worte in den Kommentaren der darauf antwortenden Personen wieder zu hören, bietet einer sprechenden Person die Möglichkeit, besser zu verstehen, was sie selbst gerade gesagt hat. In der Alltagssprache, mit der die Klientinnen und Klienten vertraut sind, erleichtern die Fragen der Teammitglieder das Erzählen von Geschichten, die sowohl die banalen Details als auch die schwierigen Emotionen der berichteten Ereignisse mit einbeziehen. Indem die Teammitglieder andere Netzwerkmitglieder um Anmerkungen zu dem Gesagten bitten, tragen sie dazu bei, ein vielstimmiges Bild des Ereignisses zu zeichnen. Im reflexiven Dialog beziehen die Teammitglieder ihre Rückmeldungen und Blicke sorgfältig aufeinander und nicht auf die Netzwerkmitglieder. Indem sie sich gegenseitig ihre Beobachtungen kommentieren, konstruieren sie auf sehr konkrete Weise neue Bedeutungen (Andersen 1991). Es ist für die Teammitglieder ebenso wichtig, sich gegenseitig in einen Dialog über die Statements der anderen einzubringen, wie ihre eigenen abzugeben. Der Teamdialog bietet den Netzwerkmitgliedern ein bunteres Bild ihrer eigenen Situation, und jeder verfügt dadurch über mehr Möglichkeiten, das zu verstehen, was gerade vor sich geht.

Wichtig ist die Präsenz im Moment

Obwohl der Inhalt des Gesprächs für die Netzwerkmitglieder von primärer Bedeutung ist, liegt das Hauptaugenmerk der Teammitglieder auf der Art und Weise, wie über den Inhalt gesprochen wird. Wichtiger als jede methodische Regel ist dabei, im Moment präsent zu sein und die Handlungen an das anzupassen, was im Dialog passiert. Jede Behandlungssitzung ist einzigartig; alle Themen, die in früheren Sitzungen angesprochen wurden, gewinnen im gegenwärtigen Augenblick neue Bedeutungen. Sie beinhalten das, woran sich die Teammitglieder aus früheren Dialogen erinnern, aber sie beinhalten auch etwas völlig Neues, das sie nun zum ersten Mal erleben. Die Aufgabe der Teammitglieder besteht darin, einen Raum für diese neuen, bisher nicht ausgesprochenen Bedeutungen zu öffnen (Anderson a. Goolishian 1988). Sie vermeiden es, zu schnell zu sprechen oder voreilig zu Schlussfolgerungen zu gelangen. Das Tolerieren einer Situation, in der keine vorgefertigten Antworten oder Behandlungspläne zur Verfügung gestellt werden, ermöglicht den Netzwerkmitgliedern, ihre eigenen bereits vorhandenen psychologischen Ressourcen zu nutzen.

Wenn sich mehrere Stimmen daran beteiligen, sich über eine Situation auszutauschen, entstehen neue Möglichkeiten. Diese ergeben selten eine einzige und eindeutige Antwort auf die Frage, wie es weitergehen soll. Verschiedene Netzwerkmitglieder leben in sehr unterschiedlichen, ja sogar widersprüchlichen Situationen und haben daher andere Vorstellungen von dem Problem. Man denke etwa an eine Krise um Mutter, Vater und Sohn, in der der Sohn, der des Drogenmissbrauchs verdächtigt wird, fast psychotisch wird. Der Vater ist möglicherweise in erster Linie um den Ruf der Familie bei seinen Mitarbeitern besorgt und die Mutter um den Gesundheitszustand ihres Sohnes. Der junge Mann protestiert möglicherweise verärgert und meint, dass er keine Behandlung benötige und dass seine Eltern verrückt seien und sich selbst in Behandlung begeben sollten.

Durch Resonanz den Diskurs normalisieren

Die Teammitglieder sind darauf eingestellt, ganz leibhaftig als Person zu reagieren und sich ihrer eigenen Emotionen, die mit den Gefühlsäußerungen im Raum mitschwingen, bewusst zu sein. Die Reaktion auf seltsame oder beängstigende psychotische Äußerungen wie auf jeden anderen Kommentar schafft einen »normalisierenden Diskurs«, der solche Äußerungen als verständliche Antworten auf eine extreme Lebenssituation, in der der Patient und seine Angehörigen leben, nachvollziehbar macht. Verstehen bedeutet nicht die Leugnung oder Verharmlosung der erlebten Schwierigkeiten; die Reaktionen der Teammitglieder gehen stattdessen in Resonanz mit dem zum Ausdruck gebrachten Maß an Verzweiflung. In der Tat bieten die Teammitglieder den Netzwerkmitgliedern manchmal bessere Möglichkeiten an, Gefühle der Hoffnungslosigkeit auszudrücken. (Dies steht im Gegensatz zum lösungsfokussierten Ansatz, wie er in den Beiträgen von Ben Furman [siehe S. 193] und Sue Young [siehe S. 222] dargestellt wird. Dort versuchen Therapeuten, positivere Worte zu finden, um Erfahrungen nutzbar zu machen.) Es ist wichtig, dass die Emotionen der Familienmitglieder, die mit der »noch nicht ausgesprochenen« Erfahrung verbunden sind, in den Treffen in Anwesenheit der für sie wichtigsten Personen offen ausgedrückt werden. Indem klargestellt wird, dass das Team während der gesamten Behandlung in das Netzwerk eingebunden bleibt, indem sichergestellt wird, dass alle Behandlungsentscheidungen gemeinsam diskutiert und beschlossen werden, indem intensive emotionale Themen in einer ruhigen, engagierten Art und Weise erforscht werden und indem konsequent Beiträge von allen Teilnehmern eingeholt werden, sorgen die Teammitglieder für eine Sicherheit gebende Vorhersehbarkeit des Interventionsprozesses. Die Netzwerkmitglieder lernen, dass sie sich auf die Hilfe der Professionellen verlassen können und einbezogen bleiben, wenn schwierige, beunruhigende Themen zur Sprache kommen, die in früheren Konversationen nicht gut aufgehoben waren.

Worte für Emotionen finden und Gefühle aushalten

Die Praxis der »Netzwerktherapie« (Seikkula et al. 1995; Speck a. Attneave 1973; van der Velden et al. 1984) hat von Anfang an die Bedeutung der gemeinsamen emotionalen Erfahrung für die Heilung erkannt. Eia Asen geht in seinem Beitrag ausführlich auf ihre Geschichte ein und zeigt, wie sie auch die Entwicklung der Multifamilientherapie beeinflusst hat (siehe S. 132). Die Krise, die die Netzwerkmitglieder dazu bewegt hat, Hilfe zu suchen, sowie Konflikte zwischen den Netzwerkmitgliedern tragen jeweils zu der starken emotionalen »Aufladung« eines Treffens bei. Die Teammitglieder reagieren als ganze Person, ihr anwesendes Selbst zeigt, dass sie von den Emotionen im Raum bewegt werden. Ihre ruhigen, respektvollen Gesprächsbeiträge sind so aufeinander abgestimmt, dass sie die volle Erfahrung und den Ausdruck der Gefühle in der Sitzung ermöglichen. Wenn die Teammitglieder in solchen Momenten versuchen, das Gespräch zu schnell voranzubringen, besteht die Gefahr, dass es nur auf einer rationalen Ebene stattfindet.

Die schwierigsten traumatischen Erinnerungen werden aber im nonverbalen Körpergedächtnis gespeichert (van der Kolk 1996). Entsprechende Worte für diese Emotionen entstehen zu lassen ist eine grundlegend wichtige Aktivität. Damit Worte gefunden werden können, müssen die Gefühle ertragen werden. Indem die Mitglieder des Netzwerks die Kraft menschlicher Beziehungen nutzen, um starke Emotionen aufrechtzuerhalten, werden sie ermutigt, intensive schmerzhafte Gefühle der Traurigkeit, Hilflosigkeit und Hoffnungslosigkeit zu ertragen. Ein dialogischer Prozess ist eine notwendige Voraussetzung, um das Aushalten der Gefühle zu ermöglichen. Die Teammitglieder unterstützen den dialogischen Prozess und achten darauf, wie die Gefühle des Gegenübers durch die vielen Stimmen des Körpers ausgedrückt werden: Tränen in den Augen, Verengung im Hals, Veränderungen in der Haltung und im Gesichtsausdruck. Die Teammitglieder sind sensibilisiert dafür, zu erkennen, wie der Körper sich beim Sprechen über extrem schwierige Themen so anspannt, dass er das Weitersprechen verhindert. Sie sind darin geübt, darauf mitfühlend zu reagieren. Die Erlebnisse, die als Symptome im Körpergedächtnis gespeichert waren, »verflüssigen« sich gewissermaßen zu Worten.

Am wirksamsten in schwersten Krisen

Bei vielen Gelegenheiten wurde beobachtet, dass das Ergebnis eines Open-Dialogue-Prozesses umso günstiger auszufallen scheint, je schwerer die Erfahrungen und Emotionen sind, die bei dem Treffen gemeinsam durchlebt wurden. Es kann sein, dass die Netzwerkmitglieder vor dem Treffen mit unerträglich schmerzhaften Situationen zu kämpfen hatten und nur unter Schwierigkeiten miteinander über ihre Probleme sprechen konnten. Sie entfremden sich in einer Situation voneinander, in der sie die Unterstützung der anderen am meisten brauchen. Bei den daraufhin anberaumten Treffen können die Netzwerkmitglieder die Schwere und Hoffnungslosigkeit der Krise durchleben, aber genauso ihre Solidarität als Familie oder intime persönliche Gemeinschaft spüren. Diese beiden starken und unterschiedlichen emotionalen Strömungen durchziehen das Treffen und verstärken sich im Rückgriff aufeinander gegenseitig. Schmerzhafte Emotionen stimulieren starke Gefühle des Miteinanderteilens und der Zusammengehörigkeit. Diese Solidaritätsgefühle ermöglichen es, tiefer in die schmerzlichen Gefühle einzudringen, was wiederum stärkere Solidaritätsgefühle hervorruft usw. Es scheint in der Tat so zu sein, dass der Übergang vom starr eingeengten, monologischen Diskurs zum Dialog wie von selbst geschieht, wenn schmerzhafte Emotionen nicht als gefährlich behandelt, sondern frei fließend im Raum zugelassen werden (Trimble 2000; Tschudi a. Reichelt 2004).

Es ist wichtig, sich daran zu erinnern, dass alle Mitglieder des Netzwerks mit den emotional geladenen Vorfällen und Erfahrungen, die die Krise ausmachen, zu kämpfen haben – wenn auch aus unterschiedlichen Positionen heraus. Netzwerkmitglieder haben möglicherweise durch ihre Handlungen die Krise herbeigeführt, haben die Auswirkungen der Krise durchlebt oder beides. Die Halluzinationen eines Patienten mit psychotischen Problemen können traumatische

Ereignisse in metaphorischer Form beinhalten. Obwohl die Anspielung der Symptome auf die traumatischen Ereignisse dadurch für die Netzwerkmitglieder nicht zugänglich sein kann, können sie selbst von eben den Ereignissen betroffen gewesen sein, und ihre eigenen verkörperten emotionalen Reaktionen werden stimuliert. Die emotionale Belastung durch diese kollektiven Interaktionen und die Verstärkungen emotionaler Zustände verleihen dem Netzwerktreffen einen ganz anderen Charakter als dem Dialog zwischen zwei einzelnen Personen.

Verkörperte Erfahrungen in der Beziehung heilen

Die emotionale Belastung in der Sitzung manifestiert sich selten in einer gewaltigen Explosion oder Katharsis. Meistens enthüllt sie sich in kleinen Überraschungen, die dem Dialog neue Wege eröffnen. Es liegt in der Natur der Sache, dass der emotionale Austausch im unmittelbaren Moment stattfindet und die Erfahrung als solche nicht in eine andere Zeit oder an einen anderen Ort verlegt werden kann. Das Ergebnis des Treffens wird mehr in den verkörperten umfassenden Erfahrungen der Teilnehmer erlebt als in den Erklärungen für Probleme oder Entscheidungen, die am Ende des Treffens angeboten werden. Dies mag für professionelle Akteure, die es gewohnt sind, strukturierter zu arbeiten, ungewöhnlich sein. Die Sprache und die körperlichen Gesten der Teilnehmer beginnen dann nämlich, starke Emotionen auszudrücken, die in der verwendeten Alltagssprache am besten als Erfahrungen von Liebe beschrieben werden können (Seikkula a. Trimble 2005). Dabei handelt es sich nicht um romantische Liebe, sondern um eine andere ihrer Ausdrucksformen, die man in Familien finden kann und die gegenseitigen Gefühle von Zuneigung, Einfühlungsvermögen, Sorge, Fürsorge, Sicherheit, Geborgenheit und tiefer emotionaler Bindung einschließt. Sobald diese Gefühle in der Begegnung miteinander geteilt werden, wird der Heilungsprozess in der Beziehung als Erfahrung spürbar. Das bestätigen Familien in zahlreichen Evaluationen. Sie berichten z. B., dass der Beginn der Krise sehr schmerzhaft war, da man nicht wusste, was passieren würde. Aber Schritt für Schritt hätten sie gelernt, einander wieder so zu lieben, wie sie es vor dem schrecklichen Vorfall in ihrem Leben getan hatten.

Vom Blick auf Symptome zur genaueren Betrachtung des Lebens übergehen und Unsicherheit zulassen

Die Herausbildung einer neuen gemeinsamen Sprache zu aktivieren, die die Worte der Netzwerkmitglieder mit den neuen Worten aus dem Dialog zwischen Team- und Netzwerkmitgliedern verbindet, bietet eine heilsame Alternative zum Sprechen über Symptome oder schwieriges Verhalten. Das Team hilft, eine Gesprächskultur zu pflegen, die jede Stimme respektiert und alle Stimmen hört. Folgende Aktivitäten des Teams erfüllen diesen Zweck:

1. Bitten um Informationen in einer Weise, die das Erzählen der Geschichten so einfach und erschütternd wie möglich macht. Dazu gehören die Verwendung von Alltagssprache, die Nachverfolgung von Details und das Einladen von Kommentaren zu den Antworten der Menschen, um so ein vielstimmiges Bild eines Vorfalls zu erzeugen.
2. Intensives und mitfühlendes Zuhören gegenüber jedem Sprechenden und das Schaffen von Raum für jede Äußerung – auch für solche, die in psychotischer Sprache oder einem anderen übererregten Verhalten gemacht werden. Wertschätzung für die extremen Lebenssituationen zeigen, die psychotische Vorstellungen und Gefühle der Hoffnungslosigkeit hervorrufen.
3. Durchführung eines reflexiven Dialogs innerhalb des Teams, bei dem nicht nur die Äußerungen der Netzwerkmitglieder, sondern auch die der anderen Teammitglieder über die Äußerungen der Netzwerkmitglieder kommentiert werden. Dieser rekursive Prozess hilft den Teammitgliedern, den anderen Professionellen und den übrigen Netzwerkmitgliedern, die Unsicherheit einer Situation zuzulassen, in der es keine schnellen Antworten auf schwierige Probleme und keine zügigen Behandlungsentscheidungen gibt. Indem sie diese Unsicherheit tolerieren, entdecken die Netzwerkmitglieder in ihrem gemeinsamen Erleben der Situation die psychologischen Ressourcen für die Beantwortung der Frage, wie es denn nun weitergehen soll.

Nachdem die Teammitglieder in das Gespräch eingetreten sind und ihre Äußerungen an die Äußerungen der Person des zentralen Interesses und ihrer nächsten Angehörigen angepasst haben, können die Netzwerkmitglieder mit der Zeit dazu übergehen, ihre eigenen Worte mit denen des Teams abzustimmen. Es hilft einem, mehr zu verstehen, wenn man die Erfahrung macht, dass die anderen einen verstehen. Wenn die Netzwerkmitglieder entdecken, dass sie gehört werden, fangen sie an, auch den Erfahrungen und Meinungen der anderen zuzuhören und neugierig auf sie zu werden. Zusammen bauen die Team- und Netzwerkmitglieder einen gemeinsamen Sprachraum auf, in dem sie sich über den besonderen Gebrauch von Worten in der jeweiligen Situation verständigen. Diese gemeinsame Sprache, die sich zwischen den Dialogteilnehmern herausbildet, drückt ihre wechselseitigen Erfahrungen mit den Vorfällen und den darin eingebetteten Emotionen aus. Durch das Anhören des reflektierenden Dialogs der Teammitglieder entdecken die Netzwerkmitglieder neue Bedeutungsmöglichkeiten hinsichtlich ihrer Situation. Aus den reflektierenden Dialogen ergeben sich neue Wege zum Verständnis der Problemsituation, die, wenn sie laut ausgesprochen werden, den Gruppendialog in neue, bisher unentdeckte Möglichkeiten führen.

So wie Symptome umfassende, verkörperte Erfahrungen sind, so wird auch die neue Sprache mehr durch umfassende, verkörperte Erfahrungen als durch rationale Erklärungen erzeugt. Es hat sich gezeigt, dass dies ein starker und körperlich verankerter Prozess der Synchronisation zwischen allen Teilnehmern des Treffens ist (Seikkula et al. 2018). Wenn die Netzwerkmitglieder das Gefühl der Zusammengehörigkeit teilen, beginnen sie, dem Noch-nicht-Gesagten eine Stimme zu geben. Das Miteinanderteilen von schwierigen Themen kann sich bedrohlich anfühlen, wenn frühere Versuche zu einem schmerzlichen Scheitern geführt haben. Aber die Teilnehmer lernen, dass die Bereitschaft, offen mit den eigenen Erfahrungen umzugehen, oft bedeutet, dass die anderen Anwesenden, auch die schweigenden, selbst offener und fähiger werden, einander zu vertrauen und zu glauben, mit den schwierigen Themen umgehen zu können. Wenn Team und Netzwerk die Erfahrungen durchleben, ermöglicht die gemeinsame emotionale Erfahrung, die vertrauten Worte der Netzwerkmitglieder zu einem neuen Verständnis, zu Geschichten zusammenzufügen, in denen jeder Teilnehmer sein eigenes Trauma thematisieren und seine eigenen Emotionen verarbeiten kann. Erst wenn die neue Sprache die ursprüngliche, unausgesprochene, erschütternde Geschichte und den Kontext einfängt, aus dem heraus die Symptome zuerst überhaupt entstanden sind, beginnt der Dialog die Symptome abzuarbeiten. In dem

Maße, wie Netzwerkmitglieder eine Sprache für ihre traumatischen Erfahrungen finden, werden sowohl die beschriebenen Situationen als auch die damit verbundenen Emotionen kontrollierbar. Die heilenden Faktoren, die wir bereits erläutert haben, tragen zur Schaffung von Gemeinschaft bei. Diese wird durch das kollektive Teilen starker Gefühle aufrechterhalten und neu belebt, wobei der Prozess der gegenseitigen Einstimmung unsere zutiefst menschlichen Beziehungsfähigkeiten hervortreten lässt.

Die Teilhabe an der gemeinsamen Sprache hilft dabei, die Zugehörigkeit zur und die Identifikation mit der Gemeinschaft zu definieren. Bedeutungen und Gefühle überschneiden sich in den tief verankerten Grundwerten des Menschlichen, die die Grundlage für eine Begegnungsstätte zwischen Team- und Netzwerkmitgliedern konstituieren. Menschliche Grundwerte sind für die Kultur jeder Gemeinschaft von zentraler Bedeutung.

Idealtypische Methoden für die Organisation von Dialogen im Netzwerk

Die finnische Provinz Westlappland initiierte als Erste den Open-Dialogue-Ansatz. Während der Entwicklung des Ansatzes wurden mehrere Studien durchgeführt, um das gemeindenahe Fürsorgesystem zu verstehen und seine Umsetzung in die Praxis einzuleiten. Die Studien zeigten, dass für einen optimalen Dialog ein optimal organisiertes Fürsorgesystem notwendig ist. Sieben Hauptprinzipien, die in einem Forschungsprojekt Mitte der 1990er-Jahre festgelegt wurden (Aaltonen, Seikkula a. Lehtinen 2011), leiten den Behandlungsprozess. Folgende Erkenntnisse wurden dabei gewonnen:

1. Das erste Treffen in der Krise sollte unverzüglich – innerhalb von 24 Stunden nach Kontaktaufnahme mit den psychiatrischen Diensten – stattfinden.
2. Das soziale Netzwerk des Patienten, einschließlich der Familie und der Fachkräfte, die mit dieser besonderen Familie arbeiten, sollte immer zur Teilnahme eingeladen werden – von Anfang an und so lange wie nötig.
3. Die Behandlung sollte flexibel an die spezifischen Bedürfnisse des Klienten und der Familie angepasst werden, wobei die für den jeweiligen Fall am besten geeigneten Therapiemethoden

verwendet werden. Die Kernidee besteht darin, die verschiedenen Therapiemethoden auf bestmögliche Weise zu integrieren.
4. Die psychosozialen Gesundheitssysteme sollten gewährleisten, dass spezifisch vorgebildete Personen/Teams die Verantwortung für die Behandlung übernehmen, und ein fallspezifisches Team organisieren, das gemeinsam mit der Familie Entscheidungen über die gesamte Behandlungsplanung und die zu ergreifenden Maßnahmen trifft.
5. Das Team sollte bestrebt sein, psychologische Kontinuität zu gewährleisten, indem es Mitarbeiter aus verschiedenen Einrichtungen so lange wie nötig zur Zusammenarbeit einlädt.
6. Der Prozess sollte Ungewissheit zulassen. Um dies zu verstärken, zielt das Team darauf ab, ein Gefühl der Geborgenheit zu fördern, indem ein therapeutischer Prozess des Miteinanderteilens in Gang gesetzt wird, um die psychologischen Ressourcen der Familie und des sozialen Netzes zu aktivieren.
7. Das Team sollte sich darauf konzentrieren, in den gemeinsamen Therapiesitzungen einen Dialog zu erzeugen, um neue Worte und eine neue gemeinsame Sprache für Erfahrungen zu schaffen, für die es vorher keine Worte gab.

Fallbeispiel – Zwei Personen brauchen gleichzeitig Hilfe

Lisas Zwillingsbruder war 22 Jahre alt und wurde am Wochenende nach einem Selbstmordversuch in die Primärversorgung gebracht (Seikkula, Alakare a. Aaltonen 2001). Am Montagmorgen nahm sein Hausarzt Kontakt zu einem Psychologen in der örtlichen psychiatrischen Ambulanz auf. Da sie Teil der gemeindenahen Versorgung im Rahmen des Open-Dialogue-Ansatzes ist, steht in der Provinz eine spezielle Poliklinik für akute Krisen zur Verfügung, um die sofortige Organisation eines Treffens zu gewährleisten. Zusammen mit der Krisenpoliklinik organisierte der Hausarzt ein Team, das neben ihm selbst aus einer Krankenschwester derselben Ambulanz sowie einem Arzt und einem Psychologen der Krisenpoliklinik bestand. Das Team machte noch am selben Tag einen Hausbesuch. Beim ersten Treffen waren Lisa, ihre Mutter, ihr Vater, ihr Zwillingsbruder und ein jüngerer Bruder anwesend. Lisa begann, über ihre persönlichen philosophischen Theorien und über ihre Wahnvorstellungen, Menschen mit einem Stierkopf zu sehen, zu sprechen. Das Team ließ diese unerwartete Geschichte zu und begann, mit Lisa und dem Rest der Familie zu reden. Sie waren etwas überrascht, da sie eigentlich wegen

Lisas Zwillingsbruder gekommen waren, aber die Mutter offenbarte, dass sie sich tatsächlich Sorgen um beide Geschwister machten. Es stellte sich bald heraus, dass beide schwerwiegende psychotische Vorstellungen hatten.

Die Eltern erzählten, dass Lisa ein Jahr zuvor wieder nach Hause zurückgekommen sei und sich in den vergangenen Monaten zusammen mit ihrem Bruder isoliert habe. Es stellte sich heraus, dass Lisa seit 25 Monaten mit psychotischen Vorstellungen kämpfte und keine anderen Beziehungen außerhalb der Familie zuließ. Ihr Bruder war ihr in deren Sommerhütte gefolgt, wo sie jetzt seit fünf Monaten lebten, und hatte am vergangenen Wochenende eine Überdosis Beruhigungsmittel eingenommen. Krisenbedingt zogen beide wieder zu Hause ein.

An den ersten drei Tagen wurden täglich offene Behandlungstreffen organisiert. Das erste verlief wegen eines Streits, der zwischen Lisa und ihrem Vater aufkam, ziemlich erregt. Lisa beschuldigte den Vater, vor Jahren grausam gegenüber seinem Sohn gewesen zu sein, als er ihn zum Laufsport gezwungen habe. Der Vater wurde wütend, und später erzählten sie, dass ihr Streit zu Hause an dem Abend weitergegangen wäre, nachdem das Team wieder gefahren war.

Während der ersten zwei Monate wurden insgesamt neun Treffen organisiert. Nach den beiden ersten Treffen mit viel Streit entwickelte sich zunehmend eine psychotherapeutische Qualität, und es entfalteten sich viele Episoden reflektierender Diskussionen zwischen den Teammitgliedern. Beim sechsten und siebten Treffen drückte Lisa erneut Ärger und Hass gegenüber ihrem Vater aus, was auf ihre Wahrnehmung seines Verhaltens in ihrer Kindheit zurückzuführen war. Es schien ihr zum ersten Mal möglich geworden zu sein, Worte zu finden, um ihre schwierigen Erfahrungen mit ihrem Vater zu beschreiben.

Zu Beginn des Prozesses verschrieb der Allgemeinmediziner Neuroleptika, die Lisa fünfmal zu nehmen versuchte. Sie brach die Einnahmeversuche aber schließlich ab, weil – wie sie in einem Interview zwei Jahre später verriet – »die ganze Welt dunkel und unbeweglich wurde; ich hatte keine Gedanken mehr übrig«. Nach zwei Monaten wurde eine individuelle Psychotherapie mit einem Psychologen begonnen, der Mitglied des Krisenstabs war. Dies geschah im gemeinsamen Einvernehmen, nachdem es vom Team vorgeschlagen worden war. Während dieser Therapiephase hatte Lisa noch gelegentlich ausgeprägt psychotische Erfahrungen. Nach sechs Monaten beschloss sie, die Psychotherapie abzubrechen, zog von zu Hause weg und reagierte nicht auf die Kontaktversuche des Arztes, der wissen wollte, wie es ihr gehe.

Da sie Teil einer Studie war, wurden nach zwei und fünf Jahren Folgegespräche mit der Familie organisiert. In dem nach zwei Jahren geführten Follow-up-Interview sagte Lisa, dass sie jetzt Philosophie studiere und beschlossen habe, selbst einen Ausweg aus ihren Problemen zu finden. Deshalb habe sie die Psychotherapie abgebrochen und sei weggezogen. Sie sagte auch, sie habe erkannt, dass es nicht gut für sie sei, in der Nähe ihrer Familie zu leben, da dies leicht zu Streitigkeiten führte. Etwa ein halbes Jahr lang hatte sie nach dem Aussetzen der Psychotherapie noch psychotische Wahnvorstellungen, aber danach traten die Symptome nicht wieder auf. In dem Gespräch fünf Jahre später erzählte Lisa, dass sie eine Pause von ihrem Studium eingelegt habe. Sie arbeite nun seit drei Jahren Vollzeit als Reinigungskraft, sei verheiratet und plane, ein Kind zu bekommen.

Die Genesung des Zwillingsbruders verlief schneller. Seine psychotischen Gedanken verschwanden in wenigen Monaten, aber danach blieb er zu Hause, etwa zwei Jahre lang, ohne sich selber um die Organisation seines Lebens zu bemühen. Im Folgeinterview nach fünf Jahren erzählte die Familie, dass die Veränderung zweieinhalb Jahre nach der Krise einsetzte, als er im Sommer mit seinem Fahrrad für eineinhalb Monate eine lange Reise durch Europa unternahm. Nach seiner Rückkehr sei er anders gewesen, sagte die Mutter. Im Folgegespräch war er auch verheiratet und begann eine Ausbildung für einen neuen Beruf. In seinen Krisen hat er niemals neuroleptische Medikamente eingenommen.

Zusammenfassend kann man sagen, dass die sieben Prinzipien in ausreichendem Maße verwirklicht wurden. Das erste Treffen fand unmittelbar am selben Tag nach dem Kontakt mit dem Hausarzt statt, und das engere soziale Netz war von Anfang an eingebunden – obwohl die Motivation der Eltern in der Folge nachließ. Dasselbe Team gewährleistete während des gesamten Prozesses die psychologische Kontinuität, einschließlich des Übergangs von den Familiensitzungen zur individuellen Psychotherapie. Der Prozess erlaubte es, die unsicheren Zeiten mit den halluzinatorischen Gesprächen und dem Hass, den Lisa gegenüber ihrem Vater zum Ausdruck brachte, zu tolerieren. Während der vielen kritischen Phasen des Prozesses entstand ein Dialog, der aufrechterhalten wurde. Dies zeigte sich bereits beim ersten Treffen, bei dem sich das Team nicht auf die Diagnose der Psychose konzentrierte, sondern vielmehr darauf, einen Dialog zu ermöglichen, in dem die Familie das Problem in ihrer eigenen Sprache darstellen konnte.

Ohne Forschung hätte nichts geschehen können

Eine einzigartige Qualität des Open-Dialogue-Ansatzes ist seine Verflechtung mit der ständig laufenden Forschung in natürlichen Lebensumgebungen (Seikkula 2019). Als man Anfang der 1980er-Jahre im finnischen Westlappland mit der Entwicklung der Praxis begann, wurde nach ersten verwirrenden Erfahrungen in der neuen offenen Herangehensweise festgestellt, wie wichtig es ist, die Grundgedanken der Behandlungsprozesse und die Ergebnisse des neuen Ansatzes zu untersuchen. Seit 1988 sind laufende Studien regelmäßiger Bestandteil des Systems, und der Ansatz wurde auf der Grundlage der Forschungsergebnisse weiterentwickelt. Die Ideen für die dialogische Praxis wurden in den Studien über die Prozesse offener Sitzungen geboren. Auch das Konzept des Open Dialogue als folgerichtige Antwort auf das gesamte gemeindenahe Fürsorgesystem entstand aus einer qualitativen Inhaltsanalyse.

	OD (N=108)	**TAU (N=1763)**	**Chi-Quadrat-Test**	
	(%)	(%)	x2	p
30 oder mehr Krankenhaustage zu Beginn	18,5	46,8	32,4	,000
Neuroleptikamedikation ab Beginn	16,7	75,5	389,7	,000
Behandlungskontakt bei Nachuntersuchung	27,8	49,2	16,7	,000
Neuroleptika bei Nachuntersuchungen eingesetzt	36,1	81,1	110,4	,000
Invaliditätsrente bei Nachuntersuchung	33	61	28	,000

Tab. 1: Psychiatrische Behandlung und Invaliditätsrenten etwa 19 Jahre nach Behandlungsbeginn

Bei der in Tabelle 1 dargestellten konsequenten Langzeitbeobachtung sind die Ergebnisse und Unterschiede zur üblichen Behandlung in der Tat ziemlich radikal und haben sich im Laufe der Jahre nicht verändert. Dies ist an sich schon überraschend, denn in der Regel wird festgestellt, dass die Ergebnisunterschiede aufgrund der Vielzahl beeinflussender Variablen mit der Zeit abnehmen oder ganz verschwinden. Nach zwei Jahren des begleiteten Open-Dialogue-Prozesses gab es keinerlei Kontrolle mehr über Behandlungsmethoden bei möglicherweise erneuten Krisen. Es scheint, dass die dialogische Erfahrung während der vor etwa 20 Jahren durchgemachten Krise bei den damaligen Klienten noch immer wirkt und sie lebensfähig macht.

Diese Ergebnisse werfen auch die Frage nach dem psychiatrischen Behandlungssystem auf, bei dem die Betonung auf dem Einsatz von Medikamenten bei Psychosen liegt. Der Open-Dialogue-Ansatz konzentriert sich hingegen ganz auf einen anderen Teil und arbeitet in offenen dialogischen Treffen intensiv mit der Familie zusammen, um in ihrer Lebenswirklichkeit nach neuen Bedeutungen zu suchen. Aber wie in einigen Studien nachgewiesen wurde, kann das Team auch daran scheitern, einen hilfreichen Dialog überhaupt erst in Gang zu bringen. Durch die Kombination der Befunde aus der statistischen Ergebnisanalyse mit der Untersuchung der Dialoge ist es möglich, genau diejenigen Ansatzpunkte zu finden, die für die Praxis eine echte Herausforderung darstellen.

Die Bedeutung dieser Forschung liegt nicht in erster Linie darin, Informationen über die Wirksamkeit zu gewinnen und weiterzugeben, sondern darin, dass Forschung notwendig ist, um die Praxis zu entwickeln. Ein wichtiges Element der Forschung ist selbstverständlich, dass sie sich an die entsprechenden Regeln halten muss, damit die Informationen valide und verlässlich sind. So wurde die Wirksamkeit des Open-Dialogue-Ansatzes in einer Vielzahl von Studien bestätigt. Die jüngste Studie stellte z. B. fest, dass in Westlappland bei psychotischen Krisen die langfristigen Ergebnisse (etwa 19 Jahre) nach dem Open-Dialogue-Fürsorgesystem im Vergleich zur Behandlung im übrigen Finnland deutlich besser waren (Bergström et al. 2018). Da die Behandlung in Westlappland seit mehr als 35 Jahren durchgeführt wird, wäre sie ohne die Informationen aus den Studien nicht möglich gewesen.

Nach 40 Jahren Beteiligung an der Entwicklung der neuen Praxis bin ich zu dem Schluss gekommen, dass die Bedeutung der Forschung als wesentlicher Teil dieser Entwicklung nicht gesehen und nicht (an)erkannt wurde und dass daran leider viele innovative Ansätze gescheitert sind.

6 TwoSystem Treatment – Ein integratives Schnittstellenprojekt im Bereich Jugendhilfe und Psychiatrie

Ulrich Baus

Ausgangslage

Bei etwa der Hälfte aller (teil)stationär behandelten Kinder und Jugendlichen wird im Anschluss an die klinisch-psychiatrische Behandlung eine Jugendhilfemaßnahme umgesetzt (Beck 2015). Beinahe jedes zweite Kind bzw. jeder zweite Jugendliche in kinderpsychiatrischer stationärer Behandlung hatte einen psychisch kranken Elternteil. In kollegialen Fallberatungen der Kinder- und Jugendhilfe bestand bei etwa einem Drittel der betreuten Familien (der Verdacht auf) eine psychische (und/oder Sucht-) Erkrankung eines Elternteils, zu 80 % waren die Mütter davon betroffen. In zwei Drittel dieser Fälle war keine psychiatrische Diagnose bekannt (Gesundheitsamt Bremen, »Vergessene Kinder« – Kinder psychisch kranker Eltern – Kinder ohne Netz und doppelten Boden). Die Prävalenzrate für psychische Störungen bei stationär untergebrachten Kindern und Jugendlichen liegt bei ca. 60 % (Schmid 2007).

In den letzten Jahren mehren sich die Rufe nach einer engeren Verzahnung und optimierten Zusammenarbeit zwischen den Hilfesystemen der Kinder- und Jugendhilfe und der (Sozial)psychiatrie. Mehrere Studien haben gezeigt, dass die von der Kinder- und Jugendpsychiatrie behandelten sowie in der Jugendhilfe betreuten Kinder und Jugendlichen oftmals beider Hilfesysteme bedürfen. Es wurde belegt, dass das Scheitern einer Maßnahme für Kinder und Jugendliche die Chancen auf den Erfolg einer weiteren Maßnahme deutlich reduziert. Doch noch immer mangelt es bis auf wenige Ausnahmen an Projekten, die im Schnittstellenbereich dieser beiden Hilfesysteme Leistungen aus einer Hand anbieten.

Studienergebnisse aus beiden Hilfesystemen zeigen genau dafür einen hohen Bedarf. Eine erfolgreiche Schnittstellenarbeit der beiden Hilfesysteme ist derzeit angewiesen auf die Ausgestaltung regionaler Leistungs- und Kooperationsvereinbarungen. Unser Programm »Two-

System Treatment« verbindet Leistungen der Kinder- und Jugendhilfe und der Sozialpsychiatrie im Sinne einer integrativen und netzwerkorientierten Versorgung. Zielgruppe hierbei sind Familien mit Bedarf an ambulanter Jugendhilfe und mindestens einem Familienmitglied mit einem psychiatrischen Krankheitsbild.

Entstehung des TwoSystem-Treatment-Programms

Der Entstehung des TwoSystem-Treatment-Programms lag kein technisch-methodischer Arbeitsansatz zugrunde und sie versteht sich nicht als Ergebnis nüchterner Prozessentwicklung. Die Ursprünge liegen vielmehr in vielfältigen und zum Teil jahrelangen Teamprozessen und gemeinsam gesammelten Erfahrungen über die Auswirkungen unzureichender Versorgungsansätze und fehlender schnittstellenübergreifender Behandlungsformen. Der Blick in die biografische Verlaufskurve von Menschen mit einer psychisch bedingten Teilhabeeinschränkung in stationären Wohneinrichtungen offenbarte bereits vor Jahren eine Geschichte institutionellen Scheiterns. Er war zugleich ein Aufruf, gesellschaftliche Bedingungen wie auch die Prozesse des Gelingens oder Misslingens wieder in den Blick zu nehmen und dringend notwendige neue Arbeitsansätze zu entwickeln.

Im Oktober 2015 startete im Saarland ein flächendeckendes Angebot der integrierten Versorgung für Menschen mit einer psychischen Erkrankung. Ziel war es, etwas Neues zu entwickeln, insbesondere für Menschen mit wiederkehrenden akuten psychiatrischen Krisen. Vorerfahrungen mit stationären Eingliederungshilfen für seelisch erkrankte Menschen führten u. a. zu der Motivation, vorgelagerte Versorgungsstrukturen stärker in den Blick zu nehmen.

Vielfach handelte es sich um Menschen, die im Verlauf ihrer seelischen Erkrankung und Teilhabeeinschränkung aus ihren bisherigen sozialen Netzwerken schrittweise herausgenommen wurden, bei denen außerdem die Tragfähigkeit der Unterstützungsstrukturen zunehmend verloren ging und durch professionelle Akteure ersetzt wurde. Die biografischen Verlaufskurven von Menschen mit schweren psychischen Erkrankungen in professionell betreuten Wohnformen wiesen hierbei erstaunliche Parallelen auf. Spätere Forschungs- und Literaturrecherchen bestätigten diese Erfahrung und wurden richtungweisend für die neue Angebotsentwicklung.

Die zentralen Erkenntnisse hierbei sind:

- Das Leben in besonderen Wohnformen ist nicht primär das Ergebnis von »individuell gescheiteren« biografischen Verlaufskurven, sondern die Folge einer unzureichenden Versorgungsstruktur mit erheblichem Einfluss auf die gleich verlaufenden Biografien von Menschen mit schweren psychischen Erkrankungen.
- Ein Großteil dieser Verlaufskurven beginnt bereits im Kindes- und Jugendalter.
- Das bestehende Versorgungssystem weist strukturell biografische Sollbruchstellen auf. Grundannahme hierbei ist, dass professionelle Netzwerke erst dann aktiv werden, wenn bestehende soziale Netze ihre Tragfähigkeit verloren haben. Fehlende spezialisierte Angebote einer Versorgung psychisch erkrankter Kinder und Jugendlicher, die Leistungen der Jugendhilfe und der Sozialpsychiatrie integriert, erschweren den Verbleib der betroffenen Kinder und Jugendlichen in ihren Herkunftsfamilien.
- Übergangsprozesse aus der Jugendhilfe in die »Erwachsenenversorgung« sind weiterhin mit Brüchen verbunden, viele junge Menschen gehen hier »verloren« und kehren auf Umwegen erneut zurück ins Versorgungssystem (Akutpsychiatrie, Suchtkrankenversorgung, Obdachlosigkeit, JVA etc.).
- Die Pathologisierung psychosozialer Krisen und deren Externalisierung in professionelle Versorgungseinrichtungen wie Kliniken, vollstationäre Wohneinrichtungen etc. führt zu gesellschaftlicher Ausgrenzung statt wünschenswerter Inklusion.

Stationäre versus ambulante Akutversorgung

Beispielhaft ist hier die psychiatrische Akutversorgung. Während in nahezu allen europäischen Ländern die Anzahl der Psychiatriebetten kontinuierlich abnimmt, findet in Deutschland ein jährlicher Aufbau weiterer Psychiatriebetten statt. Deutschland ist aktuell europäischer Spitzenreiter im Pro-Kopf-Aufkommen der Psychiatriebetten (vgl. Tab. 2). Diese Ressourcenverschiebung geht mutmaßlich zulasten einer ambulanten bzw. sektorenübergreifenden Versorgung.

Deutschland	128,45	Tendenz steigend
Luxemburg	75,63	Tendenz sinkend
Schweden	42,68	Tendenz sinkend
Finnland	39,04	Tendenz sinkend

Tab. 2: Krankenhausbetten Psychiatrie je 100.000 Einwohner (Quelle: Eurostat 2017)

Der Blick über den Tellerrand auf die Versorgungsstrukturen für Menschen in psychischen Krisen in anderen europäischen Ländern zeigt zum Teil erhebliche Unterschiede in der Versorgungslandschaft. Besonders spannend sind hierbei u. a. skandinavische Versorgungsmodelle, gelten diese Länder doch gemeinhin als Vorreiter hinsichtlich innovativer und progressiver Versorgungsangebote im Sozial- und Gesundheitswesen. Zudem sind Finnland und Schweden absolute Schlusslichter im Pro-Kopf-Aufkommen der Psychiatriebetten im europäischen Vergleich.

Akutversorgung im häuslichen Umfeld

Die mobile aufsuchende psychiatrische Akutversorgung durch ein multiprofessionelles Team gilt aufgrund der internationalen Studienlage – wie auch der Erfahrungen in zahlreichen europäischen Ländern – als »standard of care treatment« zur Versorgung von Menschen in akuten psychischen Krisen.

Im Saarland startete ein entsprechendes Modellprojekt im Oktober 2015 u. a. durch den Teamaufbau und die Eröffnung einer Leitstelle mit angegliederter Krisenpension in Saarbrücken (Baus 2020).

Das »finnische Modell« im Saarland

Aktuell werden in Deutschland unterschiedliche Home-Treatment-Modelle praktiziert. Diese weichen zum Teil erheblich voneinander ab aufgrund unterschiedlicher Finanzierungs- und Konzeptionsprogrammatik. Einer der fachlich zentralen Unterschiede ist unter anderem die Beteiligung und Einbeziehung des sozialen Netzwerkes der Betroffenen in den Behandlungs- und Genesungsprozess. In den skandinavischen Ländern sind in der Vergangenheit integrative

Behandlungsansätze entstanden, welche neben einer individuumszentrierten Ausrichtung auch familien- und netzwerktherapeutische Behandlungsansätze mit einem bedürfnisorientierten Behandlungskonzept vereinen (Aderhold et al. 2003).

Beispielhaft hierfür steht der »Open Dialogue« als bedürfnisorientierter Psychosebehandlungsansatz aus Finnland. Ein Modell, welches auch für die TwoSystem-Treatment-Programmatik hinsichtlich der Organisationsstruktur, Grundhaltung und der fachlich-methodischen Umsetzung der Interventions- und Arbeitsweise wegweisend war. In seinem Beitrag für dieses Buch berichtet Jaakko Seikkula als einer der Mitbegründer dieses Ansatzes über dessen Entstehung, Weiterentwicklung und die beeindruckenden Ergebnisse (siehe S. 82).

Von Beginn an wurden die Teammitglieder im Open Dialogue geschult und mit dem Arbeitsansatz vertraut gemacht. Ein multiprofessionelles Team, bestehend aus Sozialarbeiter, Psychologinnen, Fachpflegekraft, Ergotherapeutin, Heilerzieherin und Genesungsbegleiterin, arbeitet mobil-aufsuchend und teambasiert. Bei der Patientengruppe handelte es sich in den ersten Jahren ausschließlich um volljährige Menschen mit einer psychischen Erkrankung und zum überwiegenden Anteil um Personen mit psychiatrisch-stationären Klinikaufenthalten in ihrer Vergangenheit.

Der netzwerkorientierte Arbeitsansatz war von Beginn an grundlegend und ist für alle Interventionen handlungsleitend. Diese Netzwerkarbeit, verbunden mit der direkten Arbeit im häuslichen Umfeld der Klienten, brachte auch die ersten Erfahrungen im Erleben und Arbeiten mit minderjährigen Kindern und Jugendlichen im Rahmen der Netzwerkgespräche mit sich. Ca. 25 % der eingeschriebenen Klienten hatten zu Projektbeginn minderjährige Kinder im Haushalt, welche dann im Rahmen der Netzwerkarbeit mit eingebunden waren bzw. deren Teilnahme an Netzwerkgesprächen ermöglicht wurde.

Die Ausdifferenzierung der Zielgruppe – neue Herausforderungen entstehen

Mit dem Anspruch, eine bedürfnisorientierte Behandlung anzubieten und im Rahmen der Netzwerkgespräche alle Menschen gleichermaßen in ihren Anliegen und Bedarfen zu sehen, offenbarten sich im Umgang mit Familien mit minderjährigen Kindern neue Schwierigkeiten und Herausforderungen. Zentrale Punkte hierbei waren u. a. die folgenden:

- *neue fachliche Anforderungen hinsichtlich der Thematisierung und Versprachlichung im Netzwerkgespräch*
  Wie versprachlichen wir Krankheit und Leid, wie gehen wir um mit Überlastung innerhalb der Familie, wie mit schwierigen, aber relevanten Themen, z. B. Suizidalität, Sucht, Paarkonflikten, häuslicher Gewalt, Vernachlässigung etc.?
- *Umgang mit Kindern als Träger eigener Rechte, Bedürfnisse und besonderer Schutzbedarfe*
  Wie gehen wir mit Themen der elterlichen Vernachlässigung, »Graubereichen« der Kindeswohlgefährdungen, mit der Beteiligung von Kindern an Netzwerkgesprächen sowie deren Schutz vor Überforderung und Überlastung etc. um?
- *Kinder als Symptomträger*
  Wie umgehen mit Kindern und Jugendlichen, die selbst von psychischen Erkrankungen betroffen sind und sich von uns direkte Hilfe und Unterstützung erhoffen?
- *Präventionsstrategien zur Vermeidung seelischer Erkrankungen von Kindern psychisch kranker Eltern*
  Was kann/muss getan werden, um risikobehaftete Kinder zu schützen und Präventionsmöglichkeiten in die Netzwerkprozesse einfließen zu lassen?
- *Erziehungs- und Beratungsanfragen der Eltern im Kontext psychischer Erkrankung*
  Fragen der Eltern: Wie umgehen mit der eigenen Erkrankung und den daraus resultierenden Verhaltensweisen im Umgang mit den eigenen Kindern? Was kann ich wie tun? Wo erhalte ich Hilfe? Soll ich die Krankheit vor meinen Kindern verheimlichen? etc.

Die beispielhafte Skizzierung der »neuen« fachlichen Anforderungen ergab sich aus dem Impuls, Notwendigkeiten und Möglichkeiten einer passgenauen Angebotsentwicklung zu prüfen. Neben der eigenen beruflichen Expertise waren die Prüfung von Studienlagen, Empfehlungen von Expertengremien wie auch der Austausch mit Betroffenen, Kollegen und Kolleginnen aus anderen Berufsfeldern (Jugendhilfe, Eingliederungshilfe, Psychotherapie, Kinder- und Jugendpsychiatrie etc.) handlungsleitend bei der Entstehung und Erweiterung eines netzwerkorientierten Angebots für Familien mit psychisch erkrankten Eltern oder Kindern und Jugendlichen. Daraus ergaben sich folgende Arbeitshypothesen für die Programmentwicklung:

- Familien mit einem psychisch erkrankten Familienmitglied und Kindern oder Jugendlichen im Haushalt benötigen eine besondere Unterstützung.
- Die Einbindung und Beteiligung des sozialen Netzwerkes ist wesentlich für den Verlauf von Genesungsprozessen.
- Die Unterstützung und fachliche Begleitung des sozialen Netzwerkes ist von erheblicher Bedeutung hinsichtlich der weiteren Tragfähigkeit der Unterstützung für die Betroffenen.
- Kinder und Jugendliche mit psychisch erkrankten Elternteilen haben ein deutlich höheres Risiko, selbst eine psychische Erkrankung zu erleiden, und benötigen präventive Unterstützungsangebote.
- Familienorientierte Interventions- und Präventionsmaßnahmen sollen durch spezialisierte mobil-aufsuchende Teams im häuslichen Umfeld erbracht werden.
- Probleme der Zusammenarbeit aufgrund der versäulten Sozialgesetzgebung sollen durch flexible und kreative Kooperationsvereinbarungen mit Kostenträgern zugunsten einer multiprofessionellen, schnittstellenübergreifenden Teamstruktur überwunden werden.
- Ein multimodales Programm soll eine bedürfnisorientierte Behandlung erleichtern.

Aus diesen Hypothesen leiten sich die Kernprozesse im TwoSystem-Treatment-Programm ab:

- fortlaufende Netzwerkgespräche als familientherapeutische Intervention (Offener Dialog, Reflecting Team)
- soziale Netzwerkarbeit
- Krisenintervention und Begleitung
- Stabilisierung
- Rückfallprophylaxe
- Psychoedukation
- Umsetzung von Maßnahmen analog der Hilfe- und Behandlungsplanung.

Das TwoSystem-Treatment-Programm

Nach erfolgtem Erstgespräch und Auftragsklärung durch das zuständige Jugendamt beginnt ein aus festgelegten Modulen bestehender Prozess. In diesem werden die Betroffenen von einer zuständigen Fallmanagerin begleitet und durch eine weitere Fachkraft im therapeutischen Tandem unterstützt. Dieser Assessment- bzw. Hilfeprozess ist modular aufgebaut und einzelne Module kehren bei Bedarf im späteren Hilfeprozess wieder:

- Hilfe- und Behandlungsplanung
- Krisenplanerstellung und Netzwerkkonferenz
- Netzwerkkarte
- familienfokussierte Psychoedukation.

Module im Hilfeprozess

Hilfe- und Behandlungsplanung

Zumeist in Kooperation mit dem Jugendamt findet hier in Zusammenarbeit mit der Familie eine erste Planung und bei hohem Handlungsbedarf auch die Einleitung direkter Maßnahmen statt. In diesem ersten Schritt ist es notwendig, beide Perspektiven und fachliche Anforderungen aus den Bereichen Jugendhilfe und psychiatrische Versorgung integrativ zu berücksichtigen.

Krisenplanerstellung und Netzwerkkonferenz

In den meisten Fällen kommen die Betroffenen in Akutphasen in das Programm. Dies bedingt häufig einen direkten Einstieg in das Thema Krise, verbunden mit einem hohen Erwartungsdruck seitens aller Beteiligten an die Fachkräfte. Die Krisenplanerstellung im Rahmen einer Netzwerkkonferenz ist hierbei von großer Bedeutung. Dort wird neben der dringenden Abklärung von akuter Eigen- und Fremdgefährdung auch die Rolle des Netzwerkes wertgeschätzt und als wichtige Unterstützung bestärkt. Bedeutsame Informationen können gemeinsam zusammengetragen und unterschiedliche Perspektiven gesehen werden. Entlastungsmöglichkeiten wie auch die Auftragsklärung und das weitere Vorgehen werden in einem dialogischen Prozess besprochen.

Netzwerkkarte

In einem weiteren separaten Modul wird zusammen mit den Programmteilnehmenden eine Netzwerkkarte erstellt. Ziel hierbei ist die subjektive Darstellung der aktuell empfundenen sozialen Einbettung, verbunden mit einer dialogischen Einladung, über deren Bedeutung und spezielle Wünsche der Umgestaltung in Austausch zu kommen. Im Rahmen der Netzwerkkarte werden Veränderungsperspektiven aufgezeigt und oftmals konkrete, erste Schritte geplant und umgesetzt.

Familienfokussierte Psychoedukation

Innerhalb der familienfokussierten Psychoedukation wird der Raum geschaffen, miteinander in Austausch zu kommen bzgl. der Symptomatik, der psychiatrischen Diagnose sowie deren Bedeutung und möglicher Sinngebungen. Es ist zugleich der Raum der psychiatrischen Entmystifizierung und Entstigmatisierung. Vielfach kommen erst hier Familien ins Gespräch über ihre Vorstellung von der Bedeutung »der Diagnose« und den Ableitungen für die therapeutische Intervention sowie ihrer Rolle als Angehörige.

Die Kernprozesse

Nach Abschluss dieses Prozesses findet eine Abklärung über die weitere Zusammenarbeit statt. Hierbei geht es neben dem individuell zu vereinbarenden Terminrhythmus auch um die Planung der nächsten Schritte. Im Zentrum stehen die Netzwerkgespräche, die im Sinne des Offenen Dialogs zu gestalten sind. Sie erfolgen im Mitarbeitertandem unter Einbeziehung aller Personen, die für die Betroffenen in dieser Situation bedeutsam und somit eingeladen sind. Die Netzwerkgespräche sind in ihrer Dauer bedarfsorientiert und finden in der Regel im häuslichen Umfeld der Familien statt. Die sieben Hauptprinzipien der Behandlung werden in dem Beitrag von Jaakko Seikkula beschrieben (siehe S. 82).

Programmbeendigung

Vor Programmbeendigung wird die Familie auf das Ende der Unterstützungsleistung vorbereitet. Ziel hierbei ist, die Netzwerke in ihren Ressourcen und Kompetenzen weiter zu stärken und in ihrer Kompetenz auch über die professionelle Unterstützung hinaus als »Expertengremium in eigener Sache« darin zu fördern, die Netzwerkgespräche fortführen zu können. Sollte weitere, jedoch weniger intensive Unterstützung notwendig sein, so besteht zum Teil die Möglichkeit, den »Familienrat« als Unterstützungsleistung in Anspruch zu nehmen. Der Familienrat ist mittlerweile auch in Deutschland ein weitverbreitetes Verfahren in Jugendhilfe und Jugendgerichtshilfe zur Einbeziehung und Stärkung des familiären Netzwerks. Er wird in diesem Buch ausführlich in dem Beitrag von Erzsébet Roth vorgestellt (siehe S. 44).

Fallbeispiel – Niemand will Tobias

Tobias, 15 Jahre alt, wurde durch eines der saarländischen Jugendämter an uns vermittelt. In der telefonischen Mitteilung des Sozialarbeiters wurde von einem »schwierigen Fall« gesprochen, bei dem ein direktes Handeln noch am gleichen Tage notwendig sei. Tobias leide unter verschiedenen psychischen Störungen und sei vor einigen Monaten durch das Jugendamt in Obhut genommen worden. Eine anschließende Unterbringung in einer stationären Jugendhilfeeinrichtung sei fehlgelaufen und Tobias wegen wiederholten Drogenkonsums aus der Jugendwohngruppe entlassen worden. Weitere Aufenthalte in anderen Wohngruppen waren bereits in der Vergangenheit innerhalb kurzer Zeit beendet und aktuell sei keine Einrichtung bereit, Tobias aufzunehmen. Die Kinder- und Jugendschutzstelle sei überbelegt, die stationäre Unterbringung somit keine Option. Aktuell befände sich Tobias wieder in der Wohnung der Mutter und es wäre sinnvoll, sich auch dort zu treffen und über das weitere Vorgehen zu sprechen. Für den gleichen Nachmittag konnte ein gemeinsamer Termin vereinbart werden, an dem zwei Mitarbeiter unseres Teams teilnahmen.

Neben Tobias und seiner Mutter sind auch deren neuer Partner und der Bezirkssozialarbeiter anwesend. Der Sozialarbeiter eröffnet das Treffen mit einer Vorstellung und bittet Tobias, ebenfalls an den Tisch zu kommen und an dem Treffen teilzunehmen. Dieser lehnt ab, was zu ersten Anspannungen zwischen Mutter und Kind führt. Wir bekommen den Eindruck einer angespannten und aufgeregten Situation. In der weiteren Moderation wird seitens des Sozialarbeiters über den bisherigen Verlauf der Jugendhilfemaßnahmen berichtet. Wir erfahren unter anderem, dass es in der Vergangenheit zu häuslicher Gewalt gekommen ist und deshalb eine Inobhutnahme erfolgte. Auch in der letzten Jugendhilfeeinrichtung sei es seitens Tobias' zu Gewalt gekommen. Zudem habe Tobias eine der Erzieherinnen mit einem

Messer bedroht. Letzteres habe zum Verweis aus der Jugendwohngruppe geführt. Andere Jugendhilfeeinrichtungen lehnten aktuell eine Aufnahme ab, da aufgrund der psychiatrischen Diagnose keine Einrichtung sich als ausreichend fachlich kompetent ansehe. Laut Sozialarbeiter handelt es sich um eine diagnostizierte Schizophrenie, eine emotional instabile Persönlichkeitsstörung und multiplen Substanzkonsum. Die besondere Schwierigkeit sei aber aktuell, dass das Jugendamt derzeit keine Unterbringungsmöglichkeit habe und Tobias zudem unbedingt zur Mutter zurückwolle. Nach Beendigung der Fallvorstellung durch den Sozialarbeiter wird die Mutter gebeten, ihre Sicht und ihre Möglichkeiten darzustellen.

Diese erzählt sichtbar betroffen von zahlreichen Konflikten und Eskalationen in den letzten Jahren, von den Belastungen für die Familie, der Schlaflosigkeit, den häufigen Streitigkeiten und den zunehmenden negativen Einflüssen auf Partnerschaft und Arbeitsleben der Mutter. Das alles habe insbesondere in den letzten Wochen und Monaten vor der Inobhutnahme immer weiter zu einer massiven Überforderung geführt (»das Gefühl, alles nicht mehr zu schaffen und die Verantwortung und Last nicht mehr tragen zu können«). Konflikte und Streitigkeiten seien zunehmend eskaliert, die fehlende Impulskontrolle des Sohnes hätten schlussendlich auch zu körperlichen Auseinandersetzungen geführt. Man habe Angst, dass »etwas Schlimmeres geschieht«, und sich schlussendlich entschieden, dass Tobias nach der Inobhutnahme nicht mehr zurück in die Wohnung kommen könne. Sie selbst und ihr Partner seien mit den Kräften völlig am Ende und könnten Tobias in der jetzigen Situation nicht wieder zu Hause aufnehmen. Tobias, bisher unbeteiligt an dem Geschehen, ist aufgrund der fehlenden Bereitschaft zur Wiederaufnahme in das familiäre Umfeld sichtbar emotional erregt, begibt sich jetzt auch stehend an den Tisch und droht damit, abzuhauen und »für immer zu verschwinden«.

Dem Sozialarbeiter gelingt es, Tobias zu beruhigen. Er verweist auf unser Kommen mit der Absicht, eine Lösung zu finden. Tobias kann sich darauf einlassen, sich an den Tisch zu setzen und an dem Treffen von nun an teilzunehmen. Wir hingegen werden von dem Sozialarbeiter gebeten, uns und unsere Arbeit vorzustellen, um gemeinsam zu schauen, ob wir hilfreich sein könnten. In der insgesamt angespannten Situation stellen wir uns nochmals persönlich vor, berichten über unseren Arbeitsansatz, unsere Grundhaltung, die methodischen Ansätze und Rahmenbedingungen. Die einzelnen Module werden kurz erläutert und die Einbeziehung aller Beteiligten in den Prozess betont.

Während der Projektdarstellung wird eine deutliche Entspannung am Tisch spürbar. Insbesondere auf einer nonverbalen Ebene beginnen die Familienmitglieder, sich miteinander auszutauschen. Stellenweise findet zwischen Mutter und Tobias ein Lächeln statt. Nach dem Gespräch ist die Mutter von Tobias sichtbar erleichtert: »Genau das hätten wir in der Vergangenheit gebraucht.« In der Not hätten sie keine schnelle Hilfe erfahren, teilweise hätten sie wochenlang auf Termine mit Therapeuten warten müssen. In der Klinik für Kinder- und Jugendpsychiatrie hätten bis auf kurze Aufnahme- und Entlassungsgespräche keine gemeinsamen Treffen stattgefunden. Bedeutsam in ihrem Fall sei auch die gemeinsame Erstellung des Krisenplans, da es gerade hier in der Vergangenheit zu großen Problemen gekommen sei.

Im dialogischen Verlauf verändert sich zunehmend die Sprache der Beteiligten. Von der Vergangenheitsform verlagert sich die Sprache immer stärker in die Gegenwart und in eine Perspektivenplanung. Im Dialog ist vermehrt die Rede davon, wie hilfreich Netzwerkgespräche und Krisentelefon sein könnten und was mithilfe von Krisenplan und Kriseninterventionsteam alles möglich sei. Auch Tobias bemerkt die veränderte Atmosphäre und den entstehenden Raum von Hoffnung und Perspektive. Wir »Professionellen« sind kaum noch an dem weiteren Gespräch beteiligt. Zwischen Tobias, seiner Mutter und ihrem Lebensgefährten entsteht nun ein Dialog darüber, wie mit unserer Unterstützung eine Rückkehr möglich sein könnte. Es wird zunehmend motiviert verhandelt und eine Stimmung der Erleichterung entsteht. Der Lebensgefährte der Mutter ist jedoch weiterhin skeptisch, ob eine Rückkehr zu bewältigen sei. Auf unsere Nachfrage, ob es weitere Menschen gebe, die in Krisenzeiten entlasten könnten, wird auf die Großeltern und den Onkel verwiesen. Tobias selbst schlägt vor, diese jetzt verstärkt miteinzubeziehen.

Diskutiert wird die Frage, ob unter diesen Bedingungen und mit diesen Perspektiven ein Verbleib von Tobias möglich sei. Nach einem kurzen Austausch im Netzwerk wird dem unter folgenden Voraussetzungen zugestimmt:

1. In den nächsten Tagen findet ein gemeinsames Treffen mit den Großeltern, dem Onkel und uns statt. Dieses Netzwerkgespräch soll der Klärung von möglichen Entlastungsstrategien dienen

und sich der Frage widmen, ob Tobias neben dem Wochenende auch in der Woche ein paar Stunden zu den Großeltern kommen kann.
2. Es soll im Rahmen eines Netzwerkgesprächs eine »Hausordnung« erstellt werden.
3. Alle relevanten Personen beteiligen sich an der Erstellung des Krisenplans.
4. Es wird ein »Wohnen auf Probe« vereinbart. Sollte es nicht funktionieren, so müsse Tobias wieder in eine Wohngruppe.

Für die nächsten Tage werden zwei weitere Termine vereinbart, Absprachen über die mögliche Nutzung des Krisentelefons getroffen und Kontaktdaten hinterlassen.

Netzwerkgespräch

Zwei Tage später findet erneut in der Wohnung der Mutter das erste Netzwerkgespräch statt. Neben Tobias, der Mutter und ihrem Partner sind die beiden Großeltern und der Onkel anwesend. Nach einer kurzen Vorstellungsrunde und dem Abstecken des zeitlichen Rahmens stellen wir nochmals den Grund des Zusammenkommens vor und erkundigen uns nach dem Verlauf der letzten beiden Tage. Die Beteiligten berichten sehr positiv und deutlich entspannter darüber. Wir fragen erneut nach Themen, die für heute wichtig seien, und setzen somit auch den Stimulus für den dialogischen Prozess. Wir selbst ziehen uns weitestgehend heraus und überlassen der Familie die thematische Klärung des Anliegens.

Im Laufe des Gesprächs wird neben der emotionalen Überlastung auch deutlich, dass Angst bei einigen Familienmitgliedern eine Rolle spielt, Angst aufgrund der psychiatrischen Diagnose und der damit verbundenen »Unvorhersehbarkeit des Geschehens«. Zudem wird deutlich, dass die Unterbringung von Tobias in einer Wohngruppe auch einen »Straf- und Erziehungscharakter« besitzen soll, welcher insbesondere von dem Lebenspartner der Mutter als wichtig erachtet wird. Im dialogischen Prozess um das Themenfeld »Angst bzgl. Schizophrenie« wird deutlich, dass es sich hier bei allen Beteiligten um ein »Dunkelfeld« handelt. Es bleibt unklar, wann von wem welche Diagnose gestellt wurde und was der Begriff konkret für Tobias und die Familie bedeutet. Aus den Schilderungen lässt sich vermuten, dass Adoleszenskrisen gleichsam als psychiatrische Krisen eingestuft und somit als nicht bewältigbar erlebt werden. Im dialogischen Prozess können einzelne Krisensituationen wieder aufgegriffen und schrittweise entpathologisiert werden. Die Deutungsalternative, eine Krise als Adoleszenskrise anzusehen, schafft sogleich wieder Raum für »neue Möglichkeiten des Umgangs« und nimmt den Beteiligten sichtbar die Angst.

Diese Rückführung zur Selbstkompetenz spiegelt sich in der dialogischen Wende wieder. Die thematische Aushandlung innerhalb des Netzwerkes fokussiert sich nun stärker an potenziellen Möglichkeiten und Chancen der Gestaltung und Entlastung. Schnell wird klar, dass Tobias täglich für einige Stunden zu Oma, Opa und Onkel gehen kann. Zudem sind Übernachtungen an Wochenenden angedacht. Hinsichtlich des Umgangs mit Krisen wünschen sich die Großeltern eine Beteiligung an der Erstellung des Krisenplans. Tobias findet diese Idee sehr gut und wünscht sich seinerseits einen »abgesprochenen Umgang mit Krisen«. Vor allem möchte er im Falle einer Eskalation die Möglichkeit haben, das Haus zu verlassen und zu Oma und Opa zu gehen. Es wird sichtbar, dass alle Beteiligten deutlich entlasteter wirken und eine Verschriftlichung der Absprachen wünschen. Ein neuer Termin zur Erstellung des Krisenplans wird vereinbart.

Erstellung eines Krisenplans

Das weitere Treffen zur Erstellung des Krisenplans findet erneut in der Wohnung der Mutter statt. Beteiligt sind wieder Tobias, die Mutter mit Partner, die beiden Großeltern, der Onkel und der Sozialarbeiter des Jugendamtes. Die ersten Fragen richten sich an Tobias, werden aber um die Sichtweisen der anderen beteiligten Netzwerkgesprächspartner ergänzt: Was ist überhaupt eine Krise? Wie entstehen diese Krisen? Was ist hilfreich, was nicht und wie sehen die Frühwarnzeichen aus der Sicht des Betroffenen bzw. der Angehörigen aus?

Alle Beteiligten arbeiten hierbei konstruktiv mit und bewerten dies als zentralen Prozess, lag hier doch in der Vergangenheit die Ursache für Überforderung, Eskalation und Dekompensation der Netzwerktragfähigkeit. Im Dialog wird festgehalten, wer zukünftig welche Aufgaben in der akuten Krise übernimmt und wer in der Krise miteinzubeziehen ist. Die Rekonstruktion bisheriger Krisen lädt alle am Tisch ein, vergangene Erfahrungen zu reflektieren. Dabei wird deutlich, dass es den Beteiligten sehr wichtig ist, in einem anderen Gesprächskontext Themen erneut aufgreifen zu können.

Der Krisenplan stellt in der Familie somit nicht nur den Blick nach vorne dar, sondern ermöglicht auch erneut die Auseinandersetzung mit bisherigen Erfahrungen und die Besprechung »heißer Eisen« in einem anderen Setting. Nach Beendigung der Krisenplanerstellung berichten alle von einer sehr positiven und optimistischen Stimmung innerhalb der Familie. Alleine die Sicherheit zu wissen, dass in einer Krise jemand über das Krisentelefon erreichbar sei, führe zu einer Entlastung. Tobias sei in den letzten Tagen ebenfalls deutlich entspannter und helfe sogar im Haushalt mit, was er schon lange Zeit nicht mehr getan hätte.

Hilfe- und Behandlungsplanung

Im Rahmen der Hilfe- und Behandlungsplanung werden gemeinsam mit Tobias, dessen Mutter und dem Mitarbeiter vom Jugendamt Ziele und Maßnahmen festgelegt. Hierbei werden sowohl die jugendhilfespezifischen Themenstellungen wie auch die sozialpsychiatrischen bzw. Teilhabebeeinträchtigungen miteinbezogen. Analog der medizinischen Behandlungsleitlinien werden diagnosespezifische Behandlungsoptionen besprochen und im Falle von Tobias weitere Unterstützung und Versorgung in die Wege geleitet (z. B. ambulante Psychotherapie). Gleichfalls werden in der Hilfe- und Behandlungsplanung die Anzahl der Fachleistungsstunden und der Bewilligungszeitraum der Maßnahme besprochen.

Erstellung der Hausordnung

Auf Wunsch der Familie widmet sich das dritte Treffen thematisch der Erstellung einer »Hausordnung«. Diese lag allen Beteiligten von Anfang an sehr am Herzen, sollte von deren Einhaltung ja der Verbleib von Tobias in der Familie abhängig sein. Im Prozess war es vor allem wichtig, auch Tobias »Gehör zu verschaffen« und seine Themen in die »Erstellung der neuen Ordnung« miteinfließen zu lassen. Die Unabdingbarkeit der Einhaltung dieser Ordnung, wie sie insbesondere zu Beginn der Maßnahme im Raum gestanden hatte, konnte aufgelöst werden zugunsten einer neuen Zuversicht, bei »Nichteinhaltung« nachjustieren zu können. Da auch Tobias seine Punkte miteinbringen konnte, entstand eine sehr konstruktive »Arbeitsatmosphäre«, die zentralen Punkte hinsichtlich des weiteren Zusammenlebens waren gefunden und verschriftlicht. Auf Wunsch der Familie sollte ein »Bilanzierungstreffen« einen Monat später stattfinden, zu dem wir ebenfalls eingeladen waren.

Treffen mit Tobias – Erstellung einer Netzwerkkarte

Wir wussten aus den Vorgesprächen, dass Tobias aufgrund seiner Vorgeschichte (Klinikaufenthalte, Schulwechsel, Schulverweigerung, diverse Jugendwohngruppen etc.) viele Freunde und Bekannte in den letzten Jahren verloren hatte und sich zum großen Teil mit Jugendlichen traf, die ebenfalls Betäubungsmittel konsumierten. Die Erstellung der Netzwerkkarte zeigte somit wie erwartet eine fehlende Anbindung an einen regionalen Freundeskreis und ein drogenfreies Peergroup-Umfeld. Die Erstellung der Netzwerkkarte ist kein technischer Vorgang, sondern soll dazu einladen, in den Dialog zu treten, in Austausch zu kommen über die bisherige soziale Einbindung, bestehende Beziehungen zu reflektieren, Wünsche und Erwartungen zu formulieren und Überlegungen anzustellen, welche Formen der sozialen Veränderung in den jeweiligen Netzwerken gewünscht und möglich sind. In der Zusammenarbeit mit Tobias zeigte sich hierbei eine starke Zurückhaltung über die Darstellung des eigenen sozialen Netzwerkes. Offen hingegen war Tobias für den Gedanken der Weiterentwicklung des Netzwerkes wie auch für den Gedanken zur Kontaktaufnahme mit ehemaligen Freunden.

Familienfokussierte Psychoedukation und Anpassung der Hilfeplanung

Das letzte Modul im Hilfeprozess des TwoSystem Treatments ist die familienfokussierte Psychoedukation. Zusammen mit Tobias, seiner Mutter und dem Lebensgefährten wird ein Blick auf die vorliegenden Diagnosen und die medizinische Behandlung geworfen. Im systemischen Sinne geht es hierbei nicht um die bloße diagnosespezifische Wissensvermittlung, sondern um deren Bedeutungsstruktur für jeden Einzelnen. Im Falle von Tobias waren es insbesondere die Auseinandersetzung mit der Schizophreniediagnose, die Bedeutung dessen für den Umgang mit Tobias als Angehörigen und im Besonderen die damit verbundenen Konflikte mit der Mutter (Selbstmedikation versus Wunsch der Angehörigen nach ärztlich verordneter Einnahme) wie auch die krankheitsbedingte Stigmatisierung und der Wunsch nach Normalität und gesellschaftlicher Integration.

Zusammenfassung des Hilfeverlaufs

Tobias und seine Familie wurden bisher 1,5 Jahre von uns begleitet. Im Rahmen des Hilfeprozesses ist es gelungen, die familiäre Netzwerkstruktur zu stärken und Tobias eine Rückkehr zu ermöglichen. Die Netzwerkstrukturen von Tobias wurden gefestigt und die Angehörigen konnten durch die zusätzliche Unterstützung den Mut und die Zuversicht finden, dass auch in einer Krise die notwendige Entlastung vorhanden ist und somit das »Experiment Rückkehr« eingehen. Im Verlauf der ersten Wochen wurde die Familie aufgrund der positiven Erfahrungen zunehmend selbstsicherer und in ihrer Selbstwirksamkeit gestärkt. Eine positive Verlaufskurve konnte sich einstellen. Nach ca. einem Jahr kam es erneut zu Krisen, welche aber durch den Krisenplan und frühe Krisenintervention keinen eskalierenden Verlauf nahmen. Mehrfach wurde auch das Krisentelefon am Wochenende in Anspruch genommen, sowohl von Tobias als auch von dessen Mutter. Beide gaben hierzu eine positive Rückmeldung und empfanden die Telefongespräche als starke Entlastung. Die Netzwerkgespräche finden weiterhin regelmäßig statt, obgleich im Sinne eines Familienrats die Loslösung der Professionellen aus diesem Prozess eingeleitet wird. Das heißt, im Idealfall führt die Familie auch ohne externe Unterstützer die Netzwerkkonferenzen als etabliertes Mittel fort (siehe im Beitrag von Erzsébet Roth auf S. 44).

Schlussbetrachtung

Die drei großen Kinder- und Jugendpsychiatrischen Fachverbände konsentierten bereits 2014 in einer schriftlichen Stellungnahme im Bundesgesundheitsausschuss, dass eine inhaltliche Weiterentwicklung hinsichtlich evidenzbasierter Therapien, wohnortnaher Versorgungsmodelle wie Home Treatment und familienorientierter Interventionen notwendig sei und diese im Entgeltsystem abzubilden sind.

Gleichermaßen besteht eine aktuelle Handlungsleitlinie mit dem höchsten Empfehlungsgrad zur Implementierung entsprechender Angebote. Darin heißt es u. a., Menschen mit schweren psychischen Störungen in akuten Krankheitsphasen sollen die Möglichkeit haben, von mobilen multiprofessionellen Teams in definierten Versorgungsregionen in ihrem gewohnten Lebensumfeld behandelt zu werden (DGPPN 2018).

Mit dem vorliegenden Programm TwoSystem Treatment wurde der Versuch unternommen, einen neuen Versorgungsansatz im Schnittstellenbereich Jugendhilfe und Sozialpsychiatrie regional in Form einer Kooperationsvereinbarung mit den Jugendämtern zu implementieren. Neben den Struktur- und Prozessbesonderheiten des Home Treatments (teambasiert, multiprofessionell, im häuslichen Umfeld) sind die system- und netzwerktherapeutischen Interventionsansätze als integrativer Behandlungsansatz von zentraler Bedeutung.

In der Praxis erweist sich die Implementierung innovativer, schnittstellenübergreifender Versorgungsansätze außerhalb der Regelversorgung als schwierig. Obgleich beide Systeme (Psychiatrie und Jugendhilfe) mit ihren jeweiligen Fachgesellschaften und Expertengremien die schnittstellenübergreifende Versorgung seit Langem fordern, gelingt deren einzelfallbezogene Umsetzung kaum.

Die Frage der Kostenträgerzuständigkeit führt wiederkehrend zur Entstehung der »Verschiebebahnhöfe« zulasten der Betroffenen und zu deren multiplem Bedarf an Versorgung. Im Rahmen regionaler Kooperationsabkommen können jedoch innovative integrative Projekte entwickelt und dabei die regionalen Besonderheiten und Bedarfe von Jugendamt und gemeindepsychiatrischer Versorgung berücksichtigt werden. Die im Bundesteilhabegesetz (BTHG) angestrebte Veränderung der Versorgungsangebote beinhaltet darüber hinaus die Chance auf eine nutzerorientierte Angebotsentwicklung im Kontext personenzentrierter Hilfen unter Beteiligung mehrerer Rehabilitationsträger (u. a. Jugendamt und Krankenkasse).

7 Kidstime: Resilienzaufbau für Familien mit psychisch belasteten Elternteilen

Klaus Henner Spierling

»When I is replaced by we,
even illness becomes wellness!«
Malcolm X.

Psychisch belastete Eltern: ein wichtiges Thema?

Kinder psychisch erkrankter Eltern stehen vor einer Reihe von Herausforderungen, die mit Risiken für Lebensqualität, soziale Teilhabe und Entwicklung einhergehen – sowohl kurzfristig als auch hinsichtlich langfristiger negativer Auswirkungen. Dennoch wurde diese Personengruppe lange Zeit übersehen und findet erst in jüngerer Zeit Aufmerksamkeit. Hierzu trägt bei, dass mit psychischer Erkrankung häufig Stigmatisierung und Scham verbunden sind und Kinder sich dementsprechend selten aktiv um Hilfe bemühen. In Deutschland legen aktuelle Zahlen ca. 3,8 Millionen betroffene Kinder nahe. Ähnliche Zahlen liegen für Großbritannien vor: Der UK Children's Commissioner Vulnerability Report (Longfield 2018) stellt fest, dass in einem durchschnittlichen Klassenzimmer acht Kinder ein psychisch erkranktes Elternteil haben, entsprechend 25 % der Schulkinder. Elterliche psychische Erkrankung wurde zudem als einer der wichtigsten Belastungsfaktoren in der Kindheit beschrieben, die einen lebenslangen Einfluss sowohl auf psychische als auch auf körperliche Gesundheit haben, und diese steht mit weiteren Faktoren in Zusammenhang (Felitti 2002). Bei elterlicher psychischer Erkrankung steigt das Risiko von Vernachlässigung und Missbrauch, gleichzeitig haben diese Familien häufig einen geringeren Lebensstandard und geringere materielle Ressourcen. Ähnliche Befunde zeigen die KIGGS-Studien des Bundesgesundheitsministeriums zur neuen Morbidität (Ellert, Brettschneider a. Ravens-Sieberer 2014). (Zur Relevanz und Verbreitung dieses Themas sowie zu Möglichkeiten gemeinsamen Handelns unterschiedlicher Helfersysteme siehe auch den Beitrag von Ulrich Baus auf S. 98.)

Auswirkungen elterlicher psychischer Erkrankung auf die Kinder

Drei Beobachtungen sind typisch bei elterlicher psychischer Erkrankung:

1. Auswirkungen einer geringeren emotionalen Erreichbarkeit der Eltern auf die Eltern-Kind-Beziehung

Häufig zeigen Fallstudien vor allem bei jüngeren Kindern, dass diese Teile der elterlichen Wahrnehmung übernehmen. Dieses kann als Folge einer geringeren emotionalen Erreichbarkeit der Eltern verstanden werden. Die Kinder reagieren darauf mit dem Erhöhen eigener Bemühungen um Kontakt zu dem Elternteil, was wiederum elterliches Rückzugsverhalten im Sinne eines Teufelskreises verstärken kann. Auf Seiten der Eltern äußert sich diese Wechselwirkung in Erfahrungen wie: »Immer dann, wenn es mir schlecht geht und ich nur meine Ruhe haben will, fangen die Kinder besonders an zu nerven« (bei Kidstime teilnehmende Mutter, 37 Jahre). Hierdurch kann eine »Sogwirkung« entstehen, die die Wahrscheinlichkeit erhöht, dass das Kind Teile der elterlichen Symptome und der darauf bezogenen Wahrnehmungen übernimmt, um den Kontakt zu dem Elternteil nicht noch weiter zu verlieren. Dieses Risiko steigt weiter, wenn altersgerechte Erklärungen zu psychischer Erkrankung ausbleiben.

2. Belastungen von Kindern, die mit der Rolle als »Young Carer« und hoher Verantwortung verbunden sind

Kinder psychisch erkrankter Eltern übernehmen oft versorgende Rollen innerhalb der Familie, sei es für jüngere Geschwister, sei es im Sinne einer Parentifizierung und Rollenumkehr. So berichtete eine bei Kidstime teilnehmende Mutter, dass ihre Tochter sich nicht nur um den jüngeren Halbbruder, sondern auch um sie (die Mutter) kümmere, insbesondere wenn es ihr psychisch schlecht gehe. Dieses belaste die Mutter zusätzlich in dem Wissen, dass die Tochter dann eigene Bedürfnisse und auch schulische Aufgaben zurückstelle. Diese Schilderung stimmt überein mit Befunden zur Situation von Young Carern (Kaiser 2017) und verdeutlicht die Auswirkungen auf die kindliche Entwicklung und schulische Leistungsmöglichkeiten gleichermaßen. Häufig entwickeln die Kinder zusätzlich Schuldgefühle in dem Bemühen, den sie überfordernden Aufgaben dennoch gerecht zu werden. Beeinträchtigt werden dadurch auch Selbstwerterleben und Selbstwirksamkeitserwartung, oft mit langfristigen Folgen für die weitere Entwicklung.

3. Scham und Stigma

Scham und Stigmatisierung beeinflussen das Erleben von Kindern psychisch erkrankter Eltern auf unterschiedliche Weise. Sie erschweren die Kommunikation innerhalb der Familien, psychische Erkrankungen bleiben tabubehaftet, Gefühle insgesamt oft schwerer verständlich und kommunizierbar. Darüber hinaus werden soziale Kontakte außerhalb der Familie häufig beeinträchtigt. Es werden seltener verlässliche Freundschaften geknüpft, Einladungen nach Hause an Gleichaltrige werden kaum ausgesprochen, häufig bestehen unausgesprochene »Schweigegebote« zum Thema psychische Erkrankung. Oft fehlen auch den betroffenen Eltern die Worte, wie ein Vater bei Kidstime treffend formulierte: »Wie soll ich denn meinen Kindern etwas erklären, was ich selbst kaum verstehe?« Im Ergebnis sind die Familien sozial noch isolierter, aufseiten der Kinder entstehen Gefühle des Ausgeschlossenseins. Kinder erleben sich damit häufig als »anders« im Vergleich zu den übrigen Kindern: »In Kidstime ist es so, dass einen die anderen auch verstehen und dass man darüber mit anderen reden kann. Nicht in der Schule, wo die alle keine Ahnung davon haben und so« (12-jähriges Mädchen, Kidstime-Workshop).

Schambesetzter Rückzug, Stigma und soziale Isoliertheit treten in Wechselwirkung mit den Ängsten und auf psychische Erkrankung gerichteten Sorgen der Kinder – nicht selten auch im Sinne der Angst vor »Ansteckung«. Umso weniger neigen die Kinder dazu, von sich aus nach Hilfe und Unterstützung zu suchen.

Das Kidstime-Modell

Resilienzaufbau und protektive Faktoren

Das Kidstime-Modell stellt drei Kernbedürfnisse in den Mittelpunkt, die sich wiederholt in der Literatur finden und die auch von den Kindern selbst meist beschrieben werden. Diese Kernbedürfnisse werden im Folgenden zusammengefasst und erläutert:

1. eine Erklärung
2. vertrauenswürdige erwachsene Ansprechpartner (nicht in erster Linie als Therapeuten)
3. Wissen darum, nicht alleine zu sein.

Warum sind Erklärungen wichtig?

Viele der betroffenen Kinder berichten, dass sie nur wenig oder keine Erklärung zu der elterlichen Erkrankung bekommen. Selbst im Fall stationärer Behandlungen erhalten viele der Kinder kaum Informationen. Dies birgt hohe Risiken in sich, da viele Kinder eine verständliche Erklärung als besonders hilfreich in der Bewältigung ihrer Situation erleben. Eine Erklärung erhöht das Erleben von Kontrolle und verringert die zuweilen furchteinflößenden Vorstellungen über psychische Erkrankungen sowie die damit verbundenen Selbstzweifel und Ängste. Insbesondere bildhafte und in prozesshafte Erzählungen eingebundene Erklärungen helfen den Kindern, eine Außenperspektive einzunehmen und elterliche psychische Erkrankungen »nicht so persönlich zu nehmen«. In diesem Sinne sind Erklärungen ein Schlüssel zur Resilienzerhöhung.

Der *Zugang zu einer Gruppe von anderen Kindern und Jugendlichen* in ähnlicher Situation erfüllt eine doppelte Funktion. Zum einen ermöglicht er das Erleben, nicht alleine zu sein und – sehr im Sinne der Mehrfamilienarbeit – mit anderen »in einem Boot« zu sitzen. Die Bedeutung dieser Erfahrung wird von den Kindern regelmäßig deutlich hervorgehoben. Zum anderen stellt die Gruppe einen Erlebnis- und Handlungsrahmen bereit, in dem die Kinder Verantwortung abgeben, neue Rollen übernehmen, Gefühle und Gedanken in einem sicheren Rahmen szenisch ausdrücken und eigene Spielbedürfnisse ausleben können. Damit wirkt der Zugang zu der Gruppe sowohl Parentifizierungstendenzen als auch sozialer Isolation entgegen.

Verlässliche erwachsene Ansprechpersonen erhöhen die Orientierung im Alltag und sollten im Idealfall nicht nur in Krisenzeiten zur Verfügung stehen. Die in Deutschland verbreiteten Patenschaftsmodelle können in diesem Sinne Entlastungen und stabile Beziehungsangebote bieten. Wenn die Erwachsenen den Kindern dabei in einer Therapeutenrolle begegnen, so vermag dieses allerdings die latent vorhandenen Ängste vor Ansteckung erhöhen. Dieses gilt umso mehr in einem kurativ ausgerichteten gesundheitlichen Versorgungssystem, zu dem viele Kinder und Jugendliche erst durch eine entsprechende ICD-10-Diagnose Zugang erhalten. Der Eindruck, »in den Fußstapfen des erkrankten Elternteils zu folgen«, kann sich so verstärken und im Sinne einer selbsterfüllenden Prophezeiung wirken.

Die Idee von Kidstime

Kidstime wurde in den späten 1990er-Jahren in einem Team um Alan Cooklin am Marlborough Family Service, London, entwickelt und am St. Pancras Hospital sowie später am Anna Freud National Centre for Children and Families fortgeführt. Seit 2015 gibt es entsprechende Angebote in Deutschland (2020 sind es 18 Standorte), darüber hinaus 12 Standorte in Großbritannien und weitere u. a. in Barcelona, Spanien. Kidstime findet einmal im Monat an einem Nachmittag über einen Zeitraum von 2,5 bis 3 Stunden statt und wird von einem multiprofessionellen Team mit mindestens drei (in der Regel vier) Kollegen angeleitet. Folgende Positionen und Rollen werden durch das Team abgedeckt, wobei sich die Bezeichnungen am englischen Vorbild orientieren:

- *Clinical Lead* mit einem klinischen Berufs- und Erfahrungshintergrund, zumeist Ärzte, Psychologen, Familientherapeuten
- *Drama Lead* mit Erfahrungen und Expertise in kreativer Gruppenarbeit, vorzugsweise theaterpädagogischer Gruppenarbeit mit Kindern und Jugendlichen
- *Logistical Lead* mit Verantwortung für das Gruppensetting (Zuweisungen und neu einsteigende Familien, Kontaktpflege) und Logistik (räumliche und technische Ausstattung).

Eine Besonderheit vieler Kidstime-Teams ist die multiprofessionelle und zumeist trägerübergreifende Zusammenarbeit, die helfen kann, die Versäulung nebeneinanderstehender Hilfeangebote zu überwinden. Auf die Bedeutung dieser Ansätze – insbesondere für die Arbeit mit Kindern aus psychisch belasteten Familien – weist auch Baus hin (siehe S. 98). In den Teams arbeiten Akteure aus Psychiatrie, Kinder- und Jugendhilfe, Pädiatrie und oft auch Schule zusammen. In einigen Kidstime-Teams ist die Zusammenarbeit von Jugendhilfe und klinischen Bereichen konzeptionell verankert (Spierling u. Orban 2020).

Workshop-Struktur

Seminar (Kinder und ihre Eltern gemeinsam)

Die Gruppe beginnt gemeinsam im Setting mit allen anwesenden Familien (meist 6–10 Familien) und dem Team. Den Auftakt bildet eine spielerische Aktivität, die in einen informativen Seminarteil überleitet. Hierbei stehen einzelne Aspekte psychischer Erkrankung, offene Fragen aus dem letzten Treffen oder allgemeine Informationen (z. B. zu Zuständigkeiten und hilfreichen Adressen im Versorgungssystem) im Mittelpunkt, gewöhnlich durch die/den Clinical Lead angeleitet. Dazu werden ebenfalls möglichst spielerische Aktivitäten und Anregungen zu informeller Diskussion genutzt. Soweit Erklärungen zu psychischer Erkrankung angeboten werden, sollten diese möglichst anschaulich, bildhaft und interaktiv sein sowie Impulse geben, an die in den anschließenden Formaten angeknüpft werden kann. Das Team bemüht sich um eine kinderfreundliche, verständliche Sprache. Die Entscheidung darüber, was aktuell relevant und hilfreich ist, sollte dabei bei den Familien liegen.

Gruppenarbeit (Kinder und Eltern getrennt, ggf. zusätzlich Gruppe für ältere Kinder/Jugendliche)

Im Anschluss an das Seminar teilt sich die Gesamtgruppe auf – in eine Elterngruppe und eine Kindergruppe. Bei sehr großen Gruppen oder deutlichem Altersabstand empfiehlt sich zusätzlich die Einrichtung einer Teilgruppe für Jugendliche ab 12 Jahre. Die Kindergruppe beginnt mit Spielen, um eine entspannte Atmosphäre zu gewährleisten und die gemeinsame Fokussierung der Gruppe anzuregen. Mithilfe von Theatertechniken und Methoden der kreativen Gruppenarbeit werden hieraus gemeinsam mit den Kindern kurze Szenen und Geschichten entwickelt, die schließlich auf Video aufgenommen werden. Häufig sind die so erstellten Filme auf die Seminarinhalte bezogen, im Vordergrund steht jedoch die Freiheit der Kinder, eigene Geschichten und Themen zu entwickeln. Sie sollen die Möglichkeit haben, für sie relevante Themen auszudrücken, ohne sich und ihre persönliche Situation zu sehr öffnen zu müssen – hierdurch können sie ihre eigene Stimme finden und eine Außenperspektive auf die oft mit schamhafter Tabuisierung belegten Themen entwickeln.

In der Elterngruppe, an der häufig weitere erwachsene Personen (z. B. Familienhelfer, Großeltern, andere Verwandte) teilnehmen und die sich gleichermaßen an von psychischer Erkrankung direkt betroffene Elternteile wie auch die nicht direkt betroffenen Partner richtet, bildet der Seminarinhalt häufig den Ausgangspunkt für die weiterführende Gruppenarbeit. Zumeist leitet der/die Clinical Lead die Elterngruppe an und stellt dabei sicher, dass die Kinder und ihre Bedürfnisse auch hier im Mittelpunkt stehen. Ziel ist ein offener Austausch über die jeweils eigenen Erfahrungen und die Anregung zu wechselseitiger Unterstützung und Ermutigung in einer von gegenseitiger Akzeptanz geprägten Atmosphäre. Neben den Bedürfnissen der Kinder stehen die generischen Aspekte psychischer Erkrankung im Fokus, also möglichst allgemeingültige und Verbindung schaffende Themen, nicht die Situation einer einzelnen Familie.

In der anschließenden Pause kommen alle Familien wieder in der Gesamtgruppe zusammen. Während dieser Zeit wird eine gemeinsame Mahlzeit serviert. In der Regel wird hierzu Pizza bestellt, da diese generell von Kindern wie Erwachsenen geschätzt wird und in vielfältiger Form vergleichsweise einfach hergestellt (oder besser: angeliefert) werden kann. Es ist dabei für die verschiedenen Teams oft beeindruckend, wie intensiv die Familien dieses eher informelle Setting für einen vertieften Austausch oder die Eröffnung weiterer persönlicher Themen miteinander bzw. im Kontakt mit den Kidstime-Mitarbeitern nutzen. Es bestätigen sich die in Mehrfamiliensettings häufig gemachten Erfahrungen, dass gerade in informellen Zwischenzeiten hilfreiche zusätzliche Kontexte entstehen. Gleichzeitig bietet die Pause Möglichkeiten der Erholung von vielleicht intensiven Inhalten der vorangegangenen Gruppenarbeit. Darüber hinaus bietet die gemeinsame Mahlzeit – ein in allen Kulturen verwurzeltes Ritual – weitere Aspekte (u. a. Erleben von Versorgung in Gemeinschaft), die als hilfreich erlebt werden, ohne hier weiter ausgeführt werden zu können.

Gemeinsame Reflexion und Abschluss

Im Anschluss an das Essen berichten die Gruppen einander von ihren jeweiligen besprochenen Themen und fassen diese kurz zusammen, bevor im Anschluss gemeinsam der in der Kindergruppe erstellte Film angeschaut wird. Die Eltern werden ermutigt, ihre Gedanken zu dem Film in der Gruppe mitzuteilen und Fragen an die Kinder zu richten.

Kidstime versteht sich nicht als Therapieangebot, wenngleich Methoden und »Techniken« aus therapeutischen Kontexten zum Einsatz kommen und viele Familien positive therapeutische Effekte beschreiben. Im Mittelpunkt steht vielmehr die Bereitstellung eines Kontextes, in dem Gemeinschaftserleben in einer wertschätzenden und akzeptierenden Atmosphäre möglich wird und in der die Familien ihre Erfahrungen und ihr Wissen miteinander teilen können. Hierzu gehört auch die Erfahrung, Gehör zu finden und mit den eigenen

Fragen ernst genommen zu werden – wovon vor allem die Kinder, aber auch die Eltern profitieren. Cooklin et al. (2012) heben hervor, dass eine auf die Kinder abzielende, explizit therapeutische Intervention deren Dilemma insofern verfestigen kann, als sie das Gefühl, »selbst das Problem zu sein«, ebenso verstärken kann wie auch das Misstrauen in Erwachsene, von denen die Kinder sich nicht ernst genommen und verstanden fühlen. Das Einnehmen einer professionellen Rolle im Kontext von Kidstime bedeutet hingegen, eine freundlich-zugewandte Anlaufstelle im Sinne eines wohlwollenden Mentors anzubieten, die mehr Gemeinsamkeiten mit einem Freund oder Verwandten aufweist als mit der formellen und unausweichlich hierarchiebelasteten Rolle, in der Therapeutinnen zumeist wahrgenommen werden.

Kernelemente: Theaterarbeit und Reflexionsschleifen

Innerhalb von Kidstime wirken eine Reihe von Faktoren, von denen viele aus der Mehrfamilienarbeit (MFA) bekannt sind. Als besonders relevant erscheinen im Kontext von Kidstime die folgenden Chancen der MFA:

- Diskussion gemeinsam erlebter Aspekte psychischer Erkrankung ohne zu große persönliche Öffnung
- Positive und herausfordernde Kommentare von anderen Teilnehmenden – sowohl für die Kinder als auch für die Eltern – werden zumeist als wirksamer erlebt als solche von Professionellen.
- Verbundenheit und Freundschaften zwischen Teilnehmenden (statt Rückzug und schambesetzter Isolation)
- Generationsübergreifende Allianzen und Verbindungen zwischen den Familien ermöglichen oft einen freieren Umgang mit potenziell belastenden Themen (als mit je eigenen Kindern/Eltern).
- vielfältige Übungen und Spiele, Aktivitäten, die gleichzeitig eine »Party-Atmosphäre« schaffen
- Möglichkeit, in verschiedenen Settings zu arbeiten (Kinder/Eltern/Gesamtgruppe/Familien/»Pflegefamilien«).

Zwei Elemente werden in diesem Beitrag besonders herausgestellt, da sie für die Resilienzentwicklung der Kinder in den Familien sehr bedeutsam erscheinen. Resilienz wird dabei im Sinne von Emmy Werner

(Werner 1977) verstanden als ein Set von Eigenschaften und Fähigkeiten, mithilfe derer Personen (besonders Kinder) ihre psychische Gesundheit auch unter widrigen Bedingungen erhalten. Bezogen auf die Kinder psychisch erkrankter Eltern sind folgende Resilienzfaktoren wesentlich (Francis 2016):

- Einfallsreichtum und gute Problemlösungsstrategien
- aktives Aufsuchen und Einholen von Hilfe
- Selbstwirksamkeitsüberzeugung
- verfügbare soziale Unterstützung
- Verbindung mit anderen Menschen, insbesondere Familie und Freunde.

Der Einsatz von Elementen der Theaterarbeit eignet sich besonders, Resilienz im oben genannten Sinne zu fördern. So entstehen Kreativität, Einfallsreichtum und gute Problemlösungsstrategien im Entwerfen und Gestalten von Geschichten:

> »Das Bedürfnis, Geschichten zu erzählen und zu hören, ist lebensnotwendig für unsere Spezies als Mensch, offensichtlich zweitrangig hinter dem Bedürfnis nach Nahrung, jedoch vorrangig vor Liebe und Schutz. Millionen überleben ohne Liebe oder ein Zuhause, fast niemand in Stille; das Gegenteil von Stille führt schnell zu Erzählungen und der Klang von Geschichten ist der beherrschende Klang unserer Leben« (Price, 1978; Übers.: K. H. S.).

Geschichten ermöglichen eine Distanzierung und Entlastung von der Verantwortung für die Eltern, die diese unterschwellig tragen. Das Erfinden von Charakteren und der Entwurf von eigenen Erzählungen erlaubt es den Kindern, neue Perspektiven auszuprobieren und andere Narrative zu entwickeln. Die Kinder treffen dabei eigene Entscheidungen und erhalten so Kontrolle, was zu einer optimistischeren Perspektive und erhöhter Selbstwirksamkeit beiträgt. Wenngleich die Theaterstücke psychische Erkrankung zum Thema haben, so geschieht dieses zumeist in einer bildhaften, symbolischen und indirekten Art und Weise. Hierdurch entsteht eine Außenperspektive, die die Kinder und Jugendlichen in die Lage versetzt, sich von dem Geschehen zu distanzieren und nicht zu stark in die Dynamiken hereingezogen zu werden. Auch das Kidstime-Team achtet darauf, nicht individuelles Erleben der betroffenen Familienmitglieder in den

Mittelpunkt zu rücken, sondern eher generische Aspekte psychischer Erkrankungen und Krisen zu fokussieren und metaphorisch in den Filmen zum Ausdruck zu bringen. Eine zusätzliche Distanzierung erfolgt durch das gemeinsame Anschauen des Films auf Video im Gruppenkontext. In dieser Form wird das Erleben von Gemeinsamkeit verstärkt und zudem die Auseinandersetzung mit psychischer Erkrankung sowohl aufseiten der Kinder wie aufseiten der Eltern »nicht so persönlich genommen«.

Die Theaterarbeit hat insofern einen deutlich emanzipatorischen Charakter und verleiht den Kindern eine »eigene Stimme« zum Ausdruck ihrer Bedürfnisse und zur Entwicklung eigenen kritischen Denkens.[18]

Die Theaterstücke zeigen Aspekte psychischer Erkrankung als dynamisch veränderbar, statt diese als rigiden, festgeschriebenen Status zu verstehen. Geschichten beschreiben psychische Erkrankung anhand der Erlebnisse von Charakteren – nicht als Auflistung von Symptomen und Krankheitszeichen. Zudem stellt die Kindergruppe einen festen und verlässlichen Rahmen zur Verfügung, in dem Kindsein möglich ist. Die Struktur ist sicher, wiederkehrend und vorhersagbar – die Verantwortung liegt bei den erwachsenen Personen des Kidstime-Teams.

Die Kinder werden ermutigt, mit Freude ihre Bedürfnisse auszudrücken und Erfolge wahrzunehmen – trotz ihrer schwierigen Situation. Die kindliche Fähigkeit zu spielen ist ein bedeutsamer Faktor für die gesunde Entwicklung der Kinder. Oftmals erscheint diese zu Beginn gering ausgeprägt – doch entwickelt sie sich meist rasch in einer als zugewandt und sicher erlebten Umgebung.

Reflexionsschleifen und Mentalisieren

Während das Theaterspiel mit dem Erfinden und Einnehmen neuer Rollen eine gleichzeitige Distanzierung und damit Außenperspektive ermöglicht, verstärkt sich dieser Effekt noch durch das Aufzeichnen des Films und dessen Anschauen aus einer Zuschauerperspektive.

18 In diesem Verständnis von Theaterarbeit zeigen sich inhaltliche Parallelen zu der Arbeit von Augusto Boal und dem von ihm entwickelten »Theater der Unterdrückten«, dessen Anliegen u. a. darin besteht, »den benachteiligten und diskriminierten Mitgliedern der Gesellschaften eine Stimme zu geben«. Auf Boal gehen viele der bei Kidstime eingesetzten theaterpädagogischen Übungen zurück (vgl. Volland 2017).

Dadurch, dass dieses gemeinsam mit den Kindern und den Eltern erfolgt, entstehen Möglichkeiten zum gemeinsamen Reflektieren. Oft knüpfen die Filme inhaltlich an den vorangegangenen Seminarteil an und beziehen sich – mehr oder weniger direkt – auf Aspekte psychischer Erkrankung. Dabei geht es allerdings nie um einzelne Familien und das Erleben als unmittelbar betroffene Personen. Anhand der von den Kindern gestalteten Geschichten und der darin enthaltenen Metaphern und Erzählungen können die Inhalte in einem Schonraum ohne zu große persönliche Betroffenheit gemeinsam reflektiert werden. Hierin liegt eine der großen Chancen der Theaterarbeit: »die Kunst, uns selbst dabei zuzusehen, wie wir uns sehen« (Boal 2013).

Das Kidstime-Team regt eine gemeinsame Diskussion im Anschluss an den Film an, die häufig sehr gut, gleichwohl intensiv ist. Gut nutzbar ist hierfür z. B. die Goldfisch-Technik, bei der Kinder und Eltern abwechselnd im Innen- und Außenkreis sitzen und Aspekte des Films diskutieren oder einfach innerhalb der Gesamtgruppe Fragen aneinander richten. Familien melden häufig zurück, dass hierdurch sowohl die Kommunikation innerhalb der Familie als auch das Verständnis von psychischer Erkrankung eine Verbesserung und Erweiterung erfahren hat. Oft gehen Metaphern aus den Filmen und Geschichten in den alltäglichen Sprachgebrauch der Familien ein. Das Gespräch über die emotional oft aufgeladenen Aspekte »im Schonraum« ist in der durch die Geschichte und den Film ermöglichten Distanzierung gleichzeitig eine Übung, die Mentalisieren innerhalb der Familien und zwischen den Familien anregt.

Mentalisierung meint hier die Fähigkeit, das eigene Verhalten oder das Verhalten anderer Menschen durch Zuschreibung mentaler Zustände (also z. B. Gedanken, Gefühle, Absichten, Wünsche) zu interpretieren. Gelingendes Mentalisieren kann als ein Schlüssel zur Verständigung (nicht nur) in Familien verstanden werden und ist bei Anspannungserleben erschwert. Beim Mentalisieren geht es um die aufmerksame Beachtung und Reflexion des eigenen psychischen Zustandes und der psychischen Verfassung anderer Menschen (vgl. den Beitrag von Eia Asen auf S. 132).

Drei ausgewählte Vignetten aus dem Kidstime-Alltag sollen ein genaueres Schlaglicht auf diese möglichen Effekte werfen.

Fallbeispiele

Fallbeispiel 1: Kidstime mit jüngeren Kindern: »Ich habe zu viel Ärger gemacht!«

An einem Kidstime-Workshop nehmen die Kinder von Familie J. (zu diesem Zeitpunkt fünf und sieben Jahre alt) teil, ebenso beide Elternteile. Die Kindesmutter befindet sich aktuell in stationärer psychiatrischer Behandlung und ist in Absprache mit dem Team der Station bei dem Kidstime-Workshop dabei. Sie begegnet ihren Kindern hier das erste Mal wieder seit einigen Tagen. Im Rahmen der Kindergruppe beginnt Tom, das jüngere der beiden Kinder, spontan ein Spiel mit Duplo-Figuren, die eine Steinzeitfamilie, einige Dinosaurierfiguren und einen Ritter umfassen. In dem Spiel transportiert ein Flugsaurier den Vater und die Mutter, begleitet von Krankenwagengeräuschen aus der Familie heraus, beide Figuren liegen schlafend auf einem Bett. Einem vorbeireitenden Ritter, den ein Kollege aus dem Team spielt, erklärt Tom, dass »Papa und Mama woanders schlafen wollen. Die sind krank, die haben zu viele Gefühle. Ich habe zu viel Ärger gemacht!«

Dieses Spiel wurde auf Video aufgenommen, gemeinsam mit den Familien wurden Aspekte der Kommunikation zu psychischer Erkrankung reflektiert und diskutiert. Die Eltern der Familie J. zeigten sich betroffen und nachdenklich hinsichtlich des Eindrucks, dass sich Tom die Schuld an der Erkrankung der Mutter zu geben scheint (»Ich habe zu viel Ärger gemacht!«). Dieses sei überraschend, passe aber dazu, wie zumeist über Stress innerhalb der Familie gesprochen werde.

Fallbeispiel 2: Kidstime mit älteren Kindern: Parteien zur Europawahl

In einer altersgemischten Kidstime-Gruppe mit mehreren älteren Kindern und Jugendlichen (ab ca. 12 Jahren) und mehreren jüngeren Kindern wurde nach spielerischem Beginn ein Interesse an der anstehenden Europawahl deutlich. Zuvor hatten die Kinder Beispiele sowohl für schwierige als auch für als angenehm erlebte Erfahrungen gesammelt und vielfach beschrieben, was sie an ihren Eltern trotz mancher Probleme schätzen. Daraus entwickelten die Kinder Werbespots für Parteien zur Europawahl. In den einzelnen Werbespots und Bezeichnungen der Parteien drückten die Kinder neben Ressourcen ihre Wünsche aus.

Präsentiert wurden beispielhaft »die Autofahrer-Partei«, die »Fußball-spielen-Partei« sowie die »Partei für leckeres Mittagessen«, die jeweils mit Wahlversprechen vor die Kamera traten. Einen besonders ausführlichen Spot zeigte die »Versorgerpartei«, die deutlich machte, wie gut diese Partei für andere Menschen da sein könne, Kinder an vielen Tagen bei Hausaufgaben unterstütze, mit ihnen gemeinsam spiele und sich auch zukünftig weiter dafür einsetzen wolle.

Alle Kinder und Jugendlichen – auch einzelne vier- bzw. fünfjährige Kinder – übernahmen Rollen, häufig durch ältere Jugendliche unterstützt. Im Anschluss an diese Wahlpräsentation stellten die Kinder und Jugendlichen den Wahlabend dar, nach Auszählung des Wahlergebnisses nahm eine »Große Koalition« die Regierungsgeschäfte auf. Im Mittelpunkt des angekündigten Wahlprogramms stand das Versorgen und Unterstützen der Kinder – aber auch gemeinsame Spielzeiten und das Gewähren von Freiräumen wurden angeboten, besonders für die älteren Kinder.

Fallbeispiel 3: Unsichtbare Verletzungen

Aus dem Spiel der Kindergruppe entwickelte sich – zunächst ohne erkennbaren Bezug zu dem vorangegangenen Seminarteil – der Wunsch nach einem Theaterstück, in dem ein Krankenwagen und die Polizei auftauchen sollten. Die Entscheidung fiel rasch auf die Darstellung eines Autounfalls, zu dem die einzelnen Rollen (Fahrerin, Krankentransport, Unfallgegner, Polizistin, Ärztin) verteilt wurden, zwei aufeinanderprallende Autos wurden mit Stühlen dargestellt. Die Handlung des Stückes bestand zunächst darin, dass eine verunglückte Autofahrerin aus ihrem Fahrzeug befreit und mit Blaulicht in ein Krankenhaus gebracht wurde, wo eine Ärztin (verkörpert durch einen zu diesem Zeitpunkt sieben Jahre alten Jungen) rasch einen Gipsverband anlegte und die Patientin versorgte. Im Anschluss hieran wurde der Impuls des vorangegangenen Seminarteils aufgenommen, dass es auch (psychische) Erkrankungen und Verletzungen gebe, die man nicht von außen sehen könne, und es wurde beschlossen, das Spiel in einer Folgeszene entsprechend zu verändern. Die Kinder entwickelten hieraus nach einigem Nachdenken die Idee, dass der Fahrerin nach dem Unfallereignis »die Freude verloren gegangen« sein könne. Als zusätzliche Rollen wurden – durch die Kinder – die »Freude« und ein »Räuber der Freude« eingeführt. Das Theaterspiel entwickelte sich zunächst ähnlich wie in der vorangegangenen Szene – allerdings fiel es der Ärztin nun schwerer, eine passende Behandlung zu finden. Mit einiger Mühe und Geduld gelang es schließlich mithilfe weiterer Akteure (u. a. in der Rolle eines Polizisten), die verlorene Freude zu finden und zu befreien, sie schließlich auch zunächst zu Besuch zum Krankenbett des Unfallopfers zu bringen.

Fallbeispiel 4: Gruppenaktivität: Familienwochenende

Über die Diskussion der in der Kindergruppe erstellten Filme hinaus entstehen oft weiterführende Fragen, die in der folgenden Kidstime-Veranstaltung aufgegriffen werden können. Es hat sich sehr bewährt, dazu einmal im Jahr eine gemeinsame Aktivität in Form eines Ausflugs mit allen Familien zu unternehmen. Nachdem in früheren Jahren beispielsweise Fahrten zu Sportereignissen oder auf einen Erlebnisbauernhof durchgeführt wurden, fand im Oktober 2019 erstmalig ein dreitägiges Familienwochenende in Warnemünde mit Übernachtung in der dortigen Jugendherberge statt. Elf Familien (mit den Kidstime-Mitarbeitern 42 Personen) nahmen hieran teil. An diesen Tagen wurden Themen vorbereitet, zu denen sich Teile der Eltern vertiefende und mit mehr verfügbarer Zeit verbundene Diskussionen wünschten. Sowohl die Planung als auch die Durchführung des Wochenendes stellte einen gemeinsamen Prozess mit allen beteiligten Familien dar. Wünsche der Familien zur inhaltlichen Arbeit wurden aufgegriffen und umgesetzt – diese betrafen insbesondere die eigenen Erfahrungen in der Geschwisterreihenfolge, den Umgang mit Streitigkeiten unter Geschwistern und altersgerechte Erklärungen zu psychischer Erkrankung. Darüber hinaus entstand ein Kontext, in dem die Eltern selbst aktiv füreinander hilfreich wurden und Aufgaben übernahmen – bis hin zum Steuern eines ehemaligen Feuerwehrautos, das für die Freizeit als Transportmittel zur Verfügung gestellt wurde. Weitere Ressourcen (insbesondere Fahrzeuge) wurden von verschiedenen Institutionen und Privatpersonen zur Verfügung gestellt, was weitere praktische Vernetzungseffekte mit sich brachte. Die gemeinsamen Aktivitäten wie ein Strandspaziergang, ein Spieleabend und Kreativangebote in der Freizeit wurden von allen Familien als sehr bereichernd wahrgenommen, was sich insbesondere in den Rückmeldungen der Eltern spiegelte:

»Für uns war das wie ein ganz besonderer Urlaub, wir sind seit Jahren nicht zusammen weggefahren und unsere Kinder waren noch nie an der See!«

»Der Austausch war sehr intensiv, ich habe viel von anderen Familien erfahren und über mich gelernt – und gleichzeitig war es einfach eine schöne Zeit, die Spaß gemacht hat!«

Auch seitens der Kinder und der Jugendlichen wurde insbesondere der hohe Spaß- und Erlebnisanteil positiv zurückgemeldet. Bestehende Kontakte unter den Kindern und Jugendlichen vertieften sich spürbar innerhalb der drei Tage. Für einzelne Kinder bedeutete dieses Wochenende den ersten so wahrgenommenen »Urlaub« ihres Lebens, was zu begeisterten und dankbaren Rückmeldungen führte – nicht zuletzt von den Kindern an ihre Eltern.

Das Handlungsfeld Schule

Die durch die Kinder eingebrachten Themen zeigen neben den unmittelbaren Auswirkungen der elterlichen Erkrankung sehr häufig einen Bezug zu schulischen Angelegenheiten. Neben Leistungsängsten stehen dabei häufig soziale Probleme, Erfahrungen mit oder Sorge vor Ausgrenzung und Mobbingerlebnisse im Mittelpunkt. Seitens der Institution Schule erfährt das Thema der psychischen Gesundheit in den letzten Jahren zunehmende Aufmerksamkeit. Im Rahmen des beginnenden Diskurses um »pflegende Angehörige« findet die Situation der Kinder psychisch kranker Eltern mittlerweile auch unter den Aspekten Schulabsentismus und verminderte schulische Leistungsfähigkeit/Belastbarkeit Beachtung (Kaiser, Schulze u. Leu 2019).

Auch im unmittelbaren Schulkontext kann das Kidstime-Modell Unterstützung leisten. So ist in Großbritannien das »Who Cares?«-Programm an mehreren Schulen verankert. »Who Cares?« wurde von der Stiftung Our Time aus den Kidstime-Programmen heraus entwickelt und transportiert die hilfreichen Elemente in den schulischen Alltag. Da Kinder psychisch erkrankter Eltern in typischen Schulklassen häufig sind, diese sich aber nur ungern als Betroffene aktiv »outen«, gilt es auch hier, einen niedrigschwelligen Ansatz zu verfolgen, der jeweils die gesamte Schulklasse anspricht und insofern einem inklusiven Ansatz folgt. Es geht also nicht um eine Sonderbehandlung mit ausgrenzenden Nebenwirkungen, sondern um einen inklusiven, das gesamte System Schule stärkenden und das Gemeinwesen aktiv einbeziehenden Ansatz. Erste Modellprojekte in Deutschland sind hierzu aktuell in Vorbereitung.

Zusammenfassung und Ausblick

Das Kidstime-Modell richtet sich an Kinder psychisch erkrankter Eltern als eine lange Zeit übersehene Hochrisikogruppe, vermeidet dabei aber, die Kinder als Betroffene durch Behandlungsangebote zu isolieren und zusätzlich zu stigmatisieren. Kidstime spricht die Familien in einem erweiterten Sinne an und schließt dabei neben Tanten, Onkeln,

Großeltern auch nichtleibliche Verwandte und Unterstützende ein. So können die Familien nach Absprache auch Familienhelfer, Dolmetscher oder Lehrkräfte mit zu den Workshopangeboten begleiten und an Kidstime teilnehmen. Im Rahmen der Mehrfamilienarbeit geht es darum, die Familien selbst aktiv und füreinander hilfreich werden zu lassen. Häufig berichten uns die Familien von zusätzlichen gegenseitigen Vernetzungen (Kinder, die sich untereinander außerhalb von Kidstime zum Spielen oder Einkaufen verabreden; Elternteile, die sich wechselseitig im Alltag zu unterstützen beginnen und z. B. in stabilen Phasen bei Hilfeplangesprächen begleiten).

Die begleitende Evaluation zeigt die hohe Akzeptanz der Workshops in allen Altersgruppen. Darüber hinaus fördert Kidstime Vernetzungen innerhalb der Familien, zwischen den Familien und im Gemeinwesen. Nicht zuletzt zeigen auch Vernetzungseffekte unter den Kidstime-Teams und Institutionen, dass die Versäulung von Hilfesystemen überwunden werden und gemeinsame Lösungen mit Leichtigkeit und Kreativität entwickelt werden können. Beispielsweise gibt es Kidstime-Workshops, die von Akteuren der Jugendhilfe und von Kliniken zusammen angeboten und durchgeführt werden. Das diesem Modell innewohnende Empowerment und die Einladung zur Kooperation wirken insofern in den Familien – und in den Systemen darüber hinaus.

8 Mehrfamilienarbeit mit Familiennetzwerken

Eia Asen

Die Ausgangslage

Es gibt eine Reihe von augenscheinlich therapie-resistenten Familien, bei denen traditionelle Hilfeangebote einfach nicht ankommen. Sie werden oft als »Multiproblemfamilien« bezeichnet. Allerdings ist das keine offizielle klinische Diagnose, sondern es handelt sich um eine Beschreibung von sozial benachteiligten Familien in schwierigen Lebenssituationen und mit problematischen Beziehungs- und Interaktionsmustern (Asen 2005). Armut, Arbeitslosigkeit, soziale Isolation und Ausgrenzung, Drogen- und Alkoholabhängigkeit, Kindesvernachlässigung und -misshandlung, Erziehungsschwierigkeiten und häusliche Gewalt sind oft begleitende Umstände. Nicht selten hat mehr als ein Familienmitglied eine psychische Erkrankung oder zumindest eine psychiatrische Diagnose und meist sind es die Kinder, die symptomatisch auffällig werden und die Aufmerksamkeit der Erziehungsbehörden, des Jugendamts und der kinder- und jugendpsychiatrischen Dienste auf sich ziehen. Intensive Hilfeangebote, bestehend aus einer Kombination von vollstationärer oder tagesklinischer Behandlung mit medikamentösen und psychotherapeutischen Interventionen, wie auch angedrohter Sorgerechtentzug bringen bei diesen Familien selten die erwünschten Resultate.

So gesellen sich mehr und mehr Helfer zum System Familie dazu, mit der Folge, dass statt der erwünschten Verbesserungen von Problemen nur eine ständige Zunahme von helfenden Experten und deren Institutionen beobachtet werden kann, die unbeabsichtigt die Hilflosigkeit von Eltern und Familien verstärken. Bei der Arbeit mit diesen »Multihelferfamilien« kann es obendrein zu Meinungsverschiedenheiten zwischen den verschiedenen Professionen führen, was wohl die passendsten Interventionen sein mögen und wer nun eigentlich der »Patient« ist: das Kind, die Eltern, die Familie, das Netzwerk der Helfer oder gar das politische System, das die Entwicklung solcher Problematiken begünstigt? Gerade bei Familien, die in Großstädten leben und die sich nicht mehr auf die traditionellen Familienbande verlassen können, kommt es oft zur sozialen Isolation. Hier nun können Mehrfamilienarbeitsansätze helfen, sodass Kontakt mit anderen Familien in ähnlichen Lebenslagen aufgenommen werden kann. Das erlaubt neue Erfahrungen mit dem Aufbau eines sozialen Netzwerks und die Entwicklung von verschiedenen Formen von Selbsthilfeinitiativen.

Entstehung und Entwicklung der Mehrfamilienarbeit und unterstützender Netzwerktreffen

Mehrfamilienarbeit (MFA) – also die zeitgleiche Behandlung von 6 bis 10 Familien – gibt es seit den 1940er-Jahren. Allerdings entstand sie nicht in der Community, sondern in klinischen Kontexten. Es war ein Team von Klinikern um den Psychiater Peter Laqueur (Laqueur, La Burt a. Morong 1964; Laqueur 1969), das in den 1940er-Jahren in New York damit begann, in der Arbeit mit psychiatrischen Krankenhauspatienten, bei denen Schizophrenie diagnostiziert worden war, deren Angehörige in das Krankenhausmilieu einzuladen und direkt in Diskussionen über das häusliche Leben und spezifische Behandlungsprobleme einzubinden. Es zeigte sich, dass sich, wenn mehrere Familien in einer großen Gruppe zusammenkamen, die Teilnehmer nicht nur für ihre eigenen erkrankten Verwandten, sondern auch für Mitglieder anderer Familien interessierten. Oft merkten sie, dass es in anderen Familien ähnliche Problematiken gab, und durch den Austausch von Ideen und Erfahrungen lernten sie »per Analogie« (Laqueur 1973) auch etwas über ihre eigenen Verhaltens- und Kommunikationsmuster. Damals beschrieben die Kliniker die Mehrfamiliengruppenarbeit als »Workshops in Familienkommunikation«, die alle zwei Wochen für einige Stunden und über einen Zeitraum von vielen Monaten stattfanden. Inspiriert von der Arbeit der New Yorker Kliniker entwickelten sich neue Multifamilienarbeitsmodelle vor allem für die Behandlung erwachsener psychiatrischer Patienten mit einschlägigen Diagnosen wie Schizophrenie und anderen Psychosen (McFarlane 1983, 2002). Nach und nach entstanden dann auch weitere Formen der Multifamilienarbeit – nun meist als »Multifamilientherapie« (MFT) bezeichnet – mit einer inzwischen eindrucksvollen Evidenzbasis (Gelin, Cook-Darzens u. Hendrick 2017), auch in der Arbeit mit »Multiproblemfamilien« (Morris et al. 2014; Adolf et al. 2016).

Ab den späten 1970er-Jahren wurde in London eine innovative Form der MFA entwickelt, eben mit sog. »Multiproblemfamilien«. Sie bestand aus der tagesklinischen Versorgung von 6 bis 8 Familien, die monatelang unter einem Dach in einer Art therapeutischen Gemeinschaft zusammen den ganzen Tag verbrachten (Asen et al. 1982). Begriff und Konzept der »Therapeutischen Gemeinschaft« wurden von Maxwell Jones (1976) und Tom Main (1981) geprägt – Klinikern, die das therapeutische Eigenpotenzial chronischer Psychiatriepatienten nutzen wollten. Im stationären Bereich wurden sie ermutigt, für sich selbst und füreinander therapeutische Funktionen zu übernehmen, basierend auf den bekannten Wirkfaktoren der Gruppentherapie wie gegenseitiger Unterstützung, konstruktiver Kritik, Modell-Lernen und gemeinsamem Erfahrungsaustausch.

Einen wichtigen Einfluss auf das Londoner Team hatte die Pionierarbeit von Ross Speck, einem kanadischen Psychiater. Interessiert an den sozialen Netzwerken von Familien, einschließlich des Freundes- und Nachbarkreises, entwickelten er und sein Team die »Netzwerktherapie« (Speck a. Attneave 1972), die auch die Entwicklung des Open Dialogues und insbesondere die Netzwerkorientierung im Umgang mit akuten psychotischen Krisen, auf die Jaakko Seikkula in seinem Beitrag ausführlich eingeht, stark beeinflusste (siehe S. 82). Netzwerktreffen fanden in akuten Krisensituationen ad hoc statt, innerhalb von 24 bis 48 Stunden und noch während des offenen Krisenfensters. Bis zu 40 Personen nahmen teil und brachten ihre eigenen Ideen und Energien ein, mit dem Ziel, das soziale System der Familie zu mobilisieren, um selbst mit der Krise fertigzuwerden und weiteren möglichen Krisen vorzubeugen.

Netzwerktreffen sind weiterhin ein wichtiger Bestandteil der Mehrfamilienarbeit, vor allem auch um ein aktives Unterstützungssystem aufzubauen, das der Familie helfen kann, lange nachdem die Therapeuten nicht mehr dabei sind. Wenn Netzwerke flexibel sind, können sie die verschiedensten Aufgaben wahrnehmen – einschließlich praktischer Hilfestellungen wie z. B. Drop-in-Babysitting-Dienst, Arbeitsberatung oder Unterstützung bei Transportproblemen. Netzwerke stehen Familien auch oder gerade bei Krisen mit Rat und Tat bei, z. B. wenn es darum geht, wie man einen rebellierenden Jugendlichen kurz bei Freunden oder Bekannten unterbringen kann oder wie eine Mutter und ihre Kinder bei akuter häuslicher Gewalt geschützt werden können.

Konzept Mehrfamilienarbeit

Ein wichtiges Ziel der Mehrfamilienarbeit (MFA) ist es, Familien und ihren Mitgliedern zu ermöglichen, aus ihrer eigenen Familienkultur herauszutreten und sich neuen Perspektiven zu öffnen. Das ergibt sich ganz natürlich, wenn sie beobachten, wie andere Familien mit ähnlichen Schwierigkeiten und Problematiken umgehen. Das Betrachten spezifischer Interaktionen und Verhaltensweisen »von außen« erleichtert das Selbstverständnis und kann auch dazu beitragen, eigene Ansichten und Vorstellungen zu hinterfragen wie auch Gefühle und Gedanken zu normalisieren, die zuvor als anormal empfunden wurden. Darüber hinaus kann MFA Familien helfen, ihre Probleme in anderen gespiegelt zu sehen, und es so ermöglichen, eine Brücke zur verbesserten Selbstreflexion zu schlagen. Wenn Familien bei der MFA gezielt stressvollen Alltagssituationen ausgesetzt werden, können sie im »Schonraum« üben, wie sie mit den typischen Schwierigkeiten und Konflikten des täglichen Lebens auch anders umgehen können. Ein erster wertvoller Erkenntnisgewinn für die Familien stellt sich meist recht bald ein: »Andere haben das auch, wir sind nicht alleine mit diesen Problemen; wir sind alle im selben Boot.«

Die Ziele und Prinzipien der MFA sind eine Mischung aus handlungsorientierter und reflektierender Arbeit:

- Schaffung eines Gefühls der Solidarität und Verringerung der sozialen Isolation und Stigmatisierung
- Anregung neuer Perspektiven und Bereitstellung eines Kontexts, in dem Familien voneinander lernen können
- Stärkung der Reflexion in Bezug auf das eigene Handeln und die eigene Situation durch Beobachtung anderer
- Förderung der gegenseitigen Unterstützung und Rückmeldung sowie Experimentieren mit familienübergreifenden Übungen
- Entdecken sowie Ausbauen von Kompetenzen
- Beitrag zu den Problemlösungen anderer Menschen durch Austausch von Beobachtungen, Vorschlägen und Verständnis.

Familien werden ermutigt, Berater anderer Familien zu werden, sich gegenseitig zu unterstützen und gleichzeitig über ihre eigenen Probleme nachzudenken (Asen 2018). Familien beginnen Freundschaften zu schließen und sich miteinander zu vernetzen, und zwar nicht nur während ihrer Gruppenarbeit, sondern auch außerhalb des therapeutischen Settings, z. B. abends in ihren Wohnungen oder an Wochenenden in Parks und Kinderspielplätzen.

Jede Familie hat natürlich auch ihre eigenen Ziele und bei Multiproblemfamilien ist es nicht selten, dass es ihr anfängliches Hauptziel ist, das Jugendamt und andere unbequeme Instanzen sozusagen »loszuwerden«. Allerdings findet sich dahinter oft auch ein Bedürfnis, ein harmonischeres Familienleben und ein positiveres Selbstwertgefühl zu entwickeln wie auch einen besseren Umgang mit Alltagsstrukturen, effektiveres Konfliktmanagement, eine Verbesserung der Erziehungskompetenzen und der Verhaltensauffälligkeiten der Kinder sowie erfreulichere und klarere Kommunikationen zwischen Familienmitgliedern. MFA ist absolut kein konfliktscheues Unterfangen, aber dennoch ein Setting, bei dem darauf geachtet wird, dass jeder eine Stimme hat und miteinander wertschätzend umgegangen wird. Alle Teilnehmenden, egal ob Kinder, Eltern oder andere signifikante Bezugspersonen, sollen am Ende das Gefühl haben, so viel wie möglich an Kompetenzen und Selbstwertgefühl mit nach Hause nehmen zu können.

Paradigmenwechsel in der Therapeutenrolle

Bei der MFA müssen die Therapeuten – hier »Multifamiliencoachs« genannt – einen Paradigmenwechsel vornehmen: Sie sind nicht (mehr) traditionelle Helfer, die über exklusives Fachwissen verfügen, welches Patienten oder Klienten vermittelt werden muss, begleitet von »Rezepten«, wie man sich ändern kann und soll. Stattdessen verstehen sie sich als Kontext-Schaffer: Sie bauen Kontexte, in denen sich Familien begegnen und sich selbst und andere auf- und untersuchen können. Multifamiliencoachs dürfen dem interfamiliären Austausch und der Vernetzung nicht im Weg stehen, sondern sollen sie fördern. Man kann sie als »Katalysatoren« verstehen: Wie beim Auslösen einer chemischen Reaktion bringen sie etwas in Gang, aber überlassen dann so schnell wie möglich die »Reaktionen« und weitere Aktionen den Familien und ihren Mitgliedern. Es kann eine große Herausforderung für Multifamiliencoachs sein, vom Ratschlägegeben wegzukommen und den Familien selbst die Verantwortung für Veränderungsarbeit zu überlassen. Denn es sind die Familien selbst, die ihre eigenen Erfahrungen einbringen und die Lernprozesse miteinander machen sollen. Daher hat die bei der verhaltenstherapeutisch orientierten Multifamilientherapie für Erwachsene mit Schizophrenie und anderen Psychosen so zentrale formale Psychoedukation (McFarlane 2002) bei dem hier beschriebenen Mehrfamilienansatz kaum Platz. Aber auch die schiere Vielfalt an Themen, welche diese doch sehr komplexen Familien und ihre Mitglieder einbringen, kann eine große Herausforderung für Multifamiliencoachs sein und es bedarf großer Flexibilität und spontaner Kreativität ihrerseits. Dazu benötigen sie spezifische Kompetenzen in den folgenden Bereichen: im Kontext-Lesen, Kontext-Schaffen und Kontext-Managen (Asen 2007).

Beim Kontext-Lesen handelt es sich um die Fähigkeit, problematische intra- und interfamiliäre Interaktionsmuster – also *in* Familien wie auch *zwischen* Mitgliedern verschiedener Familien – zu identifizieren und abzuwägen, ob diese situative oder historische Auslöser haben und es sich lohnt, sie eingehender therapeutisch zu beleuchten. Obschon es spezifische Themen für jedes Mehrfamilientreffen gibt, ist die therapeutische Vorgehensweise vor allem prozessorientiert. Basierend auf den jeweiligen inhaltlichen Zielen wird versucht, immer wieder neu maßgeschneiderte und relevante Arbeitskontexte zu schaffen. Das tun die Multifamiliencoachs, indem sie sich ständig selbst eine Reihe von kontextuellen Fragen stellen (Asen 2007): »Wer braucht was (Aktivitätskontext)? Mit wem (Personenkontext)? Wann / wie oft / wie lang (Zeitkontext)? Wo (Ortskontext)? Mit welchem Ziel?« Wenn man zum Beispiel einen relevanten Personenkontext für die Bearbeitung einer spezifischen Thematik schaffen will, dann bieten sich Möglichkeiten, das im Rahmen eines MFA-Treffens mit unterschiedlichen Gruppenmitgliedern und Personen zu machen: Einzelperson, Paar, Familie, mehrere Familien, nur Kinder, nur Eltern, alle Familien plus deren Netzwerke. Der »Ortskontext« – wo die MFA stattfindet – kann auch variiert werden: Einkaufszentrum, Park, Schule oder Gemeindezentrum. Wenn diese Kontextfragen regelmäßig vor und während jedes Mehrfamilientreffens präsent sind, dann wird die Arbeit flexibler und relevanter für Familien.

Der Prozess der MFA entspricht, dem Muster einer musikalischen Metapher folgend, dem »Systemischen Quartett« (Asen 2017), bestehend aus vier »Sätzen« oder sequenziellen Phasen: »Identifizieren« (von problematischen Interaktions- und Kommunikationsmustern in und zwischen Familien), »Experimentieren« (mit neuen Mustern) und »Reflektieren« (Mentalisieren des Erlebten) sowie »Transformieren« (Exportieren des Erlebten in häusliche und andere Kontexte). Der letzte »Satz« ist gerade für die Vernetzung wichtig, denn es geht darum, wie Familien das, was sie im therapeutischen Setting gelernt oder erfahren haben, in die tägliche Realität transferieren und so das in der MFA gewonnene Momentum bewahren sowie die gemachten Erfahrungen im sozialen Netzwerk – sei das Schule, Arbeit, Nachbarschaft, Freundeskreis, Kirche, Moschee oder Tempel – umsetzen.

Eine wichtige Form des »Experimentierens« sind die vielen Spiele, Übungen und Aktivitäten (siehe Asen u. Scholz 2013), die bei der MFA regelmäßig eingesetzt werden. Sie sollen helfen, auf spielerische Art typische Thematiken und Problematiken anzugehen, und werden meist von den Mehrfamiliencoachs vorgeschlagen und gezielt eingesetzt. Das bietet Familien die Möglichkeit, neue Erfahrungen zu machen und so andere Kommunikationen und Interaktionen innerhalb der Familie wie auch im Austausch mit anderen Familien unter deren Mitgliedern anzuregen. Es ist die Aufgabe der Coachs, die verschiedenen entstehenden Kontexte zu managen, sodass sowohl Aktion als auch Reflexion sich die Waage halten, dass Zeitgrenzen gesetzt und eingehalten werden, dass alle Gruppenmitglieder einbezogen sind – und dass das Mentalisieren ständig angekurbelt wird.

Mentalisieren und Mehrfamilienarbeitsansätze

Die Kompetenz, sowohl unsere eigenen als auch die Ansichten und Perspektiven anderer zu sehen, ist das Wesen unserer Menschlichkeit, und die Dominanz unserer Spezies ist das Ergebnis unserer Fähigkeit zur Zusammenarbeit: Diese ermöglicht es uns, komplexe Ideen zu entwickeln und zu übermitteln. Die Bereitschaft, über die Gedanken und Gefühle anderer Menschen nachzudenken, gestattet es, eine gemeinsame soziale Welt zu schaffen, in der man zusammen denken, vertrauen und arbeiten kann. Beim Mentalisieren geht es um die aufmerksame Beachtung und Reflexion des eigenen psychischen Zustandes und der psychischen Verfassung anderer Menschen. Mentalisieren hat zugleich sowohl eine selbstreflexive wie auch eine interpersonelle Komponente. Das ermöglicht es, mentalisierungsinspirierte therapeutische Arbeit auch für Gruppenkontexte aller Art sowie für soziale Netzwerke und Organisationen einzusetzen (Asen, Campbell a. Fonagy 2019).

Mentalisierungsförderung ist allerdings nicht ein Ziel in sich selbst, sondern ein Weg, Beziehungsschwierigkeiten zu verstehen und mit ihnen besser umgehen zu können. Die Schaffung einer Gemeinschaft von Familien stärkt das Mentalisieren spontan, unabhängig davon, ob Ansichten und Perspektiven geteilt oder unterschieden werden, denn das bloße Dasein von Ähnlichkeit und Unterschieden regt das Mentalisieren an. MFA hat das Potenzial, individuelle und spezifische Problematiken aufzugreifen und damit einhergehende Ängste zu reduzieren, indem die Aufmerksamkeit einfach von den eigenen und oft verfahrenen familiären Bedenken auf Schwierigkeiten gelenkt wird, die andere Menschen betreffen. Durch das Zusammenführen von Familien wird eine Vielfalt von Perspektiven geschaffen, welche die Möglichkeit bietet, miteinander eine Realität zu teilen, sich zusammenzutun und auf ein »Wir-Sein« zu konzentrieren und so eine Gelegenheit für gemeinsames Handeln und soziales Miteinander zu schaffen.

Spezifische mentalisierungsstimulierende Fragen lassen sich gut in der Mehrfamilienarbeit anwenden und sollen wohlwollende Neugier anregen, nicht nur in Bezug auf die eigene Familie, sondern ebenfalls auf andere Familien und deren Netzwerke. Eine verbesserte Mentalisierungsfähigkeit fördert intra- und extrafamiliäres Zusammenleben. Das können zum Beispiel folgende Fragen sein:

- »Was, glauben Sie, geht wohl gerade in der Familie Schulze vor, an Gefühlen und Gedanken – im Vater, in der Mama und in Ulrike? Welche Erwartungen und Wünsche könnten die drei veranlassen, sich so zu verhalten? Und was hat das für einen Einfluss auf andere hier – was gibt es da so an Meinungen und Überzeugungen? Wer von Ihnen/euch war schon einmal in so einer Situation? Und was ging da bei jedem von euch so vor? Was waren die Erwartungen und Erfahrungen damals – und was sind sie jetzt?«
- »Wir wollen jetzt mal nur die Väter hier fragen: In Ihrem Bekanntenkreis, was sind so die Vorstellungen von einem ›guten Vater‹ und wie decken sich diese Ansichten, glauben Sie, mit denen der Mütter, die hier sind? Spekulieren Sie mal! Und noch eine Frage an die Väter hier: Was mag wohl in den Müttern vorgehen, wenn sie hören, wie Sie über die Rollen von Vätern sprechen? Wenn man Denkblasen über den Köpfen der Mütter sehen könnte, was stünde in denen? Und jetzt wäre mal interessant, von allen Eltern zu hören: Was glauben Sie würden Ihre eigenen Väter sagen, wie sie sich selbst als Väter verhalten?«

- »Wir haben grade diesen Streit zwischen zwei Eltern miterlebt. Sicher kennen das andere Familien auch, wie es ist, wenn Eltern sich streiten. Wir schlagen vor, dass jeder Elternteil hier für sich allein einmal für ein paar Minuten an elterliche Streitereien aus der eigenen Kindheit denkt und wie es einem damals erging. Und während die Eltern das machen, leitet meine Kollegin eine kleine Kindergruppe an, wo es darum geht, sich vorzustellen, wie die Kinder, wenn sie einmal Eltern sein werden, mit solchen Streitereien umgehen könnten.«
- »Was halten Sie von dem, was hier gerade vorgefallen ist? Und was, glauben Sie, denkt Frau Maier so über das, was in Ihnen vorgehen mag, z. B. was Sie dabei fühlen? Was fällt Ihnen dazu ein? Und was haben Sie selbst in dieser Situation gedacht und gefühlt? Warum glauben Sie, dass die Reaktion der Kinder total anders war als die der Eltern? Was glauben Sie, hätte die Mutter jetzt von Ihnen erwartet – oder vielleicht sogar benötigt? Wenn Ihre Freunde hier wären, was hätten die gedacht und gemacht?«
- »Es gibt ja einige Familien hier, für die ihre Religion sehr wichtig ist. Was meinen Sie würde Ihr Priester, Iman oder Rabbi zu all dem sagen? Und was würde das in Ihnen auslösen?«

Fallbeispiel: Von Zwangskontext zur Selbsthilfe

In diesem Fallbeispiel wird die Arbeit mit einer Gruppe von Eltern und Kindern vom Anfang bis zum Ende im Detail beschrieben. Der Arbeitskontext ist eine Jugendhilfeeinrichtung, die tagesklinisch MFA in einer halboffenen fortlaufenden Gruppe anbietet, sodass neue Familien jederzeit einsteigen können, wenn eine andere Familie sozusagen »fertig« ist oder die Gruppe aus anderen Gründen verlässt. Die 9-monatige Teilnahmedauer ist gemeinsam mit den Kostenträgern – den verschiedenen Jugendämtern – festgelegt worden. Familien kommen einmal pro Woche von 9.30 bis 15.30 Uhr zur MFA, die Mehrzahl allerdings anfangs nicht freiwillig, sondern aufgrund von Druck des Jugendamtes oder sogar auf gerichtlichen Beschluss, und sie empfinden MFA anfangs als einen Zwangskontext. Den Familien ist auch erklärt worden, dass nach dem Abschluss für ein halbes Jahr die Möglichkeit zum Besuch eines monatlichen Ehemaligentreffens, einem freiwilligen 3-stündigen Folgeangebot, besteht.

In der Gruppe, von der hier berichtet wird, sind anfangs neun Familien, die schon verschiedene Angebote der Familienhilfe beansprucht und bereits viel Erfahrung mit anderen Helfersystemen haben und hatten. Alle Familien zeigen zahlreiche der typischen Merkmale der oben beschriebenen »Multiproblemfamilien« und es handelt sich vor allem um Familien, bei denen die betreffenden Jugendämter schwere Besorgnisse bezüglich der Elternfähigkeit und der damit einhergehenden Gefährdung des Kindeswohls haben. Neben drei Mutter-Vater-Kind-Familien nehmen zwei weitere Familien mit einer alleinerziehenden Mutter und einem alleinerziehenden Vater an der MFA teil wie auch zwei weitere Familien, bei denen die Kinder mit einem Elternteil und dessen neuen Lebensgefährten leben. Insgesamt kommen zu dieser MFA-Gruppe zwölf biologische Eltern und fünf weitere erwachsene Bezugspersonen, die insgesamt 17 Kinder im Alter von 4 bis 11 Jahren versorgen.

Der erste MFA-Tag findet ohne die Anwesenheit der Kinder statt. Alle Stühle im Raum sind in Reihen so angeordnet, dass die Eltern auf eine Bühne schauen, auf der die Mehrfamiliencoachs sich kurz vorstellen. Sie geben dann eine etwa 10-minütige Einführung und beschreiben mithilfe von Folien Ideen und Prinzipien der MFA. Da die Eltern und andere erwachsene Bezugspersonen einander nicht kennen, folgt eine Vorstellungsrunde. Damit sich alle sehen und hören können, wird ein Kreis gebildet, und die Mehrfamiliencoachs laden jeden Teilnehmer ein, sich in nicht mehr als zwei Minuten vorzustellen: Sie sollen ihre eigenen Namen und die ihrer Kinder nennen und berichten, warum sie bei der MFA dabei sind. Sofort äußern viele der Eltern Zweifel hinsichtlich der Nützlichkeit der Arbeit, »und das vor so vielen fremden Menschen«. Sie sprechen auch darüber, wie ungerecht es sei, dass gerade »wir vom Jugendamt hierhergeschickt worden sind«. Einige Eltern sprechen sehr skeptisch über das Thema Vertrauen und Vertraulichkeit und behaupten, dass sie das daran hindern würde, »unsere schmutzige Wäsche hier in aller Öffentlichkeit zu waschen«.

Als genauer nachgefragt wird, warum nun gerade sie vom Jugendamt ausgewählt wurden, übertreffen sich die Eltern förmlich: Jeder beschreibt, wie sie die unschuldigen Opfer der jeweiligen Sozialarbeiter und Jugendämter wurden und wie »das System« sie sozusagen »verfolgt« und ihnen weiterhin unsagbare Schwierigkeiten bereitet. Jeder Elternteil erzählt dann seine spezifische Leidensgeschichte ausführlichst und es wird viel genickt und applaudiert. Der Austausch ihrer Erfahrungen scheint die Eltern schnell miteinander zu verbinden und es ist nicht leicht, vor allem den Redefluss von zwei Vätern und drei Müttern zu stoppen. Als die Mehrfamiliencoachs darauf hinweisen, dass andere auch zu Wort kommen wollen, wendet sich ein Vater an sie und sagt: »Typisch, ihr wollt nicht die Wahrheit hören, ihr wollt einfach nicht verstehen, wie schlimm die Lage für uns ist.« Das bewirkt, dass andere Eltern den Vater unterstützen und sich ein lautes und kritisches Gespräch über die Unzulänglichkeiten von Helfern und Therapeuten entwickelt.

Es kommt zu vielen Beispielen von angeblichen Fehlern, die Psychologen, Lehrer, Psychiater und Sozialpädagogen gemacht haben, und es wird auch viel darüber gelacht, wie »dumm« und »naiv« die meisten Helfer sind und waren. Ein Vater sagt ironisch: »Wenn ich wirklich einen guten Rat haben will, dann gehe ich zu meiner Oma und nicht zu diesen Psycho-Fritzen.« Zwei Mütter geben ihm recht und behaupten, dass sie »total normale« Familien waren, »bevor das Jugendamt uns ins Visier genommen hat – und warum uns? Die hätten zu unseren Nachbarn gehen sollen und nicht zu uns – das sind Perverse und die misshandeln ihre Kinder wirklich!« Drei andere Eltern applaudieren und geben ihre Leidensgeschichten zum Besten. Es herrscht eine tolle Stimmung von Solidarität und die Familien scheinen sich gegen alle Helfer und »das System« verbündet zu haben. In der anschließenden informellen Kaffeepause machen Eltern neue Bekanntschaften und tauschen sich weiter untereinander aus, vor allem wie schrecklich unfair und inkompetent Helfer und die Jugendhilfe waren und sind. Da die Mehrzahl der Eltern und deren Partner Migrationshintergründe haben, gibt es anfangs Verständigungsschwierigkeiten, aber eben auch Interesse an den Ländern der Welt, aus denen die verschiedenen Familien einst kamen.

Nach der Pause schlagen die Mehrfamiliencoachs eine Übung zum Kennenlernen vor: »Drei Wahrheiten und eine Lüge«. Jedes Gruppenmitglied soll vier Aussagen über sich auf einen Zettel schreiben, von denen drei wahr sind und eine unwahr, also eine Lüge ist. Nachdem alle ihre Zettel beschriftet haben, werden diese an der Kleidung befestigt. Anschließend geht man im Raum herum, begegnet anderen und soll raten, welche Aussage wohl die Lüge sein mag. Die Familien sind sofort Feuer und Flamme und es gibt viel Gelächter beim gegenseitigen Raten. Anschließend wird in der Großgruppe unter anderem diskutiert, ob es »gute« und »schlechte« Lügen gibt. Dann kommt es zu weiteren Gesprächen darüber, wie gut man seine eigenen Kinder oder Partner kennt, wie gut man andere Menschen einschätzen kann und wie und ob man weiß, wann jemand die Wahrheit sagt und wann nicht. Nach dem offiziellen Ende dieser ersten Begegnung und bevor sie den Raum verlassen, unterhalten sich einige der Eltern darüber, wo sie wohnen und ob man vielleicht gemeinsam den Nachhauseweg antreten könnte.

Eine Woche später kommen die Eltern wieder, diesmal mit ihren Kindern. Die Coachs entschließen sich, die erste halbe Stunde nicht zu strukturieren und nur den Eltern zu erklären, dass sie jeweils vollverantwortlich für ihre eigenen Kinder sind und ihnen helfen sollen, sich mit dem Gruppenraum und den Spielzeugen vertraut zu machen. Es wird sehr schnell sehr laut, einige Kinder zanken sich, andere hören nicht auf die Ermahnungen ihrer Eltern, zwei versuchen den Raum zu verlassen, ein Vater brüllt seinen 3-jährigen Sohn an … Man sieht sehr schnell »live«, was die Problematiken der Mehrzahl der Familien sind. Nach 30 Minuten bittet ein Coach die Familien, mit den vorhandenen Stühlen einen großen Kreis zu formen und sich auf die Stühle zu setzen. Es dauert fast zehn Minuten, bis jeder auf einem Stuhl sitzt, da viele der Kinder einfach nicht auf ihre Eltern hören, und auch weil einige Eltern auf die Straße gegangen sind, um »noch mal schnell eine zu rauchen«. Nachdem alle einen Sitz gefunden haben, sagt ein Coach: »Wir sehen hier, dass viele der Kinder nicht das machen, was die Eltern ihnen sagen, und dass einige der Eltern auch nicht das machen, was die Kinder von ihnen wollen« (»Identifizieren«). »Schön wäre es, wenn es wie beim Fernsehen eine Fernbedienung gäbe: Ein Knopfdruck – und schwupps – schon ändert sich was. Wenn es eine Familienfernbedienung gäbe, dann könnten die Kinder ihre Eltern dazu kriegen, genau das zu machen, was sie wollen. Ein Knopfdruck – und die Eltern springen, ein Knopfdruck – und die Kinder tun genau das, was die Eltern wollen. Wir haben so eine magische Fernbedienung erfunden – hier ist sie« (Coach hält eine alte Fernbedienung hoch). »Wer will die Fernbedienung zuerst haben – und wer will sich hier offiziell von seinem Kind steuern lassen?« Es melden sich sofort alle Kinder – und auch ein paar Eltern. Die Fernbedienung wird nun symbolisch verwendet und ausprobiert (»Experimentieren«), wie Eltern ihre Kinder und die Kinder ihre Eltern steuern. Das Ziel ist die spielerische Verdeutlichung, wie gegenseitige Kontrolle ausgeübt und akzeptiert werden kann, und darüber sollen die Familien dann nachdenken (»Reflektieren«). Allerdings wird erst einmal noch weitergespielt.

Eltern und Kinder werden in zwei Gruppen unterteilt und getrennt. Beide Gruppen bekommen dieselbe Aufgabe: das Bauen einer »magischen« Fernbedienung für den Hausgebrauch – mit nur sieben Knöpfen oder Tasten, mit dem Auftrag: Was wären die wichtigsten Fernbedienungstasten für Eltern, um ihre Kinder besser kontrollieren zu können – und was könnten Kinder per Knopfdruck von ihren Eltern und der Familie haben wollen? Beide Gruppen bekommen ein großes Blatt Papier, auf dem die Umrisse einer Fernbedienung mit Bedienungstasten gezeichnet sind, und sie sollen in 15 Minuten einen Prototypen erarbeiten und sich diesen dann gegenseitig vorstellen. Wenn beide Gruppen mit ihren Entwürfen fertig sind, werden die Eltern aufgefordert, erst einmal zu raten, was wohl die Kindergruppe als wichtigste Fernbedienungstasten entworfen hat. Als die Eltern versuchen, sich in ihre Kinder hineinzuversetzen, sie zu mentalisieren, kichern die Kinder, weil sie merken, dass ihre Eltern sie total falsch einschätzen. Die Kinder stellen dann ihr Fernbedienungsmodell vor und die Eltern staunen, dass es Tasten für »Kuscheln«, »Geschichten im Bett vorlesen«, »Eltern nicht streiten« und »gemeinsamen Ausflug machen« gibt. Sie waren sich vorher sicher gewesen, dass ihre Kinder vor allem nur mehr Privilegien einfordern wollten, mit Tasten für »mehr Taschengeld«, »mehr Computerspiele machen«, »nicht ins Bett gehen« oder »keine Schularbeiten machen«. Danach sollen sich dann die Kinder vorstellen, was sich die Eltern wohl so ausgedacht haben – und sie liegen absolut richtig mit ihren Vermutungen. Das führt zu ernstlichen Diskussionen (»Reflektieren«) über die Bedürfnisse von Kindern wie auch Eltern und wie man diese besser erahnen kann. Nach dieser mentalisierungsstimulierenden Übung kommt es zu einer weiteren Aufgabe: Jede Familie soll für sich eine Fernbedienung mit den fünf wichtigsten Tasten für den eigenen Hausgebrauch bauen. Bei der Ausführung dieser Aufgabe kommt es zu lebhaften Debatten und kleinen Konflikten in fast allen Familien. Anschließend stellt jede Familie ihr eigenes Modell vor und auch das löst rege Meinungsaustausche zwischen den Familien aus. Die Familiencoachs schlagen dann vor, dass jede Familie in der kommenden Woche versucht, ihre neu konstruierte Fernbedienung zu Hause auszuprobieren (»Transformieren«) und über Erfolge beim nächsten Mehrfamilientreffen zu sprechen.

Beim zweiten Mehrfamilientreffen eine Woche später berichten vier Familien von ersten erfolgreichen Erfahrungen beim Benutzen der Fernbedienung. Zwei andere Familien sagen, dass die »Batterie« nur zwei Tage gehalten hat. Die Mitglieder der restlichen drei Familien sagen anfangs nichts, beteiligen sich dann aber nach und nach an der zunehmend regen Diskussion über das, was funktioniert hat und was nicht – und warum. Es wird darüber gesprochen, wie wichtig Spielen ist, nicht nur für Kinder, sondern auch für Eltern, und wie aus einem Spiel etwas Ernsthaftes und im Alltag Nützliches entstehen kann. Zwei Familien sprechen dann über Großeltern, Onkels und Tanten und dass man diese auch »fernbedienen« sollte. Ein Vater sagt, dass er versucht hat, »Gott fernzubedienen«, aber dass keine der Tasten funktioniert hat. Nach kurzem Gelächter wird es schnell wieder ernst, vor allem als drei muslimische Eltern über Allah sprechen. Vier andere Eltern stimmen dem zu und reden über ihre jeweiligen Glaubensgemeinschaften und wie viel moralische und spirituelle Unterstützung diese ihnen bringen. Sechs der Familien sprechen dann über ihre spezifischen Migrationshintergründe. Nach einer 20-minütigen Pause, in der es weniger chaotisch zugeht als beim vorherigen Mal, schlagen die Mehrfamiliencoachs vor, dass jede Familie für sich eine Netzwerkkarte zeichnet, in etwa einer halben Stunde. Auf dieser sollen die wichtigen Personen im Leben der Familie erfasst werden, seien es Großeltern oder andere Mitglieder der weiteren Familie, wie auch Freunde, Nachbarn, Helfer und auch Organisationen wie Kirche, Moschee, Tempel oder Synagoge. Bei der gegenseitigen Vorstellung ihrer jeweiligen Netzwerkkarten kommt es zu vielen Fragen wie auch zum Meinungsaustausch über Ähnlichkeiten und Unterschiede in ihren Familienumfeldern. Anschließend schlagen die Coachs vor, dass jede Familie für sich eine Schatzkiste bastelt, in die im Laufe der MFA das Erarbeitete eingeworfen wird und die der Familie am Ende der MFA – oder auch schon vorher – übergeben wird. Am Ende des Tages geben einige Eltern sich gegenseitig ihre Handynummern, »falls wir ein bisschen einsam am Wochenende sind«, wie ein Vater sagt.

In den folgenden Wochen fängt jeder MFA-Tag mit einer Austauschrunde an, in der jede Familie berichtet, wie es ihr seit dem letzten Mal ergangen ist und was für spezielle Ziele sie für diesen Tag hat. Die Mehrfamiliencoachs setzen jedes Mal neue Aktivitäten und Übungen ein, um die von den Familien beschriebenen spezifischen Thematiken aufzugreifen. Zunehmend machen auch Familien selbst

Vorschläge zur Tagesgestaltung. Reflektieren über das, was man erlebt und erfahren hat, gehört auch jeden Tag dazu, in der Form von kurzen »Blitzlichtern« wie auch in mentalisierungsfokussierten Gesprächen in Elterngruppen. Reflexionen werden auch des Öfteren durch das Anschauen von Videoaufzeichnungen bestimmter Interaktionen des Tages oder Vortags angeregt. Am Ende eines jeden Gruppentages wird darüber nachgedacht, wie man das neu Erlebte und Erfahrene nach Hause und auch in schulische und andere Kontexte übertragen kann, meist mit einer gezielten »Hausaufgabe« für die ganze Familie. Die Familien beginnen sich schnell miteinander zu vernetzen und einige bauen soziale Kontakte weiter aus, nicht nur während ihres tagesklinischen Aufenthaltes, sondern auch abends und an Wochenenden, sowohl auf Spielplätzen wie auch manchmal sogar zu Hause. Ein paar Familien fühlen sich ausgegrenzt und dieses Thema wird aufgegriffen, indem die Multifamilienarbeit an zwei Tagen in die Wohnungen der Familien verlegt wird, aus Platzgründen in je einer Gruppe aus vier und fünf Familien, begleitet von je einem Mehrfamiliencoach. Am ersten Tag werden auf diese Weise die Hälfte der Wohnungen besucht – und die anderen am zweiten Tag.

Es gibt Wochen, in denen manchmal nur fünf oder sechs Familien anwesend sind, und dann entsteht die Frage, wer mit den fehlenden Familien Kontakt aufnehmen soll. Es sind immer die Eltern, die den Vorschlag machen, per Telefon oder in Person Kontakt aufzunehmen, sozusagen »aufsuchend«. Auch Kinder melden sich als Freiwillige, mit den fehlenden Kindern in Kontakt zu treten. Zwei ganze Tage – einer nach zwei Monaten, der andere nach sechs Monaten – werden für einen gemeinschaftlichen Ausflug angesetzt: Alle Familien können zusammen ins Einkaufszentrum gehen oder zu einem Park, Museum, Zoo oder an einen anderen Ort. In diesen natürlichen Settings zeigen sich besonders gut die elterlichen Kompetenzen wie auch Schwierigkeiten – und diese können dann »live« bearbeitet werden. An zwei anderen Tagen, nach sechs Wochen und nach sechs Monaten, lädt jede Familie ihre eigenen Unterstützer ein in eine Großgruppe, um die Arbeit vorzustellen und die Reflexionen und Ratschläge des Unterstützersystems einzubringen.

An dieser Gruppe haben insgesamt elf Familien teilgenommen. Eine Familie schied nach zwei Monaten aus, eine andere nach drei Monaten. Beide Familien wurden durch neue Familien ersetzt, die bis zum Ende dabeiblieben. Familien mit gering ausgebauten sozialen Netzwerken haben anschließend berichtet, dass durch die MFA-

Teilnahme nicht nur neue Freundschaften entstanden, sondern auch schon vorher bestehende Freundschaften erneuert und enger wurden.

Ausblick

In der Gruppe sind Familien und ihre Mitglieder zusammen auf einer Entdeckungsreise und vernetzen sich zunehmend miteinander. Es ist eine Gruppe, die durch gemeinsame Themen und Schicksale, durch vielfältige Gedanken und Gefühle Menschen miteinander vernetzt. Das Gefühl von »Wir-Sein«, also Teil einer Welt von Gedanken und Gefühlen zu sein, die über die eigene hinausgeht, ist wahrscheinlich der wesentliche Aspekt der Zusammenarbeit sozialer Erfahrung.

Einige der Prinzipien der Mehrfamilienarbeit ähneln denen, die in Peer-Mentoring-Programmen Verwendung finden. Dort geht es um die Zusammenarbeit mit einer gleichrangigen Person, einem Mentor: Erfahrungswissen wird mitgeteilt und kann so Hoffnung erwecken. Beim Peer-Mentoring geht es darum, den Wissenstransfer zwischen Erfahrenen und weniger Erfahrenen zu fördern. Anders als ein Therapeut oder Coach haben Mentoren keine professionelle Ausbildung, sondern verfügen lediglich über einen Eigenerfahrungsvorsprung, von dem andere lernen können. Gespräche mit jemandem, der ähnliche schwierige Erfahrungen gemacht hat, können zu mehr Akzeptanz, Hoffnung, Inklusion sowie dem Bereitstellen und Empfangen von emotionaler, sozialer und praktischer Hilfe führen. Die Einbeziehung von Peer-Mentoren in die Gestaltung und Bereitstellung psychologischer Interventionen (Campbell 2009) ist eine positive Entwicklung der letzten zehn Jahre, obwohl das Mehrfamilienparadigma diese Vorteile um mehrere Jahrzehnte vorweggenommen hat. Es besteht möglicherweise ein Risiko, dass Mentoren in Bezug auf die Art und Weise, wie sie Perspektiven zu erweitern versuchen, nicht ausreichend vorsichtig sind und daher aufgrund ihrer eigenen persönlichen Erfahrungen ungenaue Annahmen über andere Menschen in einer ähnlichen, aber nicht identischen Situation treffen.

Selbsthilfegruppen sind ein Phänomen postmoderner Industriegesellschaften, in denen die traditionelle Unterstützung von Familie und Freunden häufig fehlt. Sie bestehen aus Menschen mit sehr ähnlichen Problemen und weisen auch einige der Merkmale auf, die MFA zu einer so wirksamen Intervention machen. Selbsthilfegruppen bieten gegenseitige Unterstützung und Gruppenmitglieder können ihre sozialen Fähigkeiten verbessern. Im Peer-Partizipationsmodell der Selbsthilfe wird Erfahrungswissen als wichtiger angesehen als im wissenschaftlich fundierten professionellen Expertensetting, das als objektiv gilt. In dieser Hinsicht ähneln sich Peer-Mentoring, Selbsthilfegruppen und MFA, da sie eher von einer nichtwissenden und neugierigen Haltung bestimmt sind als eine von Experten geleitete Standardbehandlung.

Der hier beschriebene Mehrfamilienarbeitsansatz, in dem auch Familiennetzwerke einbezogen werden, umfasst beide Welten: Er ist nicht selbstverwaltet, wie das bei Selbsthilfegruppen der Fall ist. Mehrfamiliencoachs modellieren und moderieren bewusst einen Kontext, der das Mentalisieren fördert. Durch die Teilnahme an einer Reihe von Aktivitäten, Spielen und Übungen werden Familien angeregt, eigene Ressourcen zu entdecken und das Potenzial zur Selbsthilfe zu erwecken. Im Gegensatz zu Peer-Partizipationsarbeit oder Selbsthilfegruppen zielt MFA bewusst darauf ab, das Familiennetzwerk zu erweitern, um bleibende Veränderungen herbeizuführen und beizubehalten, vor allem *nachdem* die MFA beendet ist.

9 Ohne euch geht es nicht! Netzwerkarbeit bei Trennungskonflikten: Eine Notwendigkeit[19]

Justine van Lawick und Erik van der Elst

Einleitung

Um wirksam mit getrennten Eltern, die in Konfliktmustern gefangen sind, arbeiten zu können, ist es notwendig, Menschen aus den persönlichen und beruflichen Netzwerken der Eltern und ihrer Kinder direkt oder indirekt in die Hilfe einzubinden. In diesem Beitrag wird erläutert, warum dies wichtig ist, welche Netzwerke Einfluss nehmen können und welche Möglichkeiten es gibt, mit der Netzwerkdynamik zu arbeiten.

Das Gruppenprogramm *Kinder aus der Klemme,* das bei konflikthaften Trennungen eingesetzt werden kann, hat sich mittlerweile in den Niederlanden, Belgien und in weiteren europäischen Ländern etabliert. In diesem Gruppenprogramm arbeiten Eltern und Kinder daran, Spannungen abzubauen (www.kinder-aus-der-klemme.de). Über die Inhalte und Grundgedanken dieses Programms wurde schon viel geschrieben (van der Elst et al. 2020; van Lawick u. Visser 2017).

Im Laufe unserer Arbeit erkannten wir, dass das soziale und berufliche Netzwerk mit einbezogen werden muss, wenn Änderungsversuche nicht scheitern sollen. Unsere Gespräche und Erfahrungen mit Eltern, Kindern, wichtigen Bezugspersonen und Kollegen zeigten deutlich, welche Personen und Gruppen innerhalb der Netzwerke wichtig sind und wie wir mit ihnen zusammenarbeiten können.

In diesem Beitrag möchten wir genauer auf das Netzwerk rund um die Kinder und ihre Eltern eingehen. Obwohl wir hauptsächlich im Rahmen des Programms *Kinder aus der Klemme* Erfahrungen mit der Einbeziehung des Netzwerks gemacht haben, werden wir auch den Kollegen, die (noch) nicht mit diesem Programm arbeiten, Orientierungshilfen geben.

Nach einem allgemeinen Teil befassen wir uns mit fünf Hauptgruppen:

---

19 Aus dem Niederländischen von Lotte Hammond.

- den Großeltern, den Geschwistern,
- den neuen Partnern und deren Familien,
- den Freunden
- und dem beruflichen Netzwerk.

Über den Einfluss wichtiger Bezugspersonen auf die Konflikte

Wenn zwei Menschen heiraten oder zusammenziehen, so werden durch ihre Verbindung zueinander auch ihre Netzwerke miteinander verknüpft und ein neues Beziehungsgeflecht entsteht. Wenn irgendwann Differenzen zwischen beiden Partnern zu einer Scheidung oder Trennung führen, so geht dem immer ein Prozess voraus, der schon vor der Trennung begonnen hat und der viele Personen direkt oder indirekt berührt. Systemische Therapeuten und Therapeutinnen sind sich dessen bewusst, dass durch den Bruch in der zentralen Beziehung zwischen zwei Menschen auch alle anderen damit verbundenen Systeme betroffen sind. Dadurch, wie die beiden Ex-Partner miteinander umgehen (z. B. respektvoll, neutral, feindlich), werden auch die anderen Systeme beeinflusst. Umgekehrt können aber auch heftige Reaktionen vonseiten der Verwandtschaft eine Trennung in eine Familienfehde verwandeln (Migerode 2014). Egal wie ein Trennungsprozess verläuft, er wirkt sich immer auch auf andere aus: auf Kinder und Großeltern, Geschwister, die Familie des Ex-Partners, Tanten und Onkel, Freunde und auch auf Personen aus weiteren Kontexten wie Schule, Gesundheitswesen, Sportvereine, Jugendamt, Justiz und sonstigen Institutionen.

Unsere Arbeit mit den Netzwerken hochkonflikthafter Eltern eröffnet einen dialogischen Raum, in dem alle Stimmen gehört werden können. Jaakko Seikkula (Seikkula a. Trimble 2005) hat in seiner Arbeit über den Umgang mit Krisen und Psychosen überzeugend gezeigt, wie nützlich ein offener Dialog sein kann und wie der Dialog Gemeinschaften schafft (siehe S. 82). Wir nutzen in unserer Arbeit mit Netzwerken die gleichen Wirkkräfte, obwohl sich die Situationen im Kontext von Krisen und Psychosen natürlich von solchen in Trennungskonflikten unterscheiden.

Wenn eine Trennung mit heftigen Konflikten einhergeht, so berührt das viele Bezugspersonen auf eine ganz bestimmte Art und Weise. Die Dynamik einer solchen emotional geladenen, konflikthaften Trennung wird von destruktiven Konfliktmustern geprägt, die das gesamte Beziehungsgeflecht rund um die Kinder und Eltern beeinflussen (Cottyn 2009). Jeder kann sich darin verstricken, es ist eine schwierige Herausforderung, sich nicht in den Konflikt mit hineinziehen zu lassen. Auch Profis können sich darin verheddern. Deshalb geht es bei der systemischen Arbeit mit Personen, die in eine konflikthafte Trennung verwickelt worden sind, um mehr als nur um die Arbeit mit den Eltern und mit den Kindern. Auch die neuen Partner, deren Familien, Schulen, Anwälte, das Jugendamt, Therapeuten, Großeltern, weitere Familienmitglieder und Freunde beeinflussen, ob Veränderungen in Gang gebracht werden oder ob alles beim Alten bleibt.

Rachel, eine Familienhelferin, versteht sich gut mit Vater Jack, der immer freundlich zu ihr ist und in ruhigem Tonfall mit ihr spricht. Sie hat das Gefühl, dass er die Lage gut überblickt, und sie fühlt sich von ihm geschätzt. Bei Mutter Leonie hingegen geht Rachel immer noch eine Runde um den Block, bevor sie an ihrer Tür klingelt. Leonie ist immer sehr emotional und schreit, dass Rachel überhaupt keine Ahnung habe. Dass sie Jacks Lügen glaube und nicht begreife, wie die Dinge wirklich lägen, dass sie nicht sehe, dass Jack ein gefährlicher Narzisst sei. Rachel bekommt den Eindruck, dass es den Kindern beim Vater besser geht als bei der Mutter, und dieser Eindruck beeinflusst ihre Berichterstattung beim Jugendamt. Leonie will die Berichte sehen, verliert ihr Vertrauen in Rachel und reicht eine Beschwerde ein.

Margreet Visser (Visser et al. 2017) hat untersucht, wie das soziale Netzwerk von getrennten Eltern das Andauern bzw. die Abnahme von Konflikten beeinflusst. Dabei hat sich gezeigt, dass das Andauern von Konflikten damit zusammenhängt, ob der Ex-Partner, also der andere Elternteil, vom sozialen Netzwerk abgelehnt wird oder nicht. Je mehr ein Elternteil spürt, dass sein Netzwerk dem anderen Elternteil missbilligend gegenübersteht, desto weniger ist er dazu bereit, zu vergeben. Doch gerade das Vergeben reduziert Konflikte. Deshalb ist es so wichtig, entscheidende Personen aus dem Netzwerk zu erreichen, damit ihre Ablehnung des Ex-Partners abgemildert und mehr Akzeptanz und Vergebung herbeigeführt werden kann.

Bei einer Sitzung hat Miriam gute Erinnerungen an die Ferien ausgegraben, als die Kinder noch klein waren. Dadurch ist sie milder gestimmt und tendiert jetzt dazu, weniger unnachgiebig auf Juans Pläne für die kommenden Ferien zu reagieren. Als sie dies zu Hause ihrem neuen Partner Theo mitteilt, reagiert er aufgebracht und erhebt viele Einwände. »Du hast dich wieder weichkochen lassen«, sagt er. »Begreifst du denn nicht, dass Juan jetzt wieder über alles bestimmen und mit den Kindern nach Spanien fahren will und dass er keine Rücksicht auf unsere Pläne mehr nimmt?« Frustriert und besorgt ruft Theo seine Schwiegermutter an, mit der er sich gut versteht. Die Schwiegermutter und Oma ist besorgt und rät Miriam davon ab, auf Juans Wünsche einzugehen. Sie wollte doch auch noch mit den Enkelkindern zum Campingurlaub fahren. Bei der nächsten Sitzung zeigt sich Miriam wieder unnachgiebig und unversöhnlich.

In Gesprächen mit Eltern ist uns klar geworden, dass die Menschen in ihrem Umfeld meistens schon eine bestimmte Meinung über die angebotene Hilfe haben und dass sich Eltern dadurch oft zwischen den Sichtweisen der Helfer und der Bezugspersonen aus dem Netzwerk gefangen fühlen.

Charissa hat guter Hoffnung mit einem Programm begonnen, das ihr dabei helfen soll, den Konflikt mit ihrem Ex-Mann Steven zu beenden. Neulich war sie bei einer Geburtstagsfeier, bei der sie ihr Bruder vor der ganzen Familie darüber ausfragte, was man dort überhaupt für sie mache. Er riss grobe Witze über Therapeuten, die nur darauf aus seien, ihre eigenen Taschen zu füllen, und es gab viel Gelächter. Charissa fühlte sich bloßgestellt, weil sie sich auf solche Praktiken eingelassen hatte.

Das direkte und indirekte Einbeziehen des Netzwerks

Komplexe und dynamische Kreisläufe, in denen Gefühle der Wut, Machtlosigkeit, Angst, des Unrechts und der Liebe eine Rolle spielen, kann man nicht vollends verstehen und verändern, wenn man dabei das Netzwerk nicht mitberücksichtigt. Dies lässt sich sowohl auf direkte als auch auf indirekte Weise bewerkstelligen. Im direkten Gespräch mit den Betroffenen werden Verletzungen sichtbar, man kann sich einen Überblick darüber verschaffen, was möglich ist und was nicht, und man kann gemeinsam versuchen, die Muster der Eskalation und Dämonisierung, unter denen die Kinder und alle anderen leiden, zu durchbrechen.

Manchmal ist es nicht möglich, die Personen aus dem Netzwerk direkt miteinzubeziehen. In dem Fall kann man mit den Eltern und

Kindern herausfinden, wie sie von den Personen in ihrem Umfeld beeinflusst werden und welche Rolle diese spielen; wer ihnen dabei hilft, aus dem Streit herauszukommen und wer noch Öl ins Feuer gießt. Nachdem ein solcher Überblick geschaffen worden ist, gelingt es den Kindern und Eltern oft besser, einen Weg zu wählen, der sie aus dem Konflikt herausführt. Beckers (2016) beschreibt beispielsweise in seinem Beitrag über »Netzwerkstärkung«, wie er mit Eltern über die Reaktionen von wichtigen Personen in ihrem Umfeld reflektiert. Auf diese Weise kann man über die Stärkung eines Netzwerks nachdenken, das zur Deeskalation beiträgt.

Da wir von Anfang an zeigen möchten, dass wir auch den wichtigen Bezugspersonen rund um die Kinder und Eltern Aufmerksamkeit schenken, organisieren wir für sie bei *Kinder aus der Klemme*, noch bevor wir mit den Gruppensitzungen starten, einen Informationsabend. Solche Informationstreffen für Eltern und ihr Netzwerk können auch im Rahmen von anderen Programmen organisiert werden, und sie können auch am Ende eines Behandlungszeitraums stattfinden.

Netzwerk-Informationstreffen

An diesem Informationsabend für Eltern und Betroffene, in Abwesenheit der Kinder, stellen wir die Stühle wie im Theater in Reihen auf, und die Eltern und die von ihnen mitgebrachten Personen können sich selbst ihre Plätze aussuchen. Nur die Therapeuten stellen sich vor und informieren die Anwesenden über das Programm *Kinder aus der Klemme*. Danach kommen ein paar Zeugen zu Wort: junge Erwachsene, die selbst Kinder von konflikthaft geschiedenen Eltern sind und die darüber erzählen, wie sie das erlebt haben und wie es ihr Leben beeinflusst hat. Sie geben den Eltern keine Schuld, sondern erzählen, was für sie schwierig war, was sie geschätzt haben und was ihnen jetzt, in ihrem Erwachsenenleben, noch auffällt. Amanda (20) erzählt zum Beispiel, dass sie sich im Umgang mit Freunden oder in Liebesbeziehungen immer um die Bedürfnisse der anderen Person kümmert und sie dadurch oft vergisst, auf sich selbst zu achten. Sie erklärt, dass sie das auch bei ihren Eltern immer so gemacht hat, weil sie auf diese Weise Konflikte zwischen oder mit ihnen verhindern oder abschwächen wollte. Beispiele wie diese beeindrucken die Anwesenden, denn das wollen sie für ihr Kind, Stiefkind oder Enkelkind nicht. Auch einige Eltern, die das Gruppenprogramm schon gemacht haben, erklären sich dazu bereit, zu erzählen, was ihnen geholfen hat und wie das Programm für sie war.

Danach dürfen die Anwesenden anonym schriftliche Fragen stellen, die von den jungen Erwachsenen, den Therapeuten oder den Eltern so offen wie möglich beantwortet werden. Abschließend bitten wir alle um ihre Mithilfe bei diesem schwierigen Veränderungsprozess, bei dem Spannungen abgebaut und Konflikte reduziert werden sollen. Wir betonen, wie wichtig dies für die Kinder, aber auch für die Eltern und alle Personen in ihrem Umkreis ist. Alle leiden und möchten zur Ruhe kommen. Auf diese Art und Weise werden Eltern und ihr Netzwerk direkt, aber auch als Gemeinschaft angesprochen: Alle haben das gleiche Problem, ihr seid nicht allein.

Bei diesem Treffen sagen wir auch, dass die Eltern Hausaufgaben bekommen, die sie gemeinsam mit den Personen aus ihrem Umfeld erledigen sollen; der Veränderungsprozess muss schließlich zu Hause stattfinden.

Hausaufgaben

Die Kinder schätzen es immer sehr, dass ihre Eltern Hausaufgaben bekommen und sie nicht. Wir zeigen damit auch, dass der Schwerpunkt auf der Veränderung der Eltern liegt, wir unterstützen sie dabei, aus dem Teufelskreis ihrer Konflikte herauszukommen. Die Aufgaben können unterschiedlich aussehen: Mal muss man sich gemeinsam einen Film über Themen wie konflikthafte Trennungen, Elternentfremdung/Kontaktverweigerung und die Erfahrungen von Kindern ansehen; mal soll man zum Beispiel über einen Brief an die Kinder nachdenken, in dem die Geschichte der Trennung so erzählt wird, dass die Kinder damit leben können – also ohne dass dem anderen Elternteil die ganze Schuld zugeschoben und dieser schlechtgemacht wird. Außerdem bitten wir die Eltern, die Personen in ihrem Umfeld über destruktive Konfliktmuster zu informieren und gemeinsam mit ihnen zu untersuchen, wie sie diese selbst in Gang halten und was sie anders machen können. Alle Aufträge sind im Arbeitsbuch für Eltern (van der Elst et al. 2020) zu finden.

Aufgrund der lang andauernden Konflikte fühlen sich viele Eltern und nahestehende Personen oft machtlos, und die Arbeit an den Hausaufgaben gibt ihnen das Gefühl zurück, etwas im Griff zu haben und doch etwas unternehmen zu können. Wir führen ihnen vor Augen, dass die Konfliktmuster dadurch aufrechterhalten werden, dass beide

Elternteile davon überzeugt sind, der andere sei der Grund für das Problem und müsse sich ändern. Elternteile wollen auch uns davon überzeugen, dass dies tatsächlich so sei und sie wollen uns auf ihre Seite ziehen, um einen Plan zur Änderung des anderen Elternteils durchzusetzen. Wir stellen von vornherein klar, dass wir dabei nicht mitmachen. Dass sie das vermutlich schon seit langer Zeit, ja manchmal schon seit zehn Jahren versuchen und dass das nicht zu einer besseren Situation für die Kinder und für sie selbst geführt hat. Wir erklären, dass wir mit den Eltern und den Personen in ihrem Umfeld untersuchen, was *sie selbst* verändern können, um die Situation zu verbessern und um die Idee, sie könnten den anderen verändern, loszulassen. Wir verlangen das ausdrücklich von ihnen, und wir unterstützen sie dabei.

Das Einbeziehen des Netzwerks macht es erforderlich, dass auch die verschiedenen Rollen und die damit verbundenen Beziehungen und Sensibilitäten der verschiedenen Netzwerkmitglieder beachtet werden. In den folgenden Abschnitten gehen wir auf wichtige Gruppen aus den Netzwerken der Kinder und Eltern ein und beschreiben, wie sie auf hilfreiche Weise zur Beendigung des Konflikts beitragen oder auch hinderlich sein können.

Großeltern

Es gibt Studien, die belegen, dass viele Kinder in Trennungssituationen bei ihren Großeltern Halt finden (Ferguson 2004; Griggs et al. 2010; Jappens a. van Bavel 2016). Bei konflikthaften Trennungen liegen die Dinge oft komplizierter. Fast immer sind die Großeltern stark in die Konflikte der Eltern involviert. Es geht um ihr Kind – einen der beiden Elternteile – und um ihre Enkelkinder. Sie liegen ihnen sehr am Herzen. Wenn sich ihr Kind trennt oder scheiden lässt und es Konflikte gibt, dann möchten die Großeltern in der Regel ihr Kind beschützen und dessen Leid verringern. Sie ergreifen für die Sichtweise ihres Kindes Partei. Außerdem sind sie über das Verhalten des anderen Elternteils, ihrer Ex-Schwiegertochter oder ihres Ex-Schwiegersohns, aufgebracht. Damit verstärken sie den Konflikt, und das wirkt sich auch auf ihre Enkelkinder aus, die schließlich das Kind beider Eltern sind.

Auf Antrag des Amsterdamer Gerichtshofs haben Visser und van Lawick drei extreme Fälle untersucht, mit denen das Gericht jahrelang zu kämpfen hatte (Visser e. van Lawick 2016). Es sollte herausgefunden werden, welche Interventionen eingesetzt worden waren und welche Faktoren dazu geführt hatten, dass die Fälle so lange Zeiträume in Anspruch nahmen, obwohl die Kinder sehr darunter litten. Eines der Ergebnisse war, dass in allen drei Fällen die Großeltern wesentlich zur Aufrechterhaltung der Konflikte beigetragen haben. Sie waren an der Betreuung ihres Kindes und der Enkelkinder beteiligt, zogen auch selbst vor Gericht, suchten sich die besten Anwälte oder Experten, erhoben Beschwerde gegen Fachleute, mit deren Arbeit sie nicht zufrieden waren, hielten ihre Enkelkinder aktiv vom Ex-Schwiegersohn oder der Ex-Schwiegertochter und dessen/deren Familie fern, weil sie sie als nicht vertrauenswürdig und sogar gefährlich einstuften, und sie unterstützten den Antrag auf das alleinige Sorgerecht. Aus den Unterlagen ging hervor, dass sie dies aus einer aufrichtigen Besorgtheit heraus taten. Doch es zeigte sich auch, dass sie einer positiven Entwicklung im Wege standen. Diese Erkenntnis stimmt mit der oben genannten Studie von Visser (Visser et al. 2017) überein. Wenn das Netzwerk den anderen Elternteil auf Dauer abweist, gibt es keine Akzeptanz, es kommt nicht zur Vergebung und die destruktiven Konflikte dauern an.

Die Praxis

Die Großeltern können einer positiven Entwicklung im Wege stehen, doch wenn sie verstehen, dass etwas anderes gebraucht wird und wenn auch sie sich im Hinblick auf eine Zukunft, in der weniger gestritten wird, zu Veränderungen bereit zeigen, dann können sie diesen Wandel sehr gut unterstützen. In solchen Fällen können die Großeltern ihren Enkelkindern und auch den Therapeuten eine große Hilfe sein. Wir bitten alle Eltern ausdrücklich, ihre Eltern zum Netzwerk-Informationsabend mitzunehmen. Nicht immer ist das möglich: Manche Eltern sind schon gestorben oder wohnen weit weg, oder ein Elternteil ist die einzige Person, die die Enkelkinder betreuen kann. Manchmal ist der Streit zwischen zwei Familien so heftig, dass sie sich weigern, im selben Raum zu sitzen.

Es ist immer relevant, die Rolle der Großeltern zu analysieren. Sowohl bei der ersten Sitzung mit Eltern und Kindern wird nach den Eltern bzw. Großeltern gefragt, und wir klären ab, ob und wie sie mit den Konfliktmustern zu tun haben. Bei jeder Familie untersuchen wir, welche Schritte unternommen werden können, um die Großeltern bei der Beendigung des Streits direkt oder indirekt miteinzubeziehen.

Elsa hatte nach jahrelangen Schwierigkeiten beschlossen, sich von Menno scheiden zu lassen, der deprimiert und passiv war. Sie hatte sich in einen aktiven und etwas jüngeren Mann verliebt und die Scheidung beantragt. Menno war ratlos und wollte die Scheidung nicht akzeptieren, er bedrohte sie und wurde aggressiv. Irgendwann setzte ihn Elsa vor die Tür und er zog zu seinen Eltern. Dort erzählte er schreckliche Geschichten über Elsa. Dass sie süchtig nach Sex sei und die Kinder alleinlasse. Seine Eltern beschlossen, die Kinder vor ihrer sie vernachlässigenden Mutter zu retten, mit der sie immer schon Probleme gehabt hatten. Sie war es doch, die ihren Sohn unglücklich und deprimiert gemacht hatte, und das sollte nicht auch noch mit ihren Enkelkindern passieren. Ihr Versuch, die Kinder zu »entführen«, um sie zu retten, führte zu einer schweren Eskalation, bei der die Kinder, Elsa und auch Elsas Eltern zugegen waren. Die Polizei wurde geholt und es gab viele Gerichtsverhandlungen. Über das Jugendamt bekamen die Eltern verschiedene Hilfen, es gab auch Mediation. Nach sechs Jahren des Streits, der immer nur noch weiter eskalierte, wurden die Eltern und ihre Kinder bei *Kinder aus der Klemme* angemeldet. Die Eltern erklärten, dass ihre Eltern sicher nicht zum Netzwerk-Informationsabend kommen würden, wenn die andere Familie anwesend wäre. »Oder wollt ihr, dass es Tote gibt«, fügte Menno hinzu. Das wollten wir lieber nicht, daher kamen die Großeltern nicht zum Netzwerkabend. Bei den Treffen beharrten beide Eltern hartnäckig auf ihren Standpunkten und Wahrheiten.

Bei dem oben genannten Beispiel kam es erst zu Veränderungen, als wir die Großeltern von beiden Seiten separat einluden und uns ihre Seite der Geschichte mit all ihrem Kummer und ihren Sorgen in Ruhe anhörten und diese würdigten. Vor allem, wenn von der Zukunft der Enkelkinder die Rede war, seufzte die Großmutter: »Ja, ich weiß, so kann es nicht weitergehen.« Erst als die Großeltern zu einer Veränderung bereit waren, kamen auch die Eltern in Bewegung. Solche Einladungen an die Großeltern, ob miteinander oder getrennt, bei denen man sie über ihren Schmerz und ihre Sorgen erzählen lässt und man mit ihnen über die Zukunft ihrer Enkelkinder spricht, sind also ein wichtiges Instrument bei dem Versuch, Veränderungen in Gang zu bringen.

Moussa nahm seinen Vater zu einer Nachbesprechung mit. Sein Vater erzählte dabei, wie er unter den Konflikten seiner Eltern gelitten habe, die sich nicht getrennt hatten, aber fortwährend miteinander stritten. Er wollte verhindern, dass seine Enkelkinder das Gleiche miterleben müssten, und er versuchte das zu erreichen, indem er alle davon überzeugen wollte, dass sich seine Ex-Schwiegertochter ändern müsse. Ungewollt trug er so zum Andauern der Konflikte bei. Schlussendlich lernte er viel von den Tipps in einem Online-Magazin für die Generation 50 plus[20]. Dort wurden für Großeltern Möglichkeiten zur Unterstützung ihrer Kinder beschrieben, zum Umgang mit dem Ex-Partner des Sohnes oder der Tochter und Möglichkeiten, wie den Enkelkindern auf sinnvolle Art geholfen werden kann.

Auch wenn die Großeltern nicht vor Ort erscheinen, kann mit den Eltern trotzdem darüber gesprochen werden, wie ihre Eltern sich an dem Streit beteiligen bzw. wie sie ihn abmildern.

Selma fiel auf, dass ihre Mutter sie immer unterstützen wollte, indem sie ihrem Ex die Schuld in die Schuhe schob. Wenn Selma davon erzählte, was geschehen war, sagte ihre Mutter oft Dinge wie: »Er ist wirklich ein Arschloch! Wie kann er das nur machen? Das musst du dir wirklich nicht gefallen lassen!« Nach der dritten Gruppensitzung, bei der wir mit den Eltern darüber nachgedacht hatten, wie die Menschen in ihrem Umfeld reagieren und wie sich diese Reaktionen auf die Abnahme des Konflikts auswirken, konnte Selma zu ihrer Mutter sagen: »Mama, damit hilfst du mir nicht, damit machst du es nur noch schlimmer. Er bleibt ja trotzdem Jacobs und Miriams Vater.«

Die Großeltern können uns auch Fragen zusenden. Dabei geht es beispielsweise um Fragen wie: Was sollen die Großeltern zu ihren Enkelkindern sagen, wenn diese fragen, warum Opa und Oma sie nicht mehr bei ihrer Mama zu Hause besuchen? Oder: Wie sollen sie mit der Frage des Enkels umgehen, der sagt, dass er so gerne mit Oma und Opa in die Kirche gehen möchte, seine Mama das aber verboten hat? Es kann auch um Enkelkinder gehen, die sehr negativ über einen Elternteil sprechen. Außerdem schreiben die Großeltern auch über ihre eigenen Gefühle:

> »Wir selbst sind sehr wütend darüber, wie unser Ex-Schwiegersohn unsere Tochter und uns behandelt hat. Die Kinder fragen uns: ›Oma,

20 Plusmagazine.nl [29.12.2020].

> Opa, was haltet ihr davon?‹ Was sollen wir dann sagen? Wir wollen nicht lügen, aber wir wollen die Kinder auch nicht belasten.«

Die Fragen können auch offener sein:

> »Wie können wir unseren Enkelkindern am besten helfen, vielleicht sollten wir doch einmal unsere Schwiegertochter anrufen? Wir wissen nicht, wie wir etwas Gutes tun können.«

Diese Fragen werden mit den Großeltern einer Familie oder bei Netzwerkabenden mit mehreren verschiedenen Familien besprochen, man lernt gemeinsam dazu. Das gilt auch für die Therapeuten. Miteinander entdecken wir immer wieder, dass es nicht *eine* Antwort, nicht *eine* bestimmte Lösung gibt, dass es vielmehr darauf ankommt, verschiedene Optionen anzuschauen.

> Bei der Frage über den Enkelsohn Lucas, der zu seiner Oma gesagt hatte, er wolle mit ihr in die Kirche gehen, obwohl die Ex-Schwiegertochter das verboten hatte, schlug ein Onkel vor, dass die Großeltern darüber sprechen könnten, dass Menschen sehr unterschiedlich über Kirchenbesuche denken. Dass es nicht darum geht, ob man in die Kirche geht oder nicht, sondern darum, wie man leben und welcher Mensch man auf der Welt sein möchte. Dass man auch glauben kann, ohne in die Kirche zu gehen. Und dass Mama kein schlechter Mensch ist, nur weil sie nicht in die Kirche geht. Sie könnten dann auch sagen, was sie an Mama gut finden. Und dass sich Lucas später, wenn er erwachsen ist, selbst für einen Weg entscheiden kann, dafür hat er noch viel Zeit.
>
> Ein anderer fragte sich, ob die Mutter überhaupt wüsste, dass Lucas das zu seiner Oma gesagt hatte, und ob es nicht eine Möglichkeit gäbe, mit der Mutter, vielleicht über eine andere, vertraute Kontaktperson, darüber zu sprechen?
>
> Und wiederum ein anderer warf die Möglichkeit auf, dass Lucas das vielleicht nur deshalb gesagt hatte, weil er seiner Oma eine Freude machen wollte, weil sie wegen der Trennung so traurig ist. Schließlich können Kinder in solchen Situationen sehr unterschiedliche Dinge sagen. Vielleicht sagte er zu seiner Mama umgekehrt ja, dass er gar nicht in die Kirche gehen wolle …

So entfaltet sich zu jedem Thema ein dialogischer Prozess, der den Tunnelblick, der zuvor geherrscht hat, ablöst. Das gemeinsame Suchen nach Antworten regt zu Reflexionen und Mehrstimmigkeit an, und die Muster der Dämonisierung und des Streits werden durchbrochen.

Geschwister der Eltern

Geschwisterbeziehungen können sehr einflussreich sein, daher ist es erstaunlich, dass bisher auf dem Gebiet der Familientherapie nur wenig darüber geschrieben worden ist.

Boer (2012) hat Geschwisterbeziehungen untersucht und einige Charakteristiken beschrieben. Es handelt sich um eine Beziehung, die gegeben und selbstverständlich ist, und zumeist begleitet sie einen ein ganzes Leben lang. Oft kann die Beziehung ambivalent sein und Gefühle der Schicksalsgemeinschaft, Rivalität, Zuneigung, des Ärgers und der Loyalität miteinschließen. Außerdem übt man in Geschwisterbeziehungen viele soziale Fertigkeiten.

Als Onkel und Tanten können Geschwister für ihre Nichten und Neffen während des Trennungsprozesses eine wichtige Rolle spielen – vor allem, wenn es ihnen gelingt, nicht in die Konfliktmuster hineingezogen zu werden. Aus einem Gefühl der Verbundenheit und Loyalität heraus verwickeln sich manche Geschwister aber doch in den Streit. Sie fühlen sich wegen der Trennung oder wegen der Geschichten, die darüber erzählt werden, verletzt. Die Verbindungen zum Ex-Partner und dessen Familie, die zuvor ganz selbstverständlich waren, beginnen oft problematisch zu werden und gehen – vor allem, wenn die Konflikte länger andauern – in die Brüche. Früher saßen beide Familien beim Geburtstagsbesuch noch beisammen, jetzt weichen sie einander aus und grüßen sich nicht einmal mehr im Supermarkt. Aus einer Verletztheit heraus sind sie nun vorsichtig geworden und wollen ihre Nächsten und sich selbst vor neuem Leid schützen.

Die Praxis

Steven ist der Bruder von Melanie, die sich von Melvin getrennt hat. Steven und Melvin sind schon seit der Schulzeit Freunde. Sie haben im gleichen Team Fußball gespielt, sind gemeinsam in Urlaub gefahren und durch Steven haben sich Melanie und Melvin kennengelernt. Sie haben einander bei Renovierungsarbeiten in ihren Wohnungen geholfen und waren Trauzeugen auf der Hochzeit des jeweils anderen. Der Bruch zwischen Melanie und Melvin kam für Steven wie ein Blitz aus heiterem Himmel, und als er von Melanie erfuhr, dass Melvin schon seit einem halben Jahr ein Verhältnis mit einer anderen hatte, fühlte er sich doppelt betrogen. Sie hatten doch alles miteinander geteilt, und jetzt hatte Melvin sowohl seine Schwester als auch ihre Freundschaft verraten. Linda, Stevens Frau, sagt, dass sie Melvin nie wirklich über den Weg getraut habe, nach ihrem Empfinden hätte er auch ihr gegenüber Annäherungsversuche gemacht. Sie habe jedoch nichts davon gesagt, weil sie die Freundschaft der beiden Männer nicht verderben wollte.

Steven ist außer sich und fühlt sich erniedrigt. Beim Fußballtraining seines Neffen, Melanies und Melvins Sohn, ist es einmal schon fast zu einer Rauferei gekommen, als Steven sah, dass Melvin mit seiner neuen Freundin auf der anderen Seite des Fußballfelds stand.

Seit Melanie und Melvin jetzt am Programm *Kinder aus der Klemme* teilnehmen, brennt bei Steve die Hütte. Er hat sich geweigert, zum Netzwerkabend zu kommen, zu dem Melanie ihn eingeladen hat, denn er will Melvin und dessen Familie nicht mehr sehen. Neulich wurde er auch auf Melanie zornig, weil sie einem Familienmitglied bei einer Geburtstagsfeier erzählt hatte, dass sie bei *Kinder aus der Klemme* etwas unternähmen. Um es den Kindern einfacher zu machen, habe sie zugestimmt, dass Melvin die Kinder wieder an der Haustür absetzen dürfe und nicht mehr an einem neutralen Ort auf dem Schulgelände. Steven sagte zu Melanie, dass er sie in nächster Zeit nicht mehr sehen wolle. Später hörte er von seiner Mutter, Melanie habe zugegeben, dass es ein Irrtum gewesen sei, dem Absetzen vor der Haustür zuzustimmen, sie habe diese Entscheidung wieder rückgängig gemacht.

Wenn man mit Brüdern und Schwestern, Schwägern und Schwägerinnen über ihren Kummer, ihren Verlust und ihre Wut spricht und diese auch anerkennt, kann man das Gespräch auf die Frage lenken, was sie ihren Neffen und Nichten wünschen. So wird es möglich, im Streit zwischen den Eltern und ihren Netzwerken eine deeskalierende Haltung einzunehmen.

Daher laden wir Geschwister auch regelmäßig, zwischen den Gruppensitzungen, zu Gesprächen ein. Oft in Anwesenheit eines oder beider Elternteile. Bei diesen Gesprächen kann über Gefühle wie Schmerz und Verlust geredet werden, man kann darüber sprechen, wie die Geschwister die Eltern (oder einen Elternteil) beim Durchbrechen des Streits unterstützen können, oder darüber, wie schwierig es für einen Elternteil sein kann, die gewünschte Veränderung herbeizuführen, wenn die anderen im Netzwerk auf ihren Standpunkten verharren. Die Fragen, die wir von den Geschwistern bekommen, können sich von den Fragen der Großeltern unterscheiden. Oft entspringen sie einem Gefühl der Loyalität. Zum Beispiel wird gefragt, wie man dem Bruder helfen kann, der finanziell von seiner Ex total ausgenommen wird, oder es wird suggeriert, dass es den Kindern bei der Schwester wirklich viel besser geht, und es wird gefragt, was sich in dieser Hinsicht machen ließe. Geschwister können auch offenere Fragen darüber stellen, wie sie ihren Neffen und Nichten und ihrem Bruder oder ihrer Schwester am besten helfen können.

Unserer Erfahrung nach wird es den Geschwistern oft zugestanden, Dinge auszusprechen, die ein Therapeut nie sagen könnte. Schon oft hat dies zu einer Veränderung beigetragen, und der Elternteil konnte sich durch die Zustimmung und Unterstützung, die er spürte, verändern. Zum Beispiel sagte Carla zu ihrem Bruder Peter, nachdem er sich wieder einmal darüber ausgelassen hatte, wie falsch seine Ex sei:

> »Jetzt ist aber mal Schluss, Peter! Als ob du immer so toll gewesen wärst. Hör doch mal auf mit dem Gelaber, ich weiß auch noch ein paar Geschichten über dich. Es geht um die Kinder. Sie ist fort, komm drüber weg und krieg dich wieder ein.«

Im restlichen Gespräch ging es um den eigenen Anteil des Vaters, das Konfliktmuster zu unterbrechen, und darum, wie ihn seine Schwester dabei unterstützen konnte.

Wenn Eltern im Laufe des Programms bewusst wird, dass ihre Geschwister den Streit nur noch schlimmer machen und dass ihnen das nicht beim Abbau der Spannungen hilft, bringen sie das manchmal auch zur Sprache. Ramon beschloss zum Beispiel, nicht mehr negativ über seinen Ex-Schwager zu sprechen, nachdem ihm seine Schwester unter Tränen erklärt hatte, wie sehr sie sich zwischen seiner Wut und dem, was sie in der Gruppe lernte, gefangen fühlte.

Neue Partner und deren Familien

Obwohl Stiefeltern und ihre Familien aus juristischer Sicht in Bezug auf die Kinder des neuen Partners keine Rechte haben (Loenen 1995) und Stiefverwandte als »Fremde« gelten (Cottyn 2014), sind sie für die Dynamik einer konflikthaften Elternschaft sehr wichtig. Neue Partner mit ihrer zugehörigen Familie können die Verringerung des Konfliktes mit dem Ex-Partner sowohl fördern als auch behindern.

Aus unseren vielen Gesprächen mit neuen Partnern bzw. Stiefeltern ist immer wieder hervorgegangen, wie viel sie im Leben eines Kindes bedeuten können. Von vielen neuen Partnern/Stiefeltern haben wir gelernt, wie schwierig es sein kann, sich in ihrer Lage zu befinden. Auch die neuen Partner/Stiefeltern sind oft mit Gefühlen der Frustration und Ohnmacht konfrontiert (van der Elst et al. 2020). Aus juristischer Sicht sind Blutsverwandtschaften bei Interessenskonflikten wichtiger als nicht verwandtschaftliche Beziehungen (Cottyn 2011; Spruijt e. Kormos 2014). Eltern-Kind-Beziehungen bekommen dadurch immer den Vorrang vor partnerschaftlichen Beziehungen, und auch gesellschaftlich bekommen stiefelterliche und fürsorgliche Beziehungen ohne Blutsbande keine Anerkennung (Cottyn 2014). Stiefeltern haben oft das Gefühl, vom anderen Elternteil, dessen Netzwerk, den Kindern, aber auch von beratenden Einrichtungen und der Gesellschaft nicht gehört, beschuldigt und verkannt zu werden. Und das, obwohl sie sich oft dafür einsetzen, das Beste daraus zu machen, und sie in der komplexen Dynamik des andauernden Streits eine wichtige Rolle spielen.

Die Praxis

Für systemische Therapeuten ist es wichtig, dieser bedeutsamen und oft komplizierten Position des neuen Partners/Stiefelternteils Aufmerksamkeit zu schenken. Nicht selten werden neue Partner als Quertreiber und als lästig erfahren oder die Therapie konzentriert sich nur auf die biologischen Eltern und ihre Kinder.

Marja ist die neue Partnerin von Lex und seine beiden Kinder, Dana (13) und Micha (11), tun ihr leid. Jedes Mal sagen sie, dass sie nicht zu ihrer Mutter wollen, und sie kann fast nicht in ihre bedrückten Gesichter sehen, wenn sie wieder zu ihrer Mutter müssen. Sie kann sie verstehen. Wenn sie die Geschichten von Lex und die der Kinder zusammennimmt, weiß sie genug. Die Kinder werden nicht gut betreut, schon gar nicht, wenn die Mutter wieder einen neuen Freund hat. Hinzu kommt auch noch, dass Dana neulich mit einer Schramme auf dem Arm zurückkam. Die ist auch nicht von selbst dort hingekommen. Jetzt hat sie von Lex gehört, dass der Therapeut ein Gespräch zwischen der Mutter und den Kindern vereinbaren will. Offenbar, damit die Kinder erzählen können, was ihnen missfällt. Als ob die Mutter ihnen dann auf einmal zuhören würde? Marja hat Lex geraten, diesem Gespräch nicht zuzustimmen. Es wäre besser, wenn man sie einmal einlüde, sodass sie erzählen könnte, wie sie die Sache sieht.

In vielen Fällen, in denen das Programm in der Gruppe oder in Nachgesprächen ins Stocken geraten ist, hat die Einladung eines neuen Partners einen Wendepunkt herbeigeführt, der den Eltern eine neue Bewegungsfreiheit gegeben hat. Dadurch, dass über ihre komplizierte Lage gesprochen wird, ihre guten Absichten und vieles mehr anerkannt und vor allem gewürdigt werden, kommen oft Reflexionen in Gang. Da gab es zum Beispiel den Fall eines Vaters, der auf einen der Therapeuten sehr wütend geworden war, weil er fand, der Mutter werde in der Gruppe viel zu oft das Wort überlassen, während man ihn nie ausreden lasse. Gemeinsam mit seiner Partnerin wurde er zu einem Zwischengespräch eingeladen. Bei diesem Gespräch stellte sich heraus, dass die neue Partnerin des Vaters diesen dazu anspornte, sich von seiner Ex »nicht unterkriegen zu lassen«. Im Gespräch zeigte sich auch, dass sie sich selbst von der Mutter ins Abseits gedrängt fühlte, und sie erzählte außerdem, dass sie schon sähe, wie jähzornig der Vater werden könne und welche Auswirkungen das auf seine Umgebung und auch auf die Kinder und die Mutter habe. Solche Beispiele von Eltern und ihren Netzwerken helfen systemisch arbeitenden Therapeuten dabei, sich immer wieder vor Augen zu halten, dass es den Eltern so gut wie unmöglich ist, neue Schritte zu unternehmen, wenn das Netzwerk, das sie täglich umgibt, nicht in diese Veränderungen miteinbezogen wird.

Im Arbeitsbuch für Eltern, die an *Kinder aus der Klemme* teilnehmen (van der Elst et al. 2020), gibt es einige Anregungen dazu, wie sich (Stief)eltern den Kindern des neuen Partners gegenüber verhalten können, ohne dabei jemanden zu dämonisieren. Zum Beispiel wird dazu geraten, nicht in die negativen Geschichten eines Kindes über den anderen Elternteil einzustimmen, stattdessen etwas Positives über den anderen Elternteil zu sagen und keinen Druck auszuüben, wenn es darum geht, miteinander zu reden oder eine gute Beziehung aufzubauen. Als wichtige Eigenschaften, die meistens belohnt werden, werden Geduld und Durchhaltevermögen genannt.[21]

Amina hat schon viele Schritte unternommen. Wenn Armin und Ella nach dem Wochenende von ihrem Vater zurückkommen, haben sie immer lauter negative Geschichten zu erzählen, vor allem über Brenda, ihre Stiefmutter. Früher hatte das Amina sehr beeinflusst,

21 Schauen Sie sich das YouTube-Video mit Tipps für das Netzwerk an: https://youtu.be/byPsB9x2Ad8 [29.12.2020].

und wenn Ella sagte, sie wolle nicht zu Papa, dann hatte sie dafür Verständnis gezeigt und Ella bei sich zu Hause behalten. Sie wollte sie beschützen und fand selbst auch, dass Brenda eine dominante, gefühlskalte Person sei. Das wiederum führte zu vielen Auseinandersetzungen, auch vor Gericht.

Papa und Brenda haben nun vor ein paar Monaten einen Sohn bekommen: Stefan. Letzten Sonntag sind die Kinder wieder aufgebracht nach Hause gekommen. Ella: »Sie kümmern sich nur um Stefan, wir müssen immer still sein, wenn er schläft, und Brenda ist immer böse auf uns.« Armin ergänzt, er finde es außerdem sehr dumm, dass er und seine Schwester jetzt auch zu Brenda »Mama« sagen müssten, weil es sonst für den kleinen Stefan verwirrend wäre. Das versetzt Amina einen Stich, doch sie möchte die Konfliktmuster nicht weiter verstärken. Sie geht in die Küche, trinkt ein Glas Wasser und schafft es dann, zu sagen: »Wisst ihr, mir macht das nicht so viel aus. Wir wissen doch, dass ich euch zur Welt gebracht habe und eure Mama bin, das wird sich nie ändern. Ihr könnt damit umgehen, wie ihr wollt, ich finde es nicht schlimm, wenn ihr zu Brenda ›Mama‹ sagt. Ihr werdet ja sehen.« Amina fiel auf, dass die Kinder entspannt reagierten, nichts mehr darüber sagten und zu spielen begannen.

Beispiele wie diese erfüllen uns mit großem Respekt und viel Freude. Eltern sind zu so vielem fähig, wenn sie verstehen, wie befreiend dies für ihre Kinder und für sie selbst sein kann. Dass auch sie dann ihr Leben weiterleben können. In einem Konflikt gefangen zu sein, kostet sehr viel Energie und geht auf Kosten der Gesundheit. Wenn es gelingt, sich von einem Streit zu lösen, kann man die Aufmerksamkeit wieder auf andere Lebensbereiche lenken.

Freunde

Auch wenn Freunde bei einer Trennung oft sagen: »Wir waren mit euch beiden befreundet und wir werden nicht Partei ergreifen«, so hat sich in den vielen Gesprächen, die wir mit Freunden aus dem Netzwerk der Eltern geführt haben, gezeigt, dass ein Jahr später, nach einer konflikthaften Trennung, sich so gut wie alle Freunde deutlich für eine Seite entschieden haben. Auch von unseren Kolleginnen hören wir das Gleiche: Bei Trennungskonflikten im eigenen Freundeskreis ist es oft unmöglich, die Freundschaft zu beiden aufrechtzuerhalten. Im Gegensatz zu unserer Familie suchen wir uns unsere Freunde aus, und sie suchen sich uns aus. Dadurch ist die Beziehungsdynamik eine ganz andere. Einerseits ist die Beziehung zerbrechlicher und wir müssen uns dafür einsetzen, sie aufrechtzuerhalten, andererseits können sich Freundschaften umso mehr auf Treue, Loyalität und Parteinahme stützen.

Die Praxis

Anne, die Freundin von Milena, die in unserer Gruppe ist, macht sich Sorgen. Sie bekommt nur noch Milenas Seite der Geschichte mit und sieht die Konflikte nur mehr aus deren Perspektive. Anne schrieb uns einen langen Brief, in dem sie klarstellen wollte, dass Milenas Ex *wirklich* ein Psychopath sei, sie verstehe nicht, warum wir das als Therapeuten nicht sähen, und sie habe Milena geraten, nicht mehr an der Gruppe teilzunehmen, weil sie das noch mehr aus dem Gleichgewicht brächte.

Milena und ihre Freundin Anne werden zu einem gemeinsamen Gespräch eingeladen. Auch für die beiden Töchter im Alter von 8 und 10 Jahren und für ihren Vater Mats sind im Raum Stühle aufgestellt. Anne und Milena können erzählen, wie glücklich sie über ihre Freundschaft sind und wie sehr sie einander in ihrem Leben helfen. Milena hat Anne in der schweren Zeit, als ihre Mutter starb, sehr unterstützt, und Anne möchte für Milena das Gleiche tun. Ihr erscheint es besser, wenn die Kinder ihren Vater nicht mehr besuchen, denn sie kommen dann immer ganz durcheinander zurück … Im Gespräch würdigen wir ihre Freundschaft, dass sie füreinander da sind und nur das Beste für die Kinder wollen. Erst danach ist es möglich, Fragen zu stellen. »Angenommen, die Kinder besuchten ihren Vater nicht mehr, wie glaubt ihr würden sie in zehn Jahren darauf zurückblicken? Seid ihr euch sicher, dass sie euch dann dafür dankbar wären, oder wäre es möglich, dass sie im Laufe ihrer Entwicklung ihren Vater doch auch vermisst hätten?« Gemeinsam sehen sie sich Filme über Kinder und Erwachsene an, die über den abgebrochenen Kontakt zu einem Elternteil erzählen und erklären, was das für ihr Leben bedeutet. Die Videos zeigen vielfältige Perspektiven und schaffen in einem anschließenden Gespräch viel Raum für Dialog.

Das berufliche Netzwerk

Außer dem Netzwerk, das aus Familie und Freunden besteht, ist oft auch eine ganze Truppe von Personen, die gemeinsam ein berufliches Netzwerk bilden, in konflikthafte Trennungen involviert. Anwälte, Mediatoren, Gericht, Schule, Therapeuten und Jugendamt spielen bei komplexen Trennungen häufig eine wichtige Rolle. Auch sie können bei der Aufrechterhaltung oder dem Abbau des Konflikts bedeutsam sein.

Schule

Eine Schuldirektion setzte alles daran, dafür zu sorgen, dass sich ein Elternpaar in der Schule bei Elternabenden, Klassenvorführungen und Sportveranstaltungen nicht über den Weg lief. Die Eltern beschuldigten sich gegenseitig, eine Gefahr für ihr Kind zu sein, und man hatte einen Plan erstellt, der genau festlegte, welcher Elternteil sich zu welcher Zeit in der Schule aufhalten durfte. Trotz aller Bemühungen bekam der Schuldirektor oft böse E-Mails und Beschwerden von den Eltern, wenn einer der beiden sich nicht an die Vereinbarungen gehalten hatte. Klassenlehrer, Mentoren und andere Lehrkräfte beschäftigten sich immer mehr damit, wie Konfrontationen in der Schule verhindert werden könnten, und man legte Fluchtrouten fest, auf denen man das Kind »in Sicherheit« bringen könnte, falls einer der beiden Elternteile zu einer nicht vereinbarten Zeit in der Schule erschien.

Solche gut gemeinten Ansätze vonseiten der Schule können dazu beitragen, dass ein Konfliktmuster aufrechterhalten bleibt. Je mehr die Schule die Verantwortung dafür übernimmt, Konfrontationen zwischen den Eltern zu verhindern, desto mehr Widerstand wird dadurch hervorgerufen. So steigt die Gefahr, dass die Schule bei dieser unmöglichen Aufgabe versagt, was wiederum bewirkt, dass die Eltern enttäuscht sind und die Schule in dem weiter eskalierenden Konflikt noch mehr zur Verantwortung ziehen.

Bei der ersten großen Studie zum Programm *Kinder aus der Klemme* (Schoemaker 2017) wurde gefragt, inwieweit die Situation der Kinder in der Schule durch die Trennung beeinflusst wird. Das Ergebnis war, dass zwei Drittel der älteren Kinder angaben, beim Lernen durch die Trennung beeinträchtigt zu sein. Bei den jüngeren Kindern kam heraus, dass es für sie wichtig ist, in der Schule eine Vertrauensperson zu haben, jemanden, dem sie ihre Sorgen anvertrauen können. Es zeigte sich auch, dass nicht für alle Kinder eine solche Person verfügbar war. Die Jugendlichen von Villa Pinedo[22], einer niederländischen Organisation von und für Kinder von getrennten Eltern,

22 www.villapinedo.nl [29.12.2020].

unterstreichen diese Ergebnisse in einer Online-Botschaft, in der sie erklären, wie gut es Kindern tun kann, wenn eine Lehrperson darüber Bescheid weiß, in welcher Situation sie sich befinden. Des Weiteren geben sie an, es als angenehm zu empfinden, wenn eine Lehrperson fragt, wie es ihnen geht oder wie etwa die Benutzung von Büchern und Computern zu Hause geregelt ist, und auch wenn es Verständnis für die Schwierigkeiten gibt, die dazu führen können, dass es manchmal mit dem Lernen und mit der Ordnung der Schulsachen nicht so gut klappt. Bei konflikthaften Trennungen kommt es übrigens oft vor, dass beide Eltern die Schule informieren wollen und sie dabei den Lehrpersonen und der Schulleitung widersprüchliche Geschichten erzählen. Konfliktmuster sind wie Ölflecken, die sich auf alle Lebensbereiche der Kinder und Erwachsenen ausbreiten.

Die Praxis

Wenn die Eltern und Kinder damit einverstanden sind, können Unterstützer mit der Schule Kontakt aufnehmen. Lehrpersonen sehen oft, dass es einem Kind nicht gut geht, und sie bekommen die Spannungen im Schulhof und bei den Zeugnisbesprechungen mit. In den meisten Fällen weiß man es in der Schule zu schätzen, wenn andere Fachkräfte mitdenken wollen, was eine Lehrperson tun oder unterlassen kann, um ein Kind zu unterstützen. Aus unserer Erfahrung geben Eltern fast immer ihre Zustimmung dazu, dass wir mit der Schule Kontakt aufnehmen. Manchmal stellt sich schon bei einem Aufnahmegespräch heraus, dass die Schule eine wichtige Bühne des Konflikts ist. Wir beginnen mit den Eltern und mit der Schule ein Gespräch darüber, wie sie sich zum Beispiel gegenüber tratschenden Eltern anderer Kinder verhalten können, aber auch, wie sie mit den Kindern ein Gespräch darüber anfangen können, wie die Schule wieder ein ruhiger Ort werden kann und was sie selbst als Eltern und Lehrkräfte dazu beitragen können. Kinder können sich dabei oft sehr gut einbringen.

Wir denken mit Lehrpersonen, Schülerberatern und der Schulleitung gemeinsam darüber nach, wie sie sich dem Sog, der von dem Konflikt ausgeht, entziehen können. Im obigen Fall war es zum Beispiel hilfreich, mit der Schuldirektion und den Lehrenden zu besprechen, wie sie das Ruder wieder in die Hand nehmen konnten, damit in Zukunft wieder sie selbst über die in ihrem Bereich, der Schule, geltenden Regeln bestimmten. In dem Dialog, der darauf folgte, beschlossen sie, diese Regeln den Eltern gegenüber in zwei separaten, kurzen Gesprächen klarzumachen. Es wurde auch beschlossen, dass bei Aufführungen keine Maßnahmen mehr getroffen würden. Die Eltern und die Familie sollten selbst einen Weg finden, damit umzugehen. Die Lehrpersonen wollten auch nicht gemeinsam mit den Eltern darüber diskutieren, ob es nun für das Niedrighalten des Spannungslevels förderlich wäre, wenn sie ihre neuen Partner mitnähmen oder nicht, unabhängig davon, ob sie das Recht dazu hatten. Oft sind Lehrkräfte und andere Mitarbeiter einer Schule dazu bereit, sich in den Gedankenprozess einzubringen, wenn sie wissen, dass sich auch die Eltern darum bemühen, die Spannung abzubauen. Kurz vor dem Abschluss des Programms kann es ebenfalls hilfreich sein, mit der Schule Kontakt aufzunehmen, denn dann können die Informationen aus der Schule bei der Evaluierung miteinbezogen werden.

Die Justiz

Anwälte und Richter haben eine ganz andere Aufgabe als Therapeuten. Bei Gerichtsverfahren geht es um Gewinnen und Verlieren und um Entscheidungen, die so gerecht wie möglich sein sollen. Anwälte, die einen Elternteil vertreten, haben den Auftrag, die Interessen dieses Elternteils so gut wie möglich zu schützen. Sie stehen also per Definition auf der Seite dieses Elternteils. In der Therapie geht es hingegen gerade darum, den Streit loszulassen, Vertrauen aufzubauen, den Mut zu haben, verletzlich zu sein, und die Kinder in den Mittelpunkt zu stellen. Darum kommt es häufig vor, dass Therapie und Rechtsprechung einander im Wege stehen (Groen 2013; Visser e. van Lawick 2016). Richter stehen oft vor sehr schwierigen Dilemmas. Im Online-Teil der niederländischen Tageszeitung *Eindhovens Dagblad* stand 2018[23], dass der Justizbeirat (Raad voor de Rechtspraak) schon seit längerer Zeit über die steigende Anzahl von Konfliktscheidungen besorgt sei. Dem Vorsitzenden Frits Bakker zufolge verstärkt der klassische Aufbau einer Gerichtsverhandlung – das so genannte »Wettbewerbsmodell« – die Gegensätze zwischen den Eltern. Bakker schreibt, wenn man einander das Salz in der Suppe nicht gönne, seien die Kinder die Leidtragenden an dem Streit, und das Wettbewerbsmodell vergrößere die Wut nur noch.

23 Eindhovens Dagblad (2018): https://www.ed.nl/eindhoven/rechtbank-start-andere-aanpak-echtscheiding~afeb27292/? referrer=https://www.google.nl/ [12.2.2021].

Das alles hat dazu geführt, dass man auch in diesen Berufsgruppen nach neuen Möglichkeiten sucht, um eine Wende in dem eskalierenden Streit zwischen den Eltern herbeizuführen. Die Justiz experimentiert mit neuen Formen der Rechtsprechung, bei der einer Familie ein zuständiger Familienrichter zugeteilt wird, der bei jedem neuen Verfahren Richter ist und dadurch auf frühere Anhörungen und Urteile aufbauen kann. Zuvor bekamen es die Eltern immer wieder mit neuen Richtern zu tun, wodurch der Überblick fehlte.

Die Praxis

Der Therapeut Alex hat von den Eltern die Zustimmung bekommen, sowohl mit dem Anwalt von Vater Adriaan als auch mit dem Anwalt von Mutter Lydia zu telefonieren. Adriaan und seine Ex-Frau Lydia sind in einem Kurs bei Alex und die Situation ist festgefahren. Beide Eltern geben an, der Anwalt des anderen wolle einen Prozess anstrengen, und der Therapeut beschließt nun, mit beiden Anwälten zu sprechen. Adriaans Anwalt fragt Alex, ob er wisse, was Elternentfremdung sei, und sagt, er hoffe, der Therapeut sehe, dass dies hier der Fall sei. Lydias Anwalt gibt Alex zu verstehen, dass es sicher zu einem Prozess kommen werde. Er fragt den Therapeuten, ob er über die Gewalt, die es in der Beziehung gegeben habe, informiert sei und wisse, dass der Vater daher ein Sicherheitsrisiko für die Kinder darstelle. Beide Anwälte schicken den Eltern für das Gespräch mit dem Therapeuten eine gesalzene Rechnung, weshalb die Eltern nun auf Alex böse sind. Alex hat daraufhin die Anwälte satt.

Anwälte werden häufig als »Profiteure« dargestellt, die den Betroffenen völlig scham- und rücksichtlos übertrieben hohe Rechnungen ausstellen und kein Auge dafür haben, wie sich der Streit auf Eltern und Kinder auswirkt. Obwohl es auch Situationen wie im obigen Beispiel gibt, sind wir im Laufe der Jahre, in denen wir mit Eltern in Trennungskonflikten arbeiten, dazu übergegangen, ganz anders über Anwälte zu denken und anders zu handeln. Am Anfang stritten wir uns oft mit Anwälten und warfen ihnen vor, eine verkehrte Einstellung zu haben. Jetzt sehen wir, dass auch sie oft in Konfliktmustern gefangen sind und dass es hilft, wenn man Zugänge zu einer Zusammenarbeit findet. Außerdem sehen wir, dass Anwälte einen konstruktiven Beitrag zum Durchbrechen der Konfliktmuster liefern können, indem sie das Kind in den Mittelpunkt rücken und die Eltern bitten, sich in die Lage des anderen Elternteils zu versetzen. Wir machen Supervisionen mit Familienanwälten, die oft auch Mediatoren sind. Bei diesen Supervisionstreffen haben wir bemerkt, dass viele Anwälte zur Beendigung des Streits beitragen wollen. Wir erleben jetzt, dass wir als Profis eine Gemeinschaft bilden können, die sich gemeinsam dafür einsetzt, dass der Streit zwischen den Eltern aufhört. Auch das Beratschlagen von Anwälten untereinander kann zur Deeskalation führen, ohne die Intervention von Gerichten bzw. aus dem sozialen Bereich.

Als Fachkräfte sollten wir nicht davor zurückschrecken, uns mit Anwälten zu beraten und, wenn möglich, die Zusammenarbeit zu suchen, uns die Fachkenntnis des anderen zunutze zu machen. Der erste Schritt bei der Zusammenarbeit besteht aus unserer Klarstellung, dass wir unsere Arbeit nicht machen können, wenn gleichzeitig Gerichtsverhandlungen stattfinden. Wir bitten die Eltern, für die Dauer des Programms alle Verhandlungen abzubrechen oder vorübergehend auszusetzen. Anwälte müssen dafür offen sein und Verständnis dafür haben, dass sie für ein paar Monate in den Hintergrund treten. Wenn die Eltern dem zustimmen, rufen wir, wenn nötig, die Anwälte an, um dies zu erklären. Wenn bestimmte Fragen weiterhin relevant bleiben, können Anwälte und Richter auch dabei helfen, diese zu lösen und so ergänzen sie letztendlich unsere Arbeit. Auf diese Weise konnten wir eine gute Zusammenarbeit mit einer großen Gruppe von Anwälten in unserer Umgebung aufbauen. Dabei ist es allerdings wichtig, vorab klarzustellen, dass die Anwälte dies den Eltern nicht in Rechnung stellen, ansonsten ist ein gegenseitiger Austausch nicht möglich. Die Gespräche sind allen dienlich. Indem wir das Gespräch suchen, können wir uns mit den Anwälten beraten, und sie können uns über wichtige, rechtlich unausweichliche Fragen informieren, die ein Hindernis oder aber auch Möglichkeiten darstellen.

Fachkräfte

Mit Familien, in denen die Elternschaft nach der Trennung strittig ist, haben fast immer mehrere Helfer zu tun. Das können Mitarbeiter des Jugendamtes, Familienberater, Familienhelfer, Mentoren aus dem schulischen Umfeld, Psychiater und Psychotherapeuten sein. Auch sie können in die destruktiven Muster verwickelt werden und dadurch unbewusst den Streit in Gang halten. Ein deutliches Anzeichen dafür, dass man in den Konflikt hineingezogen worden ist, ist die Neigung, Partei zu ergreifen und nicht mehr zu erkennen, dass das Verhalten beider Eltern vom Streit selbst beeinflusst ist (Cottyn 2016).

Die Praxis

Ein Therapeut von *Kinder aus der Klemme* bekommt einen Anruf von dem Therapeuten des Vaters, der fragt, ob man wisse, dass die Mutter dem Vater gegenüber Gewalt ausgeübt habe und dass bei der Mutter eine Persönlichkeitsstörung vorliegen könnte. Der Therapeut bittet darum, diesbezüglich eine Diagnose stellen zu lassen. Eine Woche später erklärt der Familienhelfer dem Therapeuten im Programm, der Vater sei das Problem und habe einen Therapeuten, der blindlings alles glaube und Öl ins Feuer gieße. Der Familienhelfer berichtet, dass der Vater wütend davongestürmt sei, als er dies mit ihm besprechen wollte, und dass er sich nun große Sorgen darüber mache, wie gut der Vater seine Aggressionen im Zaum halten könne. Der Familienhelfer fragt den Therapeuten, ob dies untersucht werden könne und ob man diesem Punkt auch im Rahmen des Programms Aufmerksamkeit schenken könne.

Die Gefahr einer solchen Wahrheitssuche liegt darin, dass eine erzählte Geschichte für eine Darstellung der Wirklichkeit gehalten wird, unabhängig von zeitlichen und sozialen Faktoren und nicht als etwas, das in zwischenmenschlichen Beziehungen erzeugt wird (Cottyn 2016). Wir müssen uns dessen bewusst sein, dass wir, aber auch andere Fachkräfte, immer Gefahr laufen, den Geschichten einen Wahrheitsgehalt zuzuschreiben. Eltern, aber auch Kinder können in die verschiedenen »Wahrheiten« der Eltern und der verschiedenen Berater in ihrem Umfeld hineingezogen werden. Das kann für die Pattstellung mitverantwortlich sein, in der Familien gelandet sind.

Unsere Reaktion ist immer, dass wir uns natürlich mit der »Wahrheitssuche« beschäftigen, sogar in einem sehr weiten Sinne, und dass wir deshalb auch alle Wahrheiten, alle Geschichten hören wollen. So gehen wir dem Streit aus dem Weg und führen eine Mehrstimmigkeit und einen Dialog ein, der für das Durchbrechen des destruktiven Konflikts notwendig ist.

Wir laden Fachkräfte, die mit einer Familie zu tun haben, ein oder rufen sie an. Personen, die den Kurs *Kinder aus der Klemme* vermittelt haben und die oft auch Helfer der Familie oder einzelner Mitglieder sind, werden immer zum ersten Informationsgespräch hinzugebeten. Nicht nur Eltern, sondern auch diese Vermittler haben oft Fragen, und es hat sich bewährt, gemeinsam einen Plan zu erstellen. Es kann auch vorkommen, dass Eltern nicht wollen, dass sie mitkommen, weil ein Elternteil diese Vermittler als parteiisch oder nicht hilfreich erlebt. In dem Fall treffen wir uns nur mit den Eltern, gemeinsam oder getrennt. Wir verschaffen uns einen Überblick darüber, welche Fachkräfte außer uns noch mit dem Fall zu tun haben und wie Eltern die Hilfestellungen dieser Personen erleben. Die Positionen können weit auseinandergehen, von »sehr hilfreich« bis hin zu »total auf der Seite des anderen Elternteils«. Wir gehen der Frage nach, welche Rolle diese Helfer beim Überwinden oder bei der Aufrechterhaltung des Konflikts spielen. So kann es sein, dass ein Helfer, der von einem Elternteil als sehr unterstützend erlebt wird, ganz an die Geschichte dieses einen Elternteils glaubt und dem Elternteil dazu rät, nicht nachzugeben. Es kann sein, dass dies für die Entwicklung dieses Elternteils, der damit zum ersten Mal Rückgrat zeigt, ein wichtiger Schritt ist, dass es aber trotzdem für die Beendigung des Streits im Interesse der Kinder nicht so hilfreich ist. Es ist wichtig, den Helfern und Helferinnen zu erklären, womit sich Eltern im Rahmen des Programms von *Kinder aus der Klemme* beschäftigen und in welcher Relation dies zu einer individuellen Therapie stehen kann. Damit soll mitunter auch verhindert werden, dass sich Eltern zwischen zwei Formen der Hilfe gefangen fühlen.

Beckers (2016) führt mehrere Fragen auf, die dabei helfen, sich gemeinsam mit den Eltern einen Überblick darüber zu verschaffen, welche Rolle das Helfernetzwerk bei der Aufrechterhaltung oder dem Durchbrechen der Konfliktmuster spielt. Man kann die Eltern fragen: »Wen unterstützt der Helfer? Ist das für die Deeskalation des Konflikts hilfreich? Hilft das den Kindern? Welche Maßnahmen oder Ratschläge helfen dabei, die Situation zu verbessern, und welche nicht?« Dies kann sowohl den Eltern als auch dem Therapeuten zeigen, wie das komplexe persönliche und professionelle Spannungsfeld aussieht, in dem die Eltern gelandet sind. Und es hilft auch bei der Abwägung, mit wem ein Dialog begonnen werden muss, damit Spielräume zur Veränderung entstehen.

Die Therapeuten und Therapeutinnen in unserem Programm kennen die Sogwirkung der Konfliktmuster und auch wir bekommen es regelmäßig mit Situationen zu tun, in denen wir gebeten werden, in dem Streit Stellung zu beziehen – zum Beispiel, einer Mutter endlich ihr manipulatives Verhalten vor Augen zu führen oder einen Vater auf seinen Egozentrismus anzusprechen. Als Team helfen wir einander, die Mehrstimmigkeit aufrechtzuerhalten und uns aus den Konfliktmustern herauszunehmen, denn sonst hätten wir keinen therapeutischen Spielraum mehr. Um uns selbst davor zu schützen, »zu sehr an eine Wahrheit zu glauben«, halten wir regelmäßige Intervisionen ab. Dabei bringen wir Fälle zur Sprache, die uns berühren. Wir tun das, sobald wir an uns selbst feststellen, dass wir mit einem oder beiden Elternteilen Schwierigkeiten haben oder selbst in die Falle der Dämonisierung und Verurteilung zu treten drohen. Indem wir miteinander reflektieren, uns gegenseitig dazu befragen, was uns so berührt und inwiefern das möglicherweise mit eigenen Verletzlichkeiten zu tun hat, wird es wieder möglich, Verständnis zu zeigen und den Eltern mit aufrichtigem Interesse oder Mitgefühl zu begegnen. Auf diese Weise befreien wir uns selbst von der Sogwirkung der Konfliktmuster und können wieder hilfreich sein. Als Fachkräfte machen wir also auch von unserem eigenen beruflichen Netzwerk Gebrauch, damit wir unsere Arbeit weiterhin gut erledigen können.

Schluss

Die systemische Herangehensweise an komplexe Trennungskonflikte bedeutet, dass die Konfliktmuster, in denen Kinder, Eltern und die Personen in ihrem Umfeld gefangen sind, identifiziert werden. Damit Konfliktmuster aufgelöst werden können, reicht es nicht aus, nur mit den Eltern und Kindern zu arbeiten. Auch die Menschen in ihrem Umfeld, aus ihrem persönlichen und beruflichen Netzwerk, tragen oft dazu bei, die Konfliktmuster aufrechtzuerhalten und müssen daher miteinbezogen werden, damit sich eine nachhaltige Veränderung vollziehen kann.

Es dürfte klar sein, dass es für die Einbeziehung des Netzwerks kein Standardprotokoll gibt. Immer wieder gilt es, gemeinsam mit den Eltern, Kindern und den übrigen Personen aus dem Netzwerk darüber nachzudenken und der Frage nachzugehen, wer wie mit einbezogen werden soll.

So hat sich im Kontext von konflikthaften Trennungen gezeigt, dass die direkte oder indirekte Arbeit mit wichtigen Bezugspersonen nicht nur wünschenswert, sondern auch absolut notwendig ist, damit gelingen kann, was den Streit zur Ruhe kommen lässt.

10 FiSch und Familienstube – Netzwerk-aktivierung in Kita und Schule

Ulrike Behme-Matthiessen und Thomas Pletsch

Die Ausgangslage: Überforderte Eltern – überforderte Schulen und Kitas

Die Verhaltensprobleme von Kindern nehmen zu und wirken sich vermehrt auf den Schul- und Kitaalltag aus, was Kitas und Schulen vor neue Herausforderungen stellt. Besonders in Schulen, aber auch in Kitas wurden unterschiedliche Unterstützungsangebote entwickelt: zeitlich begrenzte Kleingruppenbeschulung, Inselprojekte, Trainingsangebote für Kinder und Beratung für die Eltern. Dabei steigt die Zahl der Schulbegleiter in den letzten Jahren kontinuierlich an. In der Kita werden heilpädagogische Förderprogramme verstärkt. Häufig wird im schulischen Bereich der Unterricht verkürzt, um Schülerinnen nicht zu überfordern, aber auch um die Lehrkräfte und die Klassen zu entlasten.

Diese Situation führt zu Hause zu einer Zunahme der familiären Belastung: Arbeitszeiten müssen verändert oder die Arbeit eines Elternteils zeitweise aufgegeben werden. Besonders kritisch ist die Verkürzung der Unterrichtszeiten für Alleinerziehende. Die Probleme zwischen Eltern und Kindern eskalieren nicht selten. Häufig fühlen sich die Familien ausgegrenzt und stigmatisiert und ziehen sich zurück. Die Distanz zwischen den Eltern und der Schule bzw. Kita vergrößert sich, die Eltern vermeiden wenn möglich den Kontakt zu Kita und Schule, weil sie mit weiteren Anforderungen rechnen, die sie überfordern. Besonders im letzten Kitajahr steigen bei den Eltern mit verhaltensauffälligen Kindern Angst und Verunsicherung mit der Frage: Schafft mein Kind den Schuleinstieg?

Beispiel Schule

Luca Weber ist 10 Jahre alt und besucht die dritte Grundschulklasse. Seine Klassenlehrerin berichtet, dass es seit Anfang der zweiten Klasse mit Luca immer wieder zu großen Schwierigkeiten komme: Wenn ihm etwas im Unterricht oder auf dem Schulhof nicht passe, werde er sehr schnell wütend. Dann ziehe er sich entweder zurück und verlasse einfach den Klassenraum oder er beschimpfe sowohl Lehrer als auch Mitschüler und werde handgreiflich. Das habe mittlerweile ein Ausmaß angenommen, dass Luca ab der nächsten Klasse voraussichtlich innerhalb einer Sondermaßnahme der Schule beschult werde, bei der maximal vier Kinder von einer speziell fortgebildeten Lehrkraft begleitet würden. Dies sei von schulischer Seite die letzte Möglichkeit, Luca über den Vormittag angemessen zu betreuen. Gelinge auch das nicht, müsste über andere Maßnahmen gesprochen werden. Luca lebt zu Hause mit seiner jüngeren Schwester zusammen, mit der er sich nach Angaben der Mutter sehr oft streitet. Der Mutter gegenüber zeige er sich immer wieder respektlos, anschließend dann weinerlich und resigniert. Zum Vater gebe es jeweils zu den Wochenenden Kontakt, die Eltern leben seit Lucas drittem Lebensjahr getrennt. Frau Weber fühlt sich oft alleingelassen. Ihre Eltern leben zu weit weg, als dass sie regelmäßig unterstützen könnten, auch muss sie versuchen, sich mit Aushilfsarbeiten etwas dazuzuverdienen. Die Familie hat einen sehr begrenzten Freundeskreis, zu dem auch wenig Kontakt besteht, mit Luca möchte kaum ein Kind häufiger Zeit verbringen. Frau Weber fühlt sich meist angeklagt und mit Vorwürfen konfrontiert, dass sie vieles falsch mache und Luca »nicht richtig im Griff« habe. Von den meisten Institutionen fühlt sie sich eher im Stich gelassen. Die Klassenlehrerin empfiehlt der Mutter die Teilnahme an einer FiSch-Klasse gemeinsam mit Luca und bahnt nach deren Zustimmung einen Kontakt zu den zuständigen Kolleginnen an.

Beispiel Kita

Die fünfjährige Marie Jensen lebt mit ihren Eltern in einer Reihenhaussiedlung und besucht die nahegelegene Kita. Die Erzieherinnen haben Maries Eltern während der Bringe- und Abholsituation bereits häufig darauf angesprochen, dass es Marie anscheinend sehr schwer fällt, sich über einen angemessenen Zeitraum mit einem Kind beim Spiel zu beschäftigen. Es gebe dann schnell Streit, Marie beharre starr auf ihrem Willen und sei zu keinem Kompromiss bereit. Während der gemeinsamen Essenspause wolle Marie selbst bestimmen, wann sie mit dem Essen beginnt und wann sie aufhört. Der Aufforderung, gemeinsam mit aufzuräumen, komme sie ungern nach. Würden die Erzieherinnen das mit Nachdruck einfordern, schreie und beleidige Marie oft. Die Eltern berichten, ähnliche Probleme auch immer wieder zu Hause zu haben und sich oft hilflos zu fühlen. Marie werde aus diesen Gründen auch schon seltener zu Kindergeburtstagen eingeladen, auch das nähere familiäre Umfeld habe sich zurückgezogen mit der Begründung, die Treffen mit Marie seien zu anstrengend.

Da die Eltern noch nicht so lange im Ort leben, gibt es bisher kaum soziale Kontakte, sodass sie sich etwas isoliert fühlen. Große Sorgen machen sie sich darüber, wie es werden soll, wenn Maries Einschulung bevorsteht. Die Leiterin der Kita empfiehlt Maries Eltern die Teilnahme an der »Familienstube«, die einmal wöchentlich im örtlichen Familienzentrum stattfindet. Nach Zustimmung der Eltern unterstützt die Kitaleitung die Kontaktanbahnung zu den Kolleginnen der »Familienstube«.

Theoretische Ansätze

Multifamilientherapie

Deutlich wurde in den letzten Jahren, dass nachhaltige Veränderungen in Schule und Kita nur unter Einbeziehung und mit Unterstützung des Elternhauses erreichbar sind. Wenn es gelingt, eine Erziehungspartnerschaft zwischen Elternhaus und Schule/Kita aufzubauen, können gemeinsam Lösungen entwickelt, überprüft und immer wieder angepasst werden.

Die Idee, Familien in den Unterricht zu integrieren, basiert auf multifamilientherapeutischen Prinzipien und wurde als »family education« in London von Eia Asen und seinem Team entwickelt. In seinem Beitrag für dieses Buch geht Eia Asen ausführlich auf die Entstehung und Entwicklung von Ansätzen der Mehrfamilienarbeit ein (siehe S. 132). Im klinischen Kontext, in dem die Multifamilientherapie (MFT) entstanden ist, setzt sie auf unterschiedlichen Ebenen an: Sie hilft, soziale Isolation zu überwinden, die bei Familien mit ausgeprägten psychosozialen Problemen häufig zu finden ist. Durch die gemeinsame therapeutische Arbeit mit anderen Familien werden Vorurteile abgebaut und gegenseitiges Lernen angeregt. Dabei erweitern neue Sichtweisen die eigene Perspektive. Familien sehen sich in anderen Familien gespiegelt, geben und erhalten Unterstützung. Sie experimentieren mit neuen Verhaltensweisen und erleben sich dadurch immer weniger in der Opferrolle, sondern zunehmend mehr als »Gestalter« ihres Lebens.

Dieser Arbeitsansatz ist auch für Schule und Kita sinnvoll. Die Arbeit mit Familiengruppen im Schulalltag fördert eine enge Zusammenarbeit von Schule und Elternhaus. Die Eltern können anders Anteil nehmen am schulischen Leben ihrer Kinder, sodass sich gegenseitige Vorbehalte in der Regel auflösen und die Kinder erleben, dass Schule und Elternhaus an einem Strang ziehen. Diese enge Zusammenarbeit entwickelt sich auch, wenn Kitakinder mit ihren Eltern eine Familiengruppe besuchen. Durch die Unterstützung in der Elterngruppe während der gemeinsamen Reflexionsrunden werden die Eltern zunehmend sicherer in ihrer Erziehungsfähigkeit.

Familiale Resilienz

In der Arbeit mit Familiengruppen spielt die Förderung von Resilienz, dem Wachstum von Widerstandskräften bei Belastung, eine große Rolle. Familiale Resilienz beschreibt die Fähigkeit von Familien, erhöhten Anforderungen und Herausforderungen standzuhalten und im besten Falle gestärkt aus Krisen hervorzugehen. Dabei geht es um ein komplexes Zusammenspiel von inneren und äußeren Faktoren: So kann zum Beispiel die Fähigkeit, sich mitzuteilen oder um Unterstützung zu bitten, nur dann als Resilienzfaktor wirksam werden, wenn ein Ansprechpartner im Umfeld vorhanden ist. Bei der Entwicklung von familialer Resilienz spielen Vertrauen, die Beziehungen der Familienmitglieder untereinander sowie die Qualität des Umgangs miteinander eine wesentliche Rolle. Offene Kommunikation und gegenseitige Wertschätzung sind wesentliche Voraussetzungen zur Resilienzförderung. Ein Erziehungsstil, geprägt durch liebevolle Zuwendung und Interesse bei klaren Rahmenbedingungen und elterlicher Kontrolle, fördert ebenfalls die familiale Resilienz. Im Gruppenverbund und innerhalb von Netzwerkstrukturen bieten sich den Familien unterschiedliche Möglichkeiten, äußere Faktoren (Ansprechpartner, Resonanzgeber) wirksam werden zu lassen. Familiäre Glaubenssätze können abgeglichen, überprüft und verändert werden: »Gilt für unsere Familie das Motto ›gemeinsam sind wir stark‹ oder haben wir bisher lediglich das Bedürfnis nach einer solchen gemeinsamen Ethik? Und was können wir von anderen Familien lernen, um Krisen besser zu bewältigen?«

Konzepte: FiSch und Familienstube

In Deutschland gibt es seit über zehn Jahren Multifamilienarbeit in der Schule. Dabei existieren zwei parallele Modelle, die »Familienklasse« (Dawson, McHugh u. Asen 2020) und »Familie in Schule – FiSch« (Behme-Matthiessen u. Pletsch 2012). Grundlage dieses Artikels ist

»Familie in Schule – FiSch« und das darauf basierende Konzept der »Familienstube«.

Sowohl FiSch als auch die Familienstube werden sowohl präventiv als auch therapeutisch-rehabilitativ eingesetzt. Entwickelt wurde dieser Arbeitsansatz im therapeutischen Setting einer Kinder- und Jugendpsychiatrie. Er wurde hier bei der Behandlung von psychischen Erkrankungen bei Kindern und Jugendlichen, die sich fast immer belastend auf Schule und Kita auswirken, zu einem Modul in einem multimodalen Behandlungskonzept ausgearbeitet.

Nachdem FiSch in der kinderpsychiatrischen tagesklinischen Behandlung erfolgreich eingesetzt wurde, bildete sich auf kommunaler Ebene in Schleswig-Holstein eine Arbeitsgruppe zur Umsetzung von FiSch als präventives Angebot. Eltern und Kinder arbeiten in FiSch und Familienstube gemeinsam an Zielen, die in Schule oder Kita beobachtbar sind.

Beiden Ansätzen ist gemeinsam, dass sie kontextbezogen sind. Die Ziele beziehen sich auf das Verhalten in Schule oder Kita. Themen wie Beziehung, Nähe–Distanz, Struktur, Klarheit im Umgang werden im Kontext Schule bzw. Kita reflektiert. Der Transfer auch ins häusliche Umfeld erfolgt bei ausreichender Vertrauensbildung in einem anschließenden Schritt; jedes Elternteil entscheidet für sich, was er oder sie aus der häuslichen Situation einbringen möchte. Dies erleichtert auch Familien, die Familienberatungsangebote bisher immer abgelehnt haben, die Teilnahme.

Familie stärken im Schulalltag – FiSch

FiSch als Prävention ist ein inklusiver Ansatz. Die Kinder werden einmal wöchentlich in der FiSch-Klasse unterrichtet und üben an diesem »FiSch-Tag«, unterstützt von ihren Eltern, ihre Ziele zu erreichen (gemeinsame »Trainingseinheit«). Diese Ziele werden von Eltern, Klassenlehrer, FiSch-Team und Schüler in einem Vorgespräch entwickelt. Die Kinder verbleiben die anderen Tage in ihrer Stammklasse und orientieren sich auch im Schulalltag an ihren FiSch-Zielen, die dort täglich von der Lehrkraft bewertet werden.

Frau Weber und Luca treffen sich zum Vorgespräch mit dem FiSch-Team und der Klassenlehrerin. Neben der Erläuterung des Ablaufs des FiSch-Tages werden jetzt gemeinsam die Ziele vereinbart, deren

Erreichung Luca eine bessere schulische Teilnahme ermöglichen soll:

1. Ich melde mich, wenn ich etwas sagen möchte.
2. Ich bin freundlich zu Kindern und Erwachsenen.
3. Ich arbeite 15 Minuten durchgängig.
4. Ich bleibe während der Arbeitsphasen auf meinem Platz.

Luca bekommt eine »FiSch-Mappe«, einen Hefter mit der Verschriftlichung der Ziele und einer Tabelle, in der täglich zu jeder Stunde eine Bewertung der Zielerreichung durch die Lehrkraft eingetragen wird.

Die »FiSch-Maßnahme« dauert ca. drei Monate (12 Termine); neben dem Aufnahmegespräch wird die Entwicklung gemeinsam in einer Zwischenbilanz und einem Abschlussgespräch bewertet.

Tagesablauf des FiSch-Tages:

- Elternrunde/Kinderrunde
- gemeinsame Gesprächsrunde und Wochenbilanz
- Unterricht
- Auswertung beider Schulstunden (Tagesbilanz).

Elternrunde

Um 9.00 Uhr treffen sich die Eltern mit dem Therapeuten zu einer Vorbesprechung. Hier werden die Wochenergebnisse der Kinder besprochen, erfolgreiche Strategien aus dem letzten FiSch-Tag gesammelt und gegenseitige Unterstützung organisiert. Dazu können die Eltern persönliche Ziele bezüglich ihres eigenen Erziehungsverhaltens für diesen Vormittag formulieren (z. B.: »Ich möchte ruhig bleiben, auch wenn Luca mich sehr fordert«).

Frau Weber und Luca nehmen heute zum ersten Mal an einem FiSch-Tag teil. Während Luca im Klassenraum die anderen Kinder und den Lehrer kennenlernt, begegnet Frau Weber in der Elternrunde, moderiert durch den Elterncoach, fünf weiteren Müttern und Vätern. Deren Kinder haben alle, wie sie in der Vorstellungsrunde zu Beginn erfährt, ähnliche Schwierigkeiten in der Schule wie Luca. Frau Weber ist erleichtert: »Ich dachte, ich sei die einzige Mutter, die solche Schwierigkeiten mit ihrem Kind hat! Ich bin ganz erleichtert, noch andere Eltern zu treffen, denen es ähnlich geht und die mich verstehen!«

Kinderrunde

Parallel zur Elterngruppe sitzen die Kinder mit dem FiSch-Lehrer oder der FiSch-Lehrerin zusammen. In dieser Kindergruppe werden mit den Kindern das Unterrichtsmaterial vorbesprochen und die FiSch-Ziele aufgefrischt.

Gemeinsame Gesprächsrunde/Wochenbilanz

Um 9.15 Uhr treffen sich Eltern und Kinder, um zusammen das Wochenergebnis der Kinder zu besprechen und zu würdigen. Es werden gemeinsame Aktionen zum Kennenlernen, zum Gruppenzusammenhalt und zum Mentalisieren durchgeführt. Mentalisieren kann definiert werden als »ein Prozess, der im Allgemeinen ohne Anstrengung oder spezifische Bewusstheit stattfindet. Man könnte ihn beschreiben als: wir sehen uns selbst von außen und wir sehen andere von innen. Mentalisieren bedeutet, mentale Zustände im Zusammenhang mit Gefühlen und Verhaltensweisen zu verstehen« (Asen u. Fonagy 2014). Als mentale Zustände werden Intentionen, Gefühle, Stimmungen, Bedürfnisse, Überzeugungen, Vorstellungen, Gedanken, Motive oder Motivationen, Sehnsüchte und Sichtweisen verstanden.

Auf dem Boden sind Karten mit unterschiedlichen Würfelaugen ausgelegt. Elterncoach und Lehrer erklären, dass auf der Rückseite jeder Karte eine Frage ist, die Aufschluss über die Gruppe geben soll (z. B.: »Wer in dieser Gruppe fährt gerne Fahrrad?«). Reihum würfeln die Eltern-Kind-Paare, ziehen eine entsprechende Karte vom Boden und haben die Aufgabe, die Frage zu beantworten, indem sie die Gruppenteilnehmer ansehen und einschätzen, auf wen die jeweilige Antwort zutreffen könnte. Die übrigen Teilnehmer geben nicht zu erkennen, ob sie zur »Zielgruppe« (hier: gerne Fahrrad fahren) dazugehören. Dann löst die Gruppe die Frage auf: Alle, auf die diese Frage zutrifft, melden sich.

Luca und Frau Weber haben die Frage: »Wer in dieser Gruppe spielt ein Musikinstrument?« Gemeinsam blicken sie die anderen Teilnehmer an und versuchen zu erraten, auf wen dies zutrifft. Diese sehr niederschwellige Übung zum Mentalisieren hat sich als »Eisbrecher« gerade für unsichere Eltern sehr bewährt.

Unterricht

Anschließend folgen zwei Unterrichtsstunden mit den individuellen Arbeitsprogrammen der Kinder, die möglichst dem Lernstoff der

Heimatschulen angepasst sind. Die Eltern begleiten den Unterricht – je nach Anforderung – unmittelbar bei ihrem Kind im Klassenraum oder beobachtend aus einem angeschlossenen Nebenraum heraus. Entscheidend ist hier der moderierte Austausch der Eltern untereinander, um Beobachtungen abzugleichen, Ideen zu sammeln und sich gegenseitig zu unterstützen.

Auswertung beider Schulstunden (Tagesbilanz)

Nach dem Unterricht trifft sich die Gruppe im Plenum zur Abschlusssitzung. Kinder, Eltern, Elterncoach und Lehrer sprechen zielbezogen über den Schultag aus ihren unterschiedlichen Perspektiven. Die abschließende Zielbewertung erfolgt (Schule!) durch die Lehrkraft. Hat ein Kind alle Ziele erreicht, wird dies mit einem Applaus aus der Gruppe honoriert.

Familie stärken im Vorschulalter – Familienstube

Aus Dänemark kam die Anregung, ein familienstärkendes Angebot nicht erst im Schulalter, sondern schon im Vorschulalter anzubieten. In enger Zusammenarbeit mit den dänischen Kolleginnen, mit hiesigen Kitas und Familienzentren wurde das Konzept »Familienstube« im Kreis Schleswig-Flensburg entwickelt.

Unterstützt werden Kinder, die Schwierigkeiten haben:

- sich in Gruppen zu integrieren
- sich auf eine Sache zu konzentrieren
- Regeln zu akzeptieren
- Initiative zu ergreifen
- einen Lernkontext zu akzeptieren und
- die Anleitung von Erwachsenen zu akzeptieren.

Angeboten wird es Eltern, die sich Unterstützung wünschen:

- bei der Stärkung von Erziehungssicherheit
- bei der Stärkung familiärer Strukturen
- bei der Stärkung ihrer Handlungskompetenz
- bei der Entwicklung ihrer Selbstfürsorge und
- bei der Entwicklung von Verantwortung für das Wohl ihres Kindes.

Herr und Frau Jensen (Maries Eltern) treffen sich gemeinsam mit der Erzieherin der Kita und dem Familienstuben-Team im Familienzentrum zum Vorgespräch. Neben detaillierten Informationen zum Ablauf werden gemeinsame Ziele formuliert, die von den Eltern und der Kita als wichtig für den weiteren Kitabesuch von Marie und für ein besseres Familienleben erachtet werden:

1. Marie befolgt die Anweisungen der Erwachsenen.
2. Marie fragt nach, wenn sie etwas von anderen haben möchte.
3. Marie spricht freundlich mit den Kindern und Erwachsenen.

Struktureller Rahmen der Familienstube:

- Empfehlung durch die Kita
- Startertreffen: Kita/Kiga plus Eltern plus Familienstube; Entwickeln von Zielen
- 1 x wöchentlich Familienstube für ca. 3 Stunden
- Evaluation nach 8 Wochen / Halbzeitbilanz
- Abschlusstreffen nach 16 Wochen / Perspektiven und evtl. weitere Planungen.

Tagesablauf der Familienstube:

- Begrüßungsritual und gemeinsame Mahlzeit
- Elternrunde
- gemeinsame Gesprächsrunde / Wochenbilanz
- gemeinsame Aktionszeit
- Abschluss mit Abschlussritual.

Begrüßungsritual und gemeinsame Mahlzeit

Die Familienstube beginnt mit einer gemeinsamen Mahlzeit, bei der die Ziele besprochen und den Kindern noch einmal verdeutlicht werden und eine Nachmittagsaktion geplant wird.

Elternrunde

In der Elternrunde werden die Rückmeldungen aus den Kitas besprochen. Die Eltern bringen eigene wichtige Themen ein und berichten, inwieweit sie Ideen aus dem letzten Treffen auch zu Hause haben umsetzen können. Wichtig ist hier der Austausch der Eltern untereinander, ihre gemeinsame Lösungssuche. Gegenseitige Unterstützung wird geplant, einige Eltern setzen sich eigene Ziele für den Tag.

Herr Jensen nimmt zum ersten Termin allein mit Marie teil, da seine Frau noch einen dringenden beruflichen Termin hat. Er lernt vier weitere Eltern kennen, die alle ähnliche Schwierigkeiten mit ihren Kindern kennen. Auch die Ziele ähneln sich sehr, was Herrn Jensen sehr beruhigt: »Ich habe schon befürchtet, dass nur wir als Eltern das alles nicht in den Griff bekommen, alles falsch machen. Jetzt sehe ich, dass es anderen auch so geht. Das sieht dann schon gleich viel normaler aus, wenn man mit den Problemen nicht allein ist.«

Die Kinderrunde findet parallel zur Elternrunde mit der Erzieherin statt mit angeleiteten Spielen und Freispiel.

Gemeinsame Gesprächsrunde / Wochenbilanz

Danach besprechen die Eltern mit ihrem Kind altersentsprechend die Rückmeldungen aus der Kita. Der Schwerpunkt liegt dabei auf den schon erreichten Erfolgen. Parallel findet ein reflektierender Austausch zwischen Coach und Erzieherin über wichtige Abmachungen aus der Eltern- und Kinderrunde statt.

Gemeinsame Aktionszeit

Unter der Anleitung der Eltern finden gemeinsame gestalterische Aktionen oder Bewegungsspiele statt.

Es ist kurz vor Ostern. Die Eltern haben von der Erzieherin mündlich eine Beschreibung bekommen, wie für jedes Familienmitglied ein Osterhase hergestellt werden kann. Den Familien stehen unterschiedliche Materialien zur Verfügung und die Eltern haben jetzt den Auftrag, ihr Kind zu dieser Tätigkeit anzuleiten. Dabei werden sie in der Umsetzung unterstützt durch die Erzieherin und begleitet durch den Elterncoach.

Im Anschluss reflektieren die Eltern kurz, was ihnen im Kontakt mit ihren Kindern gut gelungen ist und wie sie dies nach Hause übertragen können. Alle Impulse werden auf einem Flipchart festgehalten.

Während die Kinder für einen längeren Moment unter Aufsicht der Erzieherin frei spielen können, sammeln die Eltern gemeinsam, welche Strategien und Handlungsmöglichkeiten sie ausprobiert, entdeckt oder umgesetzt haben. Herr Jensen bemerkt: »Wenn ich Marie bei den Anweisungen in die Augen sehe und ihr kurze Anweisungen gebe, scheint sie besser folgen zu können.« Außerdem ist ihm bei einem anderen Eltern-Kind-Paar aufgefallen, dass klare Anweisungen anscheinend auch sehr erfolgversprechend sind. Eine Mutter hat noch bemerkt, dass es gut ist, wenn sie in ruhigem Ton mit ihrem Kind spricht. All diese Aspekte werden vom Elterncoach kurz auf einem Flipchart skizziert. Herr Jensen ist beeindruckt, wie viele Ideen die Gruppe generiert: »Alleine wäre mir so viel nie eingefallen!« Auch findet er es hilfreich, dass er die Ideen auf dem Plakat immer wieder in Erinnerung gerufen bekommt.

Abschluss mit Abschlussritual

Zum Abschluss erfolgt gemeinsam eine Tagesauswertung der Ziele: Die Kinder besteigen eine Treppe und springen in die Arme ihrer Mutter / ihres Vaters. Die Treppe symbolisiert, ganz im Sinne einer »Siegertreppe« beim Sport, die erfolgreiche Entwicklung in Richtung der Zielerreichung.

Voraussetzungen für erfolgreiche Netzwerkarbeit

Veränderte Haltung: Hilfe annehmen als Stärke

Seit Beginn des letzten Jahrhunderts wurde die Großfamilie zunehmend von der Kleinfamilie abgelöst. In der Großfamilie wurden Erziehung und Familienarbeit generationsübergreifend aufgeteilt, gegenseitige Unterstützung war gelebtes Prinzip, von dem alle profitierten. Dafür fehlten häufig Privatheit und der Raum für eigene Entwicklung. Mit der Industrialisierung und zunehmend geforderter Mobilität wird die Kleinfamilie zum vorherrschenden Lebensmodell, familiäre Unterstützungsnetzwerke werden schwächer ebenso wie nachbarschaftliche Verbindungen. Der Anspruch wächst, alles allein zu lösen, Selbstverwirklichung und Autonomie sind die entsprechenden Familienideale. Schwierigkeiten sollen möglichst wenig nach außen dringen, es gilt als Schwäche, auf andere angewiesen zu sein.

Wenn beide Elternteile arbeiten oder alleinerziehend Berufsalltag und Familienalltag gemeistert werden müssen, kommt es häufig zu einer Überforderung. Unzureichende Betreuung der Kinder bei gleichzeitig schlechtem Gewissen verstärkt die familiäre Belastung. Die Probleme der Kinder in Kita oder Schule führen zu weiterem Rückzug und zunehmender Isolation der Familien.

Bei FiSch und Familienstube erleben die Eltern, dass sie nicht die Einzigen sind, die durch die alltäglichen Familienaufgaben überfordert sind. Sie lernen andere Eltern kennen, die über ihre Schwierigkeiten reden und deutlich machen, was sie an Unterstützung brauchen. Nach Hilfe zu fragen wird zur Selbstverständlichkeit, Grenzen wahrzunehmen und Verantwortung zeitweise an andere zu übertragen wird als Stärke bewertet. Diese veränderte Einstellung bildet eine wichtige Voraussetzung, sich für neue Netzwerke zu öffnen.

Veränderte Expertenrolle: Multifamiliencoaching

Beim Multifamiliencoaching in Kita und Schule sind die professionellen Unterstützer (Berater, Therapeuten, Pädagoginnen) zu einem Paradigmenwechsel aufgefordert. Die Rolle verändert sich vom wissenden Tippgeber hin zum fragenden Kontextgestalter. Multifamiliencoaching in Kita und Schule hat die folgenden wesentlichen Aufgaben:

- *Gesprächsatmosphäre schaffen:* den Eltern einen Rahmen bieten, miteinander in Kontakt zu kommen, sich zu öffnen, auszutauschen über gemeinsame problematische Erfahrungen und über Lösungen.
- *Austausch anregen:* gerade in akut belastenden und vermeintlich ausweglosen Situationen mit ihrem Kind die Eltern zum Austausch darüber einladen. Teilen von Erfahrung, von Nöten und Befürchtungen.
- *gemeinsame Lösungssuche:* die Gruppe als Pool für Lösungen nutzen lernen. Nicht auf den »Rat des Experten« warten, sondern offen dafür sein, Anregungen zu geben und anzunehmen von anderen Eltern = Netzwerk Eltern. Vertrauen finden in die Gruppenkompetenzen. Nach Hilfe fragen wird in diesem Zusammenhang als Stärke kultiviert. Als Mutter zum Beispiel muss ich nicht die Löwenmutter sein, die sich alleine vor ihr Kind stellt, ich habe mein »Rudel« zur Seite.
- *Erproben von Alternativen und Experimentierfeld:* Die aus der Gruppe generierten Ideen können hier und jetzt ausprobiert werden. Der Kontext dient als Labor: Was sich nach Gelingen anfühlt, wird verstärkt, was wie Blockade wirkt, kann über Bord geworfen werden. Dabei besteht immer wieder die Möglichkeit, das »Netzwerk Eltern« als Kooperationspartner im Labor zu nutzen.

Bei all diesen Aspekten spielt meine Haltung als Coach eine wesentliche Rolle: Traue ich den Familien die Lösung zu? Akzeptiere ich

Lösungen, die nicht meinen Vorstellungen entsprechen? Gelingt es mir, meinen Platz auf dem Rücksitz einzunehmen und die Eltern / die Gruppe am Steuer zu lassen?

Daneben ist es unbedingt notwendig, ein Gruppenklima zu schaffen, das Eltern und Kinder vor beschämenden Ereignissen schützt und alle Teilnehmer am Ende »mit erhobenem Haupt« aus der gemeinsamen Zeit gehen lässt. Familien, die über lange Zeiträume in Kita oder Schule mit konfliktbehafteten Situationen öffentlich waren, fühlen sich häufig durch diese Öffentlichkeit beschämt und schuldig an misslungenen Situationen. Hier ist der Schutz durch die Gruppe und den Kontext äußerst wichtig! Das Netzwerk dient damit hier als ein Forum für die Erfahrung, stolz auf das bisher Geleistete sein zu können.

Problem- und Lösungsbewusstsein – die Lösungstreppe

Die Lösungstreppe (siehe Abb. 2) beschreibt Problemwahrnehmung und Lösungsbereitschaft und unterstützt die Reflexion darüber, wie das Entwicklungstempo zwischen Coach, Eltern und Netzwerkgruppe passend gestaltet wird. Die Lösungstreppe beschreibt vier Stufen der Problem- und Lösungsfokussierung:

1. Existenz des Problems
2. Bedeutung des Problems
3. Vermeidbarkeit/Lösbarkeit definieren
4. persönliche Lösungsmöglichkeiten.

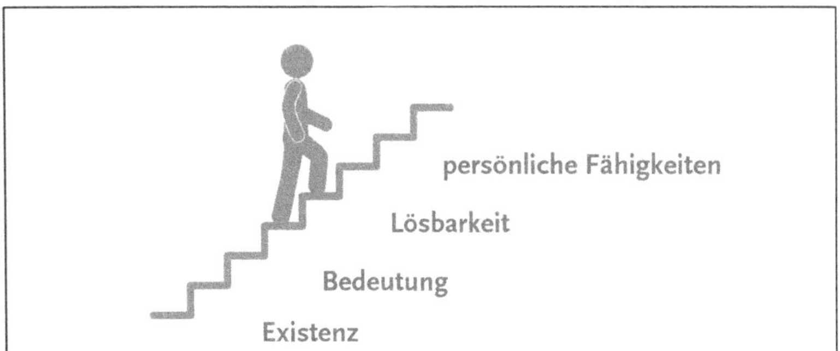

Abb. 2: Die Lösungstreppe, modifiziert nach Jürg Bolliger, verfügbar unter https://transaktionsanalyse.online/problemloesung/ [4.1.2021].

1. *Existenz des Problems*
   Der Elterncoach beobachtet, wie Luca während des Unterrichts seinen Sitznachbarn mit kleinen Papierkugeln bewirft. Auf Nachfrage erklärt die Mutter, nichts davon gesehen zu haben. Hier kann der Elterncoach die anderen Eltern um ihre Wahrnehmung bitten, um einen Wahrnehmungsabgleich innerhalb der Gruppe zu initiieren (Wahrnehmung des Netzwerks).
2. *Bedeutung des Problems*
   Lucas Mutter bestätigt die Beobachtung, misst dem jedoch keinerlei Bedeutung für das Geschehen bei. Auch hier kann die Gruppe zur Bedeutungsfindung genutzt werden.
3. *Vermeidbarkeit/Lösbarkeit definieren*
   Lucas Mutter bestätigt die Wahrnehmung/Existenz des Vorfalls, misst dem auch eine Bedeutung zu (»Das kann er in der Schule nicht machen! Das gibt nur Ärger!«), sieht jedoch keine Möglichkeit, dass man da was tun kann. Hier kann die Gruppe als Lösungsnetzwerk aktiviert werden.
4. *persönliche Lösungsmöglichkeiten*
   Lucas Mutter bestätigt auf dieser Stufe die Wahrnehmung, misst dem Verhalten eine Bedeutung bei und gibt einer grundsätzlichen Lösungsmöglichkeit Raum, findet jedoch (noch) keine persönliche Strategie (»Machen Sie das mal, ich kann das nicht«). Wieder kann die Gruppe persönliche Lösungsstrategien gemeinsam mit Lucas Mutter entwickeln.

Wesentlich ist hier der Blick darauf, dass die Mutter / der Vater auf einer Stufe mit dem Netzwerk »moderiert« wird. Erarbeitet der Elterncoach mit der Gruppe Strategien zur persönlichen Lösbarkeit, während die Mutter auf der Stufe der Bedeutungsgebung steht, wird es kaum zu einem Konsens kommen können, da die Kontexte Helfernetzwerk–Mutter auf unterschiedlichen Ebenen agieren.

Netzwerkaktivierung durch FiSch und Familienstube

FiSch und Familienstube: Erziehungspartner der Eltern

Der Gedanke, dass Elternhaus und Schule oder Kita in Erziehung und Wissensvermittlung eng zusammenarbeiten müssen, ist – wenn er einmal gedacht ist – eigentlich eine Selbstverständlichkeit. Eltern sind die wichtigsten Menschen im Leben ihrer Kinder und die wesentlichen Entwicklungsbegleiter. Dennoch waren häusliche und außerhäusliche Erziehung über Jahrhunderte streng getrennt, Kinder lebten in Schule und Familie in unterschiedlichen Welten mit unterschiedlicher Sprache, die oft wenig Berührungspunkte hatten. Jeder Bereich löste auftretende Probleme für sich, ein Austausch darüber fand selten statt.

Durch FiSch und Familienstube rücken diese Bereiche nun zusammen und vernetzen sich. Statt großer Distanz oder auch nicht selten gegenseitiger Abwertung fördern diese Ansätze eine Erziehungspartnerschaft. Schule/Kita und Eltern gehen Probleme gemeinsam an und suchen gemeinsam nach Lösungen.

FiSch und Familienstube: Vernetzung in der Region

Die FiSch-Klassen in einer Region müssen sich, um erfolgreich zu sein, sehr gut miteinander vernetzen. In der Regel besteht eine enge Zusammenarbeit mit den umliegenden Grundschulen. Häufig besuchen Kollegen und Kolleginnen aus diesen kooperierenden Schulen »Basisseminare« (Seminare im Curriculum zu FiSch – Familie in Schule), um den Ablauf und die Grundhaltung dieses Arbeitsansatzes besser verstehen und auch Eltern anders informieren zu können. Darüber hinaus bestehen Kontakte zum Jugendamt, den Erziehungsberatungsstellen und kinder- und jugendpsychiatrischen Anlaufstellen.

Die Familienstuben sind bewusst angegliedert an die Familienzentren. Einige Familien kommen über das Familienzentrum zur Familienstube. Häufig bekommen Familien aber auch Kontakt zum Familienzentrum über die Familienstube, lernen das Zentrum kennen und nutzen schrittweise weitere Angebote des Familienzentrums. Nach Ablauf der Familienstubenzeit bleiben die Familien nicht selten am Familienzentrum angebunden und nutzen Treffpunkt und Beratungsangebote.

Netzwerke und Kraftquellen: Praxisaktionen und Gruppenimpulse

Sowohl in der Schule als auch in der Kita lassen sich mit gezielt eingesetzten Gruppenimpulsen und Praxisaktionen Netzwerke anregen und persönliche Kraftquellen in der Netzwerkgruppe reflektieren.

1. *Tandems*: Zwei Eltern treffen zu Beginn des FiSch-/Familienstubentages die Absprache, gezielt aufeinander zu achten,

sich gegebenenfalls Rückmeldung zu geben und zu unterstützen. Die klare Vereinbarung regt ein gegenseitiges Spiegeln an und erleichtert den Rückmeldeprozess zwischen den Eltern.

2. *Elterntausch*: Wenn ich als Vater den Eindruck habe, mit meinem Latein (bezogen auf mein Kind in einer bestimmten Aktion während des FiSch-/Familienstubentages) am Ende zu sein oder Resignation aufkommen fühle, kann es hilfreich sein, dass ein anderes Elternteil zeitweise die Begleitung meines Kindes übernimmt. Anschließend haben wir eine Gesprächsgrundlage, um gemeinsam Erfahrungen auszutauschen und Anregungen zu sammeln. Ebenso stehe ich »im Tausch« für andere Eltern zur Verfügung, was mich in meinem Selbstwirksamkeitserleben unterstützt.
3. *Anlegestellen*: Mit einem blauen Stück Stoff oder auf einer Papierbahn mit blauer Farbe wird ein Fluss symbolisiert (je nach Gruppengröße, ca. 3 m lang). Je nach Aufgabenstellung überlegen die Eltern oder Eltern und Kinder, welche Unterstützer jeder für sich persönlich und/oder ihre Familien in ihrem Lebensumfeld haben: Großeltern, Freunde, Nachbarn, Trainer, Lehrer und so weiter. Für jeden Netzwerkpartner / jede Kraftquelle wird ein kleines Hölzchen an den »Fluss« gelegt und auf Moderatorenkarten gezeichnet. Eventuell werden kleine Papierschiffe gefaltet, beschriftet mit den Namen all derer, die für die innere Stabilität der Familie wichtig sind. Ein Fluss auf Papier mit den darauf fixierten Moderatorenkarten bietet die Möglichkeit, zu jedem FiSch-Tag/Familienstubentag im Raum ausgehängt und ergänzt zu werden.
4. *Netz-Werk:* Ähnlich wie die Anlegestellen. Ein ca. 1,5 m x 1,5 m großes Netz wird an der Wand aufgespannt. Im Verlauf jedes FiSch-Tages/Familienstuben-Tages werden die Eltern eingeladen zu überlegen, welche Menschen, Institutionen, Vereine, Aktivitäten wichtige Netzwerkpartner sind, die eine Stabilität der Familie – gerade in Krisenzeiten – unterstützen. Diese werden auf Moderatorenkarten geschrieben, die im Netz mit Klammern befestigt werden. Das Netz hängt jede Woche aus, wird ergänzt und im Kreis der Eltern diskutiert.

Netzwerke: Hürden und Grenzen

Angst vor Gruppen

Im Rahmen der Arbeit mit Familiengruppen treffen wir immer wieder auf Eltern, die ungern an Gruppen teilnehmen. Zu Beginn zeigt sich das oft in Vermeidung: Das Auto streikt, es gibt einen wichtigen Facharzttermin, der Termin wurde nicht im Kalender eingetragen und so weiter. Hier hat es sich bewährt, wertschätzend und interessiert nach den Gründen zu fragen. Oft stellt sich heraus, dass diese Eltern Ängste vor Gruppen haben, wenig Vertrauen für Gruppen aufbringen können oder sich zu diesem Zeitpunkt nicht in dieser Gruppe öffnen wollen. Im Besonderen psychisch kranke oder stark belastete Eltern benötigen hier eine wohlwollende Unterstützung: »Vielleicht ist es jetzt für Sie noch nicht der geeignete Zeitpunkt? Sie sind zu einem späteren Zeitpunkt herzlich eingeladen teilzunehmen!« oder »Was brauchen Sie von uns, um an der Gruppe teilnehmen zu können?«.

Gruppenkohäsion als Herausforderung

Gerade in Institutionen des Gesundheitswesens ist es aufgrund der strukturellen Bedingungen immer wieder schwierig, eine sichere Gruppenatmosphäre zu schaffen. Aufgrund hoher Fluktuation in der Gruppe zeigen sich Eltern hier eher zurückhaltend und wenig offen dafür, eigene Dynamiken und Netzwerkerfahrungen zu reflektieren. Die Anregungen durch die Berater/Therapeuten sollten hier im Sinne der Wahrung der persönlichen Grenzen der Eltern entsprechend achtsam erfolgen.

»Allein gegen alle«-Dynamik

Eltern, die über viele Jahre damit konfrontiert waren, mit ihrem Kind besondere Situationen zu bewältigen, scheinen oft in eine Dynamik des »Starkseins« und von »Ich muss die Kontrolle behalten« zu kommen.

> Das Beispiel von Frau Müller verdeutlicht diese Dynamik: Sie nimmt mit ihrem fünfjährigen Sohn Felix an der Familienstube teil und berichtet: »Es gab so viele Situationen, in denen Felix beschuldigt wurde, an Streit schuld zu sein. Da wollte ich ihn dann auch gegen andere mal verteidigen. Manchmal war mir das aber auch alles zu anstrengend und ich hätte heulen können. Dann sagten mir meine Eltern, ich solle das aber niemand zeigen und die Zähne zusammen-

beißen. Das hab' ich mir dann richtig angewöhnt. Und jetzt fällt's mir echt schwer, Hilfe anzunehmen.« Gerade aus dieser oft lange gehegten Erfahrung heraus erleben es Eltern als sehr entlastend, auf die Unterstützung eines Netzwerkes zurückgreifen zu können und sich im Verbund statt alleine zu fühlen.

Ausblick

Community-basierte Ideen haben mittlerweile – wie in diesem Band zu sehen ist – in unterschiedlichen sozialen und psychiatrischen Hilfsangeboten Fuß gefasst. Da aus vielen Schulen und Kitas nach wie vor Berichte über sehr problematische Situationen mit Kindern und Familien kommen und immer wieder Hilferufe an Institutionen gerichtet werden, hoffen wir, dass Konzepte wie FiSch oder die Familienstube weiter Einzug halten können. Denn, wie die Erfahrung zeigt: Ohne Eltern(*gruppe*) geht es nicht!

11 Probleme in Fähigkeiten verwandeln – Lösungsfokussierte Therapie mit Kindern als Gemeinschaftsaufgabe im *Ich schaff's!-Programm*[24]

Ben Furman

In diesem Beitrag werde ich das *Ich schaff's!-Programm*, ein einfaches, lösungsorientiertes Schritt-für-Schritt-Verfahren vorstellen, um Kindern bei der Bewältigung von Verhaltens- und emotionalen Problemen zu helfen. Ich werde die Schritte der Methode anhand eines Fallbeispiels veranschaulichen, von dem mir Elin Carlsson, eine Grundschullehrerin aus Karlstad, Schweden, berichtete.

Die lösungsfokussierte Therapie (LFT)[25] unterscheidet sich von vielen anderen Therapieformen. Bei der LFT konzentriert sich der Therapeut auf Ziele und nicht auf Probleme. Anstatt zu versuchen herauszufinden, was das Problem des Kindes verursacht, interessiert sich der LFT-Praktiker für das Gegenteil des Problems; er will herausfinden, welche guten Dinge die Menschen in der Zukunft wollen, und nicht, welche schlechten Dinge sie loswerden wollen. Bei der Arbeit mit Kindern ist das Ziel der Therapie sozusagen die bevorzugte Zukunft, oft verbunden mit einer Fähigkeit, die das Kind erlernen muss, um das Problem zu überwinden. Sobald die benötigte Kompetenz erkannt ist, wenden wir mehrere Schritte an, um das Kind dazu zu motivieren, diese zu erlernen, und ihm währenddessen Hilfe und Unterstützung zu geben.

Rudi war ein neunjähriger Junge aus Maikes Klasse (Namen geändert). Er war im Allgemeinen glücklich und positiv gestimmt; er hatte einige Freunde, mit denen er gerne spielte. Sein Problem war, dass er zu Wutausbrüchen neigte, wenn die Dinge nicht so liefen, wie er wollte, oder wenn jemand Einwände gegen das hatte, was er gerade

24 Aus dem Englischen von Johannes Hampel.

25 Die lösungsfokussierte Therapie wurde in den frühen Achtzigerjahren des letzten Jahrhunderts von Steve de Shazer, Insoo Kim Berg und Kollegen am Brief Family Therapy Center (Milwaukee, USA) entwickelt und fortlaufend modifiziert. Es gibt noch viele andere Abkürzungen für den lösungsfokussierten Ansatz, u. a. LOKT (Lösungsfokussierte Kurzzeittherapie), LOA (Lösungsorientierter Ansatz), LOT (Lösungsorientierte Therapie), siehe www.loesungsfokussiert.de [5.1.2021] (Anm. d. Hrsg.).

wollte. Wenn dies geschah, schrie er, schlug seine Freunde, warf mit Sachen um sich oder zerriss Bücher und andere Schulmaterialien. Mehrmals war Rudi auch auf Maike wütend geworden. Ein Beispiel dafür: Als es draußen kalt war und Maike ihm sagte, er solle sich anziehen und in die Pause gehen, geriet Rudi völlig außer sich und fing an, sie unflätig anzuschreien.

Nachdem Maike an einem Workshop zum *Ich schaff's!-Programm* teilgenommen hatte, einer lösungsorientierten Methode zur Unterstützung von Kindern bei der Bewältigung von Problemen, beschloss sie, diesen Ansatz mit Rudi auszuprobieren.

Das Problem in eine Fähigkeit verwandeln

Der Schlüsselgedanke bei *Ich schaff's!* ist, das Problem des Kindes in eine Fähigkeit zu verwandeln, die zu erlernen für das Kind wichtig ist. Das liegt daran, dass Kinder viel eher bereit sind, über Fähigkeiten zu sprechen, mit denen sie in etwas besser werden, als über Probleme oder Verhaltensweisen, die sie loswerden sollen.

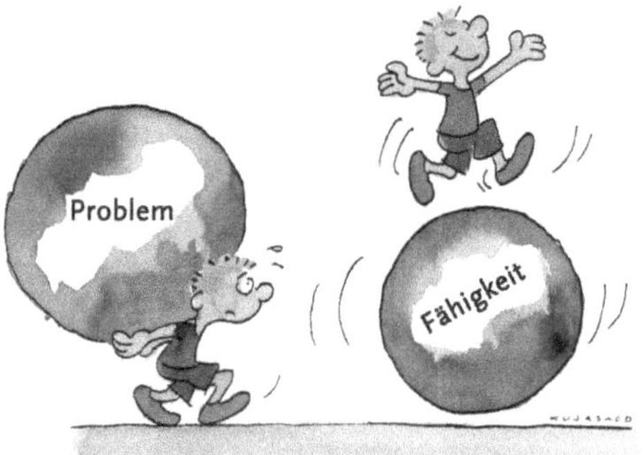

Abb. 3: Probleme in Fähigkeiten verwandeln

Es ist jedoch nicht immer einfach herauszufinden, welche Fähigkeiten ein Kind mit einem bestimmten Problemverhalten zu entwickeln hat. Maike wusste zwar, dass Rudi lernen müsste, sein Temperament zu zügeln, aber sie war sich nicht sicher, welche Fähigkeit er dafür bräuchte, um seine Ausbrüche beherrschen zu können. Nachdem sie einige Zeit über die Frage nachgedacht hatte, kam sie zu dem Schluss, dass die Fähigkeit, die er bräuchte, darin bestand, »belastbarer« zu werden bzw. nachzugeben und nicht alles hinzuschmeißen, wenn die Dinge nicht so liefen, wie er es wollte.

Das war Maikes Auffassung, an welcher Fähigkeit Rudi arbeiten sollte, um sein Problem zu überwinden. Aber sie zögerte, ihm diese Fähigkeit vorzuschlagen. Sie wusste, dass Kinder viel eher dazu motiviert werden, etwas zu erlernen, wenn die Idee, woran sie arbeiten sollen, von ihnen selbst kommt und nicht von einem Erwachsenen, wie etwa einem Elternteil oder einem Lehrer.

Maike bat Rudi, am Ende des Tages ein Gespräch mit ihr zu führen. Rudi willigte ein, und die beiden setzten sich zu einem Gespräch zusammen. Maike zeigte ihm ein Exemplar des illustrierten *Ich schaff's!*-Arbeitsbuches und erzählte ihm, dass sie an einem Workshop teilgenommen hatte, um auf diese Weise mit Kindern zu arbeiten. Rudi sah sich die Seiten des Arbeitsbuches an und zeigte sich interessiert.

Maike behielt absichtlich ihre Vorstellung davon, welche Fähigkeiten Rudi erlernen sollte, für sich. Stattdessen stellte sie ihm Fragen, um ihm zu helfen, allein herauszufinden, worin er besser werden müsste, um mit seinen Freunden eher zurechtzukommen:

> »Was passiert eigentlich mit dir, Rudi, wenn die Dinge nicht so laufen, wie du willst? Wie fühlt sich das in deinem Körper an, wenn das passiert? Was machst du dann? Wie reagieren deine Freunde auf dich? Was ist mit deinen Lehrern? Was glaubst du, was deine Freunde über dich denken, wenn das passiert? Was würdest du wollen, dass deine Freunde stattdessen über dich denken?«

Auf alle diese Fragen gab Rudi vernünftige Antworten. Er zeigte, dass er verstand, welche Wirkung seine Wut auf andere ausübte.

Anschließend fragte Maike:

> »Was würdest du gerne lernen oder worin möchtest du besser werden, damit deine Freunde die ganze Zeit gut über dich denken?«

Rudi wurde nachdenklich und sagte dann, er müsse die Fähigkeit des »Cool-Bleibens« lernen.

»Das ist aber eine tolle Fähigkeit!«, antwortete Maike. Sie war hocherfreut, weil es ihr gelungen war, Rudi dazu zu bringen, herauszufinden, welche Fähigkeiten er bräuchte, um sein Problem zu überwinden. Der Rest des Gesprächs würde sich darum drehen, Motivation aufzubauen und einen durchführbaren Plan zu entwickeln, wie Rudi diese Fähigkeit erlernen konnte.

Beschreibung der Fähigkeit

MAIKE Was könnte dir helfen, cool zu bleiben, wenn du kurz davor bist, wütend zu werden, Rudi? Was könntest du in solchen Situationen stattdessen tun?

RUDI Ich glaube, ich muss lernen, wegzugehen, einen Moment für mich allein zu sein und dann zurückzugehen ... oder zu einem Lehrer zu gehen und ihn um Hilfe zu bitten.

Für Maike klang das nach einer guten Idee. Sie fühlte, dass sie bereit waren, zum nächsten Schritt im *Ich schaff's!-Programm* überzugehen, dem Schritt, Motivation aufzubauen, indem dem Kind die Vorteile dieser Fähigkeit bewusst wurden.

Auflistung der Vorteile der Fähigkeit

MAIKE Was wird daran gut für dich sein? Was hast du davon, diese Fähigkeit zu erlernen?

RUDI *(nachdenklich)* Die anderen werden nicht mehr sauer auf mich sein.

Wenn man Kinder auffordert, an den Nutzen des Erlernens einer Fähigkeit zu denken, fällt ihnen manchmal kein Nutzen ein, und sehr oft, wenn sie einen Nutzen sehen, sind die Vorteile, die sie nennen, negative Auswirkungen ihres Problems, die sie dann vermeiden können. Unter dem Gesichtspunkt der Motivation ist es jedoch besser, dem Kind zu helfen, sich einige wirklich positive Folgen aus dem Erlernen der Fähigkeit bewusst zu machen.

MAIKE Was noch?

Maike forderte mit diesen Worten Rudi auf, das Gespräch am Laufen zu halten.

RUDI Ich kann weiter mit den anderen spielen,

sagte er.

MAIKE Das ist großartig. Sonst noch was?

RUDI Ich werde wieder glücklich sein,

sagte Rudi mit einem Lächeln im Gesicht.

Oft ist es sinnvoll, im Gespräch auch den Nutzen für andere anzusprechen.

> MAIKE Was ist mit deinen Freunden und anderen Menschen, die du kennst? Profitieren auch sie in irgendeiner Weise davon, dass du die Fähigkeit, cool zu bleiben, gelernt hast?
>
> RUDI Sie werden nicht mehr sauer auf mich sein.
>
> MAIKE Klar, und wenn sie nicht auf dich sauer sind, was nützt das?
>
> RUDI Sie werden denken, dass ich ein cooler Typ bin.

Eine Diskussion über die Vorteile des Erlernens dieser Fähigkeit hilft Rudi dabei, das zu entwickeln, was Motivationspsychologen als intrinsische Motivation bezeichnen, also den Willen, etwas zu erreichen, und zwar nicht nur, weil jemand anderes dies möchte, sondern weil man selbst echte Vorteile im Erlernen dieser Fähigkeit sieht.

Unterstützer benennen

Die Benennung eigener Unterstützer ist ein weiterer wichtiger Schritt bei *Ich schaff's*. Wenn Kinder Fähigkeiten erlernen sollen, brauchen sie Unterstützung, Hilfe, Ermutigung und Anerkennung von anderen Menschen. Zu den Unterstützern gehören normalerweise Freunde, Eltern, Großeltern und Lehrer, aber eigentlich kann jeder, der bereit ist, dem Kind in irgendeiner Weise zu helfen, ein Unterstützer sein. Selbst minimale Unterstützung kann förderlich sein. Schon die bloße Anerkennung des Kindes für seine Entscheidung, eine bestimmte Fähigkeit zu erlernen, oder ein gewisses Interesse an seinen Fortschritten kann ihm viel bedeuten.

> MAIKE Du kannst entscheiden, wen du bitten möchtest, dich beim Erlernen der »Cool bleiben«-Fähigkeit zu unterstützen,

sagte Maike zu Rudi. Seine Augen leuchteten, als er seine Unterstützer nannte: seine Mutter, seinen Vater und seine kleine Schwester.

> MAIKE Und wie möchtest du, dass sie dich unterstützen?,

fragte Maike.

RUDI Sie können mich jeden Tag, wenn ich von der Schule nach Hause komme, fragen, wie es mit meinem Training gelaufen ist.

MAIKE Das macht Sinn. Was ist mit deinen Freunden? Von welchen möchtest du in der Schule unterstützt werden?

Rudi nannte zwei seiner Klassenkameraden und sagte dann, dass er auch Maike und einen anderen Lehrer, den er gerne hatte, zu seinen Unterstützern zählen wolle. Als Maike ihn fragte, wie die Lehrer ihn in der Schule unterstützen sollten, schlug er vor, dass sie ihn bei Bedarf an seine Fähigkeiten erinnern sollten, indem sie einfach »Schnee« sagten. Das war der Name, den er seiner »Cool bleiben«-Fähigkeit gegeben hatte, als Maike ihn nach einer Bezeichnung für seine neue Kompetenz gefragt hatte.

Imaginärer Unterstützer

Zusätzlich zu den menschlichen Unterstützern können Sie die Kinder auch bitten, sich einen imaginären Unterstützer oder eine mächtige Figur auszudenken, die ihnen hilft, ihre Fähigkeiten zu erlernen. Dieser symbolische Helfer kann z. B. ein Lieblingstier, eine Zeichentrickfigur oder ein Superheld sein. Den meisten Kindern gefällt die Idee, einen Fantasiehelfer zu haben, und sie sind sehr kreativ im Erfinden, wie er ihnen helfen kann, sich an ihre Fähigkeit zu erinnern.

Rudi wollte einen herausragenden Helden aus seinem Lieblings-Computerspiel zu einem imaginären Unterstützer machen. Er zeigte Maike ein Bild der Figur mit seinem Smartphone. Später druckte er mehrere Bilder dieses Superhelden aus, kolorierte sie mit Buntstiften und brachte sie an verschiedenen Stellen an, um sich an die Fähigkeit erinnern zu lassen, die er erlernen wollte.

Planung der Feier

Ein weiterer wichtiger Schritt bei *Ich schaff's* ist die Planung der Feier. Die meisten Kinder lieben die Vorstellung, dass es eine Feier geben wird, wenn sie ihre Fähigkeit erworben haben. Die Erwartung dieses Festes gibt der Motivation der Kinder, sich neue Kompetenzen anzueignen, einen zusätzlichen Schub.

Eine Feier bei *Ich schaff's* ist jedoch nicht – wie man zunächst annehmen könnte – als Belohnung für das Kind gedacht, das seine gewünschten Fähigkeiten erlernt hat. Vielmehr soll das Fest ein soziales Ritual sein, eine Möglichkeit für die Gemeinschaft, die Leistung des Kindes anzuerkennen, indem sie ihm Respekt und Bewunderung dafür entgegenbringt, dass es einen wichtigen Meilenstein in seiner Entwicklung erreicht hat.

> MAIKE Wenn du deine Fähigkeit erlernt hast, musst du natürlich irgendwie feiern, indem du zusammen mit deinen Unterstützern in der Schule oder nach der Schule etwas Nettes machst,

sagte Maike, um den Gedanken des Feierns einzuführen. Rudi dachte darüber nach und kam dann auf die Idee, dass er seine beiden Unterstützer in der Klasse zu McDonald's und einem Film einladen wollte.

> MAIKE Das ist eine gute Idee, aber du musst natürlich deine Eltern um ihre Erlaubnis bitten.

Später an diesem Tag fragte er zu Hause seine Eltern. Sie stimmten gerne zu und hielten es ebenfalls für eine gute Idee.

Umgang mit Rückschlägen

Ein lösungsfokussierter Plan ist unvollständig, wenn er keine praktischen Ideen enthält, wie mit Rückschlägen umzugehen ist, d. h. mit Situationen, in denen das Kind zu dem Verhalten zurückgekehrt oder kurz davor ist, in das Verhalten zurückzufallen, das es verändern will. Rückschläge werden als natürlicher Teil des Erlernens von Fähigkeiten angesehen, und daher werden alle Unebenheiten auf dem Weg dorthin mitfühlend als »Vergessen der Fähigkeit« bezeichnet. Maike sprach auf diese Weise über die Idee, die Fähigkeit einmal zu vergessen:

> MAIKE Weißt du, Rudi, wenn man versucht, eine Fähigkeit – irgendeine Fähigkeit – zu erlernen, dann ist es nicht ungewöhnlich, dass die Dinge manchmal nicht so funktionieren, wie man will, weil man manchmal seine Fertigkeit einfach wieder vergisst, die man gerade dabei ist zu lernen. Wenn das passiert, brauchst du andere, die dir auf die eine oder andere Weise helfen. Hast du eine Vorstellung davon, wie wir – deine Unterstützer in der Schule – dir in solchen Situationen helfen können?

Rudi verstand, worum es ging. Er sagte, er wolle nicht, dass ihn jemand daran erinnere, indem er ihn kritisiere oder schimpfe, denn das würde ihn nur ärgern und ihn die »Cool bleiben«-Fähigkeit erst recht vergessen lassen.

> MAIKE Wie sollen wir dich stattdessen daran erinnern?,

fuhr Maike fort.

> RUDI Sagt »Schnee«. Sagen Sie einfach »Schnee«. Das ist alles,

war Rudis Antwort.

Maike fragte sich, ob Rudis Idee im wirklichen Leben funktionieren würde oder ob die Verwendung des Wortes »Schnee« im Eifer des Gefechts seine Wut eher verstärken könnte, anstatt ihm zu helfen, sich zu beruhigen. Von daher hakte sie nach, wie er denn reagieren würde, wenn andere das Wort »Schnee« verwendeten, um ihm zu helfen, sich zu beruhigen.

> MAIKE Was wirst du tun, wenn einer von uns manchmal »Schnee« zu dir sagt?,

fragte sie.

> RUDI Ich werde zu mir selbst »Stopp« sagen und dann »Entschuldigung«,

antwortete Rudi und sah ziemlich entschlossen aus.

Das Üben der Fähigkeit

Um sicherzustellen, dass Rudi in der Hitze des Gefechts genau dies auch wirklich tun konnte, beschloss Maike, Rudi diese Reaktion in einem Rollenspiel proben zu lassen. Gemeinsam spielten sie mehrere Szenarien durch, in denen Rudi so tat, als sei er wütend, weil er etwas, was er wollte, nicht bekommen konnte. Als Rudi ärgerlich wurde, sagte Maike »Schnee«, und er zeigte immer wieder, wie er tun konnte, was er versprochen hatte, nämlich »Stopp« und »Entschuldigung« zu sagen. Rudi genoss das Rollenspiel, und Maike hatte das Gefühl, dass diese Art von Proben eine wichtige Rolle dabei spielte, ihm bei der Entwicklung seines neuen Verhaltens zu helfen.

In den nächsten Wochen bemühte sich Rudi sehr, seine Fähigkeiten zu erlernen. Wann immer Maike oder einer seiner Mitschüler das Codewort »Schnee« benutzten, um ihn daran zu erinnern, sich zu beruhigen, wusste er, was zu tun war. Darüber hinaus rief ihm Maike manchmal auch im Voraus seine Fähigkeit ins Gedächtnis zurück, wenn sie bemerkte, dass er auf dem Weg zu den anderen Kindern war, die zusammen ein Spiel spielten. In dieser Situation konnte Maike zu Rudi etwas in der Art sagen wie:

> MAIKE Rudi, erinnere dich an das, was du kannst. Jetzt hast du eine gute Gelegenheit zum Üben.

Rudi genoss seine Gespräche mit Maike.

> RUDI Können wir das Arbeitsbuch noch einmal machen?

hatte er Maike in der Zeit, in der sie zusammenarbeiteten, mehr als einmal gefragt. Rudi freute sich auf diese kurzen Einzelgespräche.

Feiern des Erlernens der Fähigkeit

Rudi machte rasch Fortschritte. In vier Wochen hatte er genug gelernt, sodass sich alle einig waren, dass es Zeit zum Feiern war. Am kommenden Freitag lud Rudi wie geplant seine beiden Mitschüler-Unterstützer zu McDonald's und einem Film ein. Die Jungen zeigten sich tagsüber in der Schule von dem Plan begeistert, und Maike erfuhr später, dass der Abend ein großer Erfolg gewesen war.

Eine andere Art zu reden

Ich schaff's ist ein Set von Ideen zur Orientierung, um mit Kindern zu sprechen, sie zu unterstützen und ihr Interesse zu wecken, kreative Wege zur Überwindung ihrer Probleme zu finden.

Die Anwendung dieser Grundideen verändert die Beziehung zu Kindern. Man hört auf, sie herumzukommandieren, indem man ihnen sagt, wie sie sich verhalten oder was sie denken sollen. Stattdessen lernen Praktiker, Kindern zuzuhören und deren eigene Vorstellungen davon zu schätzen, welche Fähigkeiten sie brauchen und wie sie diese erlernen können. Sie als Erwachsene übernehmen eher die Rolle eines Trainers als die eines Lehrers oder Therapeuten.

Systemischer Wandel

Ich schaff's hilft nicht nur Kindern zu einer Veränderung. Es verändert auch jeden im Umfeld des Kindes. Maike zum Beispiel hat das Gefühl, dass *Ich schaff's* ihre Sicht auf Kinder verändert hat. Sie glaubt jetzt nicht mehr, dass Kinder sich dafür entscheiden, sich schlecht zu benehmen. Stattdessen ist sie nun überzeugt, dass einigen Kindern einfach Fähigkeiten fehlen, die sie bräuchten, um in der Lage zu sein, sich angemessen zu verhalten. Diese Veränderung in ihrem Denken, so meint sie, hat ihr sehr geholfen, nicht nur in ihrer Rolle als Lehrerin der Kinder, sondern auch in ihrer Rolle als Unterstützerin von deren Eltern.

12 »Neue Autorität« in Schulen – das P. E. N.-Programm[26]

Tal Maimon und Idan Amiel

Vom »Gewaltlosen Widerstand« zur »Neuen Autorität«

Im Jahr 2000 brachte Haim Omer, Professor an der Universität Tel Aviv, sein erstes Buch über Elternschaft heraus. Der englische Titel lautete übersetzt: *Elterliche Präsenz: zur Rückgewinnung einer Führungsrolle bei der Erziehung unserer Kinder.* Es ist wichtig zu wissen, dass unsere Arbeit damals sich konzentrierte auf aggressive Verhaltensweisen von Kindern. Wir versuchten, ein einheitliches Modell für die Frage zu finden, wie Eltern ihre Kinder vor Gewalt und Selbstgefährdung schützen können. Wir gelangten zur Erkenntnis, dass das Konzept vom »Gewaltlosen Widerstand« ein nützlicher Kompass in unserer Arbeit mit Eltern sein kann. Nach unserer Ansicht ist der gewaltlose Widerstand mehr als eine Theorie, er ist eine Grundhaltung, eine Einstellung oder auch eine Lebensweise, die von Gandhi und Martin Luther King ausgearbeitet wurde. Gewaltloser Widerstand diente uns nicht nur als Kompass in unserer Arbeit mit den Eltern, in gewisser Weise half er uns auch, unseren nächsten Arbeitsort zu finden – das Schneider-Kinderkrankenhaus in Israel (Schneider Children's Medical Center of Israel, SCMC).

Das SCMC ist ein umfassend versorgendes, hochspezialisiertes Versorgungskrankenhaus eigenen Typs in Israel und im Nahen Osten. Das Krankenhaus ist ausschließlich dem Wohlergehen von Kindern und Jugendlichen gewidmet und behandelt Patienten aus dem Gebiet der Palästinensischen Autonomiebehörde, aus Jordanien und anderen Ländern des Nahen Ostens. Die im Eckstein unter den Fundamenten des Gebäudes eingelassene Schriftrolle erklärt seinen Auftrag:

> »Dieses Krankenhaus, das dem angeborenen Recht jedes Kindes auf ein gesundes Leben in einer friedlichen Welt gewidmet ist, soll als ›Brücke zum Frieden‹ dienen, die diese Nation mit ihren vielen Nachbarn verbindet.«[27]

26 Aus dem Englischen von Johannes Hampel.
27 Mehr dazu unter www.schneider.org.il/Eng [6.1.2021].

Kein anderer Ort könnte dem Zweck unseres Teams besser dienen, in einer so gewalttätigen Region wie dem Nahen Osten eine Veränderung mit gewaltlosem Widerstand herbeizuführen. Genau dorthin setzten wir 2004 unsere »Klinik für Elternberatung«. Diese Elternberatungsstelle ist die einzige ambulante Einrichtung am Schneider-Kinderkrankenhaus. Ihre »Patienten« sind ausschließlich Eltern. Während der Wahlspruch des Schneider-Kinderkrankenhauses *»Es geht vor allem um das Kind«* heißt, lautet unser Slogan in der Elternklinik *»Es geht vor allem um die Eltern«*.

In den folgenden Jahren nahm die Bandbreite der Probleme dramatisch zu, mit denen sich Eltern konfrontiert sahen, die uns im Schneider-Kinderkrankenhaus um Hilfe baten. In vielen Fällen bestand kein Zusammenhang mit der Gewaltausübung durch Kinder. Themen wie Angstzustände, exzessive Computernutzung, verkehrsgefährdendes Fahren, Schulverweigerung usw. brachten uns zur Überzeugung, dass ein weiter gefasster Rahmen für unsere Arbeit erforderlich war. Präventive Komponenten in der Elternunterstützung wie etwa das Konzept der »Wachsamen Sorge« (Shachar-Lavi 2011) mussten in unser Programm aufgenommen werden. Die einschneidendste Veränderung in unserer Arbeitsmethodik ergab sich jedoch, als wir begannen, gewaltlosen Widerstand mit Teams in betreutem Wohnen, psychiatrischen Abteilungen und Schulen umzusetzen.

Genau wie die Eltern stellten auch wir in unserer Arbeit fest, dass sich die Teams in betreutem Wohnen und Schulen angesichts der Vielfalt extremer Verhaltensweisen der Kinder (Aggressionen ebenso wie Vermeidungsverhalten und Ängste) überfordert fühlten. Unser Slogan in der Schneider-Klinik änderte sich von *»Es geht vor allem um die Eltern«* zu *»Es geht vor allem um die Fachkräfte«*. Das Konzept der »Neuen Autorität« begann sich damit auszubilden. Eine vollständige Zusammenfassung dieses Prozesses findet sich in Idan Amiels Einleitung zu *The New Authority: Family, School and Community* (Omer 2011).

In diesem Beitrag werden wir uns auf unsere Arbeit in Schulen konzentrieren, einige der Leitgedanken der »Neuen Autorität« für Lehrer und Lehrerinnen vorstellen und ein Fallbeispiel zur Veranschaulichung dieser Prinzipien und Ideen präsentieren.

(Neue) Autorität und Schulen

Die traditionelle Autorität des Lehrers ist stark ins Wanken geraten, doch im heutigen gesellschaftlichen Klima ist es weder wünschenswert noch möglich, die Autorität der Vergangenheit einfach wiederherzustellen. Wir meinen, dass sich unsere westliche Kultur an einem Scheideweg befindet. Der eher liberale Erziehungsstil hat sich als unbefriedigend und als bloße Teilantwort auf die Bedürfnisse der Kinder erwiesen, während der autoritäre Ansatz in einer Welt, die von größerer Transparenz und einem kritischeren Verhältnis zur Autorität geprägt ist, keine Überzeugungskraft mehr besitzt. Wie können also Lehrerinnen und Lehrer selbst Autorität aufbauen, die unsere jüngere Generation beeinflussen kann, aber in einer Art, die in der heutigen Kultur und Gesellschaft als gültig anerkannt wird? An diesem Scheideweg haben wir das Programm der »Neuen Autorität« für Schulen entwickelt.

Hier ist es wichtig zu beachten, dass im Gegensatz zur Elternberatung an der Schneider-Klinik, die sich über einige Wochen hinzieht, die Beratung für Schulen im Zeitraum von vielen Monaten verläuft. Eine Änderung der Einstellung zur Autorität in einem Lehrerkollegium mit mehreren Teilnehmern ist komplexer als die Änderung der Vorstellungen, die ein Elternpaar über seine eigene im Familienkreis ausgeübte Autorität hegen mag. Deshalb ist die Arbeit unseres Neue-Autorität-Teams in Schulen deutlich differenzierter und anspruchsvoller.

Das P.E.N.-Programm für Schulen – Grundprinzipien

Ausgangspunkt unserer Arbeit mit Eltern ist das Erkennen und Verstehen der Notlage der Eltern. Zugleich stellen wir die allgemeine Tendenz infrage, die Eltern fast automatisch für das Verhalten ihrer Kinder verantwortlich zu machen. Ein ähnlicher Prozess entwickelte sich in unserer Arbeit mit Lehrern. Wir sehen deutlich die gehäuften Schwierigkeiten, mit denen Lehrer heutzutage konfrontiert sind. Unser P.E.N.-Programm fokussiert auf eine Grundhaltung des gewaltlosen Widerstands bei den Lehrern, um sie handlungsfähig zu machen. Die Abkürzung P.E.N. spiegelt drei bedeutsame Dimensionen im Konzept der »Neuen Autorität« wider: Präsenz, Ermächtigung und Netzwerkunterstützung.[28]

28 Im Englischen steht P.E.N. für die Begriffe: Presence, Empowerment und Net-support (Anm. d. Ü.).

Präsenz: Die Präsenz ist das zentrale Motiv beim Aufbau der »Neuen Autorität«. In dieser Hinsicht betont das Programm die Bedeutung der Anwesenheit und Zugewandtheit, also der »Präsenz« der Lehrer im Leben der Schüler – im Klassenzimmer, in den Fluren und auf den Schulhöfen.

Ermächtigung: Eine zentrale Botschaft in unserem Programm ist die Stärkung der Autorität der pädagogisch wirkenden Personen in der Schule (»Empowerment«). Diese Positionierung ist von großer Bedeutung und die Lehrerinnen und Lehrer spüren sie von Anfang an bei der Umsetzung des Programms. Berater kommen oft mit einer Grundhaltung an die Schulen, die besagt: »Wir sind hier, um Ihnen zu helfen, bessere Leistungen zu erbringen und die Einstellung der Schülerinnen und Schüler zu verbessern.« Unsere Grundhaltung lautet: »Wir sind hier, um Ihnen dabei zu helfen, *Ihre* Situation als Lehrer zu verbessern und mit den Schwierigkeiten umzugehen, mit denen Sie durch ganz unterschiedliches Fehlverhalten von Schülern konfrontiert sind.« Dabei ist wichtig zu erkennen, dass diese Position weit mehr als nur ein Schlagwort ist. Der Grundgedanke dahinter besteht darin, dass unser »Klient« der Lehrer bzw. der Schulleiter ist, nicht die Schüler. Die Grundüberzeugung, von der wir uns leiten lassen, besagt, dass die »Ermächtigung«, also die größere Handlungsfähigkeit von Eltern und Lehrern zu einer Verbesserung der Situation der Kinder und Schüler führen wird.

Netzwerkunterstützung: Die beste Metapher für den Unterschied zwischen der alten Autorität und dem Konzept der »Neuen Autorität« wird beschrieben dadurch, dass wir Autorität im Sinne eines Unterstützungsnetzwerks anstelle einer streng abgestuften Machtpyramide begreifen. Die Macht in der Rolle als neue Autoritätsperson misst sich an ihrer Fähigkeit, so viele Verbindungen wie möglich herzustellen, die das Knüpfen eines handlungsunterstützenden Netzwerks ermöglichen. In dieser Hinsicht stehen wir den Lehrerinnen und Lehrern in ihrer Praxis zur Seite, damit sie gleichermaßen die Unterstützung von Kolleginnen und Kollegen, von Eltern und von der Gemeinde, in der die Schule liegt, gewinnen.

Einige grundlegende Werkzeuge aus dem P.E.N.-Programm

Das Lesezeichen

Es gibt eine ganze Reihe von Hilfsmitteln, um Lehrern zu veranschaulichen, wie sie mit Eskalationsprozessen im Unterricht umgehen können. Eines der beliebtesten unter unseren Mitarbeitern ist das »Lesezeichen«, ein Deeskalationstool für Lehrer. Es besteht in einem kurzen Satz, den der Lehrer während einer Auseinandersetzung oder Konfrontation an den Schüler richtet: *»Wir sind beide im Moment wütend, wir werden damit aufhören, wir sprechen am Ende der Stunde darüber. Setz dich bitte hin, ich bitte dich weiterzuarbeiten.«*

Wir nennen dies »Lesezeichen«, weil ein solches zwei Hauptaufgaben hat: Die eine besteht darin, das Buch an dieser Stelle zu schließen. In dieser Hinsicht »schließt« der Lehrer, sobald der Satz ausgesprochen worden ist, den Konflikt. Der Schüler kann weiterdiskutieren wollen, aber solange der Lehrer bzw. die Lehrerin nicht antwortet, gibt es keinen Streit. Der Lehrer schweigt einfach und lässt die Sache vorerst auf sich beruhen. Aber ein Lesezeichen hat noch eine andere Funktion, nämlich das Buch später an genau dieser Stelle wieder öffnen zu können. Der Satz *»Wir sprechen am Ende der Stunde darüber«* ist für diesen Zweck gedacht, und am Ende der Stunde ruft der Lehrer den Schüler zu sich. Die Reaktion des Lehrers am Ende des Unterrichts liegt allein in seinem Ermessen, aber das Entscheidende ist, dass sich der Lehrer im Eifer des Gefechts nicht darauf eingelassen hat. Er hat seine Reaktion hinausgezögert. Der Leser, der sich mit unserem Ansatz auskennt, hat wahrscheinlich bemerkt, dass dies eine einfache und wirksame Abwandlung eines bekannten Sprichwortes ist: *»Man soll das Eisen schmieden, wenn es kalt ist.«*

Das »Team-Lesezeichen« ist eine einfache Variation des eigentlichen Lesezeichens. Unter bestimmten Bedingungen kann der Lehrer als Reaktion auf das eskalierende Verhalten eines Schülers mit einem kurzen Satz antworten: *»Wir akzeptieren diese Art von Verhalten an unserer Schule nicht.«* Der Lehrer schließt den Konflikt ab, lädt den Schüler aber nicht zum Gespräch am Ende des Unterrichts ein. Stattdessen informiert er einen anderen Lehrer über den Vorfall. Deshalb nennen wir dies ein Team-Lesezeichen – der eine Lehrer setzt das Lesezeichen, der andere öffnet den Vorfall später wieder. Die Botschaft des »Wir« dringt zu den Schülerinnen und Schülern durch, wird aber vor allem im Kreis der Lehrkräfte immer stärker. Der Wechsel vom »Ich« zum »Wir« ist ein bedeutender Meilenstein in der Veränderung der Wahrnehmung von einer vereinzelten (alten) Autorität zu einer (neuen) Team-Autorität.

Es ist wichtig zu verstehen, dass die Isolation und Einsamkeit von Lehrern in ihrer Arbeit strukturell angelegt ist. Der Lehrer steht ja die meiste Zeit des Tages allein in einem Klassenzimmer. Diese Arbeitssituation prägt auch eine entsprechende Grundhaltung. Eine zentrale Voraussetzung, um dieser Isolation zu entkommen, ist es, als Team zu denken und zu reagieren. Das »Wir« entsteht, wo vorher »Ich« war. Aber als Team zu handeln, ist nicht leicht. Lehrerinnen und Lehrer müssen persönliche Erfahrungen in gemeinsames Handeln übersetzen, um die Haltung des »Wir« zu verinnerlichen.

Gegenseitige Unterstützung – die Ankündigung und das Sit-in

Die »Ankündigung« und das »Sit-in« sind zwei sehr wirkungsvolle Werkzeuge, die es den Lehrern ermöglichen, eine friedliche, starke, geschlossene und entschlossene Präsenz zu zeigen. Der Einsatz dieser Interventionen ist für Fälle gedacht, in denen es so aussieht, als sei die Situation im Klassenzimmer nicht die Folge des problematischen Verhaltens einer begrenzten Anzahl von Kindern (womit dann individuell umgegangen werden kann), sondern wenn Gewalt und Aggression zur Gewohnheit in der Klasse geworden scheinen. Die Ankündigung und ein Sit-in ermöglichen es, sich gegen unerwünschte Verhaltensweisen zu wehren und gleichzeitig die Klasse als Gemeinschaft anzusprechen; als eine Gemeinschaft, die sich zu verändern hat – bestenfalls angeleitet von Lehrern und Eltern in ihrer Funktion als neue Autoritäten, die gemeinsam Präsenz, Ermächtigung und Netzwerkunterstützung schaffen.

Die Ankündigung

Die »Ankündigung« ist eine Mitteilung, die die Position des pädagogischen Teams darlegt und Maßnahmen für die Zukunft ankündigt. Die Ankündigung macht der Klasse deutlich, welche Verhaltensweisen das Team nicht akzeptieren wird. Sie stellt einen Wendepunkt dar, nicht nur für die Schülerinnen und Schüler, sondern auch für die Lehrerinnen und Lehrer; ab sofort sind alle zur Zusammenarbeit hinsichtlich der angekündigten Angelegenheiten verpflichtet. Die Bedeutung der einseitigen Ankündigung ist: Von nun an werden die Pädagogen entschlossen handeln, um in die Tat umzusetzen, was sie kundgetan haben, trotz der wahrscheinlich zu erwartenden Versuche der Schüler, ihr unerwünschtes Verhalten fortzusetzen.

In der Ankündigung werden die unerwünschten Verhaltensweisen klar und eindeutig beschrieben. Es ist wichtig zu beachten, dass die Mitteilung keine Kriegserklärung darstellen soll; neben der klaren Abwehr bestimmter Verhaltensweisen soll eine Botschaft der Fürsorge und Zugewandtheit für alle Schülerinnen und Schüler in der Klasse ausgesprochen werden. Die Ankündigung wird auf ein Papier geschrieben und sollte vor der Klasse mit mehreren dort anwesenden Pädagogen vorgelesen werden. Während des Vortrags spricht nur ein Kollege, in der Regel der Klassenlehrer.

Nachdem alle Platz genommen haben, liest also der Klassenlehrer der Klasse die Ankündigung vor. Es empfiehlt sich, dass er sie in einer nicht bedrohlichen, gelassenen, klaren und entschiedenen Stimmlage vorträgt. Die anderen erwachsenen Teilnehmer sollten schweigend ihre Zustimmung zu den angekündigten Maßnahmen bekunden. Danach hängt der Klassenlehrer die Ankündigung an die Wand, gibt ein Zeichen, und das ganze Team steht auf und verlässt den Klassenraum.

Nach dieser Ankündigung erwarten wir in der Regel keine umgehende Verbesserung der erwähnten spezifischen Verhaltensweisen, aber von diesem Moment an werden die Lehrerinnen und Lehrer gemeinsam mit Entschlossenheit und Ausdauer gegen die benannten Verhaltensweisen zusammenarbeiten. Wenn ein solches Verhalten wieder auftritt, verwendet jeder Lehrer das Team-Lesezeichen; dieses dient dann als Aufhänger für die nächste Intervention, das »*Sit-in*«.

Das Sit-in

Das »Sit-in« bezieht sich auf das Wiederauftauchen von Verhaltensweisen, die in der Ankündigung genannt worden sind. Der Zweck der Sit-ins besteht darin, der Klasse die Entschlossenheit des gesamten Teams zu vermitteln, sich derartigen Verhaltensweisen zu widersetzen. Das Team betritt die Klasse zu einem von den Kollegen festgelegten Zeitpunkt, schließt die Tür und setzt sich vor der Klasse schweigend auf Stühle, die zu diesem Zweck hereingebracht wurden. Während des Sit-ins spricht nur ein Teammitglied, und der Rest unterstützt dieses schweigend. Wenn alle sich gesetzt haben, beschreibt die Lehrkraft, die das Sit-in leitet, Beispiele für die Verhaltensweisen, die von den Lehrkräften seit der Ankündigung mit einem Team-Lesezeichen versehen wurden; sie bittet die Schülerinnen und Schüler, einen Weg zu finden, diese Verhaltensweisen zu unterbinden. Der leitende Lehrer wägt die Lösungen ab und entscheidet, ob sie zufriedenstellend sind. Wenn ein Vorschlag für den das Sit-in leitenden Lehrer positiv und akzeptabel ist, erklärt er, dass er der vorgeschlagenen Idee eine Chance zur Umsetzung geben wird. Anschließend gibt er den anderen Lehrkräften ein Zeichen, den Klassenraum ruhig zu verlassen.

Wenn keine Lösungen vorgebracht werden, warten die Lehrer fünfzehn Minuten lang schweigend. Vor dem Verlassen des Klassenraums sagt dann der leitende Lehrer: *»Wir haben immer noch keine richtige Lösung gefunden.«*

Es ist wichtig zu wissen, dass das Sit-in kein Akt der Vergeltung ist, sondern ein Statement. Denken Sie daran nicht im Sinne von »gewinnen« oder »verlieren«. Die Initiative des pädagogischen Teams, die Überraschung für die Klasse, die Dauer des Aufenthalts im Klassenzimmer und die Stille sind die Elemente, die die Botschaft weitergeben: *»Wir sind entschlossen, gegen dieses Verhalten vorzugehen.«* Die Initiative, das Schweigen und die Entschlossenheit sind die Elemente, die die Autorität des Teams durch seine Präsenz wiederaufbauen. Außerdem muss man verstehen, dass es beim Sit-in nicht in erster Linie darum geht, Lösungen zu finden! Die Schülerinnen und Schüler ändern oft ihr Verhalten, *ohne* irgendwelche »Lösungen« vorzuschlagen.

Akt der Wiedergutmachung

Für das Vorgehen in unserem Fallbeispiel möchten wir anmerken, dass eine vom Lehrer verhängte Strafe mitunter helfen kann, das Verhalten eines Kindes zu ändern. Aber in manchen Fällen fühlen Schülerinnen und Schüler sich eher gedemütigt und verharren dann erst recht in ihrem Verhaltensmuster. Die Strafe kann sogar zu trotzigem »Jetzt-erst-recht«-Widerstand führen. In ihrem ausführlichen Buchbeitrag über Wiedergutmachung gehen Philip Streit und Hanna Weber auf diesen Aspekt noch genauer ein (siehe S. 15).

Manche Schülerinnen und Schüler lernen rasch, dass ihre (aggressiven) Handlungen ein »Preisschild« haben; sie sind unter Umständen bereit, diesen Preis, also für die Konsequenzen, »zu zahlen«; zum Beispiel, wenn ein Schüler es so weit treibt, dass die meisten seiner Altersgenossen Angst vor ihm haben und infolgedessen immer das tun, worum er sie »bittet«. Manches Mal wird es diesem Kind »kosteneffizient« vorkommen, einen Schulverweis oder eine andere Strafe in Kauf zu nehmen, solange seine »Ehre« (und seine Position in der Schülerschaft) nicht verletzt werden. Wie wir später in unserem Beispiel sehen werden, ist Leon ein solcher Schüler.

Wiedergutmachung wird in vielen Ländern auch als wichtiges Konzept in Gerichtsverfahren angewandt, im Strafrecht unter der

Bezeichnung »wiederherstellende Gerechtigkeit«. Im Buchbeitrag von Lorenn Walker und Anouck De Reu wird dies ausführlich am Beispiel von Wiedereingliederungs-Versammlungen mit Häftlingen auf Hawaii beschrieben (siehe S. 26). In unserem Fall lädt die Lehrerin im Sinne der Wiedergutmachung z. B. von Gewaltaktionen die Schülerinnen und Schüler ein, sich unter ihrer Leitung einer solchen Handlung zur Wiedergutmachung anzuschließen. Manchmal erfolgt diese Einladung auch erst einige Tage nach dem Vorfall. Durch die Verzögerung der Reaktion hat die Lehrerin die Möglichkeit, die Unterstützung durch ein Netzwerk herzustellen (Eltern des Schülers, ein anderer Lehrer, Eltern anderer Schüler in der Klasse, ein anderer Schüler usw.) und mit dem Kind einen Dialog zu beginnen. In ihrer Rolle als neue Autorität spricht sie dann in Formulierungen wie *»Wir erwarten, dass du …«* statt *»Ich erwarte, dass du …«*, und sie fordert den Schüler im Namen des Netzwerks auf, den angerichteten Schaden mit Unterstützung durch die Gemeinschaft wiedergutzumachen.

Die meisten Schülerinnen und Schüler werden sich dafür entscheiden, beim Akt der Wiedergutmachung mitzumachen, aber selbst wenn sie sich weigern, kann die Lehrerin die Wiedergutmachung mithilfe des von ihr gebildeten Netzwerks einleiten. Ein solches Handeln hat eine wichtige positive Auswirkung auf die neue Autorität der Lehrerin; die Initiierung dieses Akts, die Anwerbung anderer verleiht diesem Schritt soziale Legitimation und Unterstützung. Auf diese Weise vermittelt die Lehrerin nämlich eine wichtige Botschaft: *»Das sind nun mal unsere moralischen Werte, und das ist der Grund, warum wir so handeln. Es ist unsere Pflicht zu handeln.«* Um es in einfachen Worten auszudrücken: Bei Akten von Wiedergutmachung geht es nicht um Belohnungen, Strafen oder Verhaltensweisen, sondern vielmehr darum, wer als Autoritätsperson die Werte der Gemeinschaft glaubhaft vertritt.

Einige Lehrer denken vielleicht, dass einseitiges Handeln den Schüler demütigen kann, da wir ohne seine Erlaubnis oder Zustimmung vorgehen. Hier sollten wir sinnvollerweise eine begriffliche Unterscheidung treffen zwischen einerseits *Scham,* einem durchaus angebrachten Gefühl, das die Grundlage für die Herausbildung des Gewissens ist, und andererseits *Demütigung,* die darauf abzielt, den Schüler zu verletzen. Es wird erwartet, dass der Schüler in gewissem Maße Scham und Unbehagen darüber empfindet, dass andere Menschen ohne seine Beteiligung handeln. Schließlich hatte er trotz mehrfacher Einladung die Teilnahme abgelehnt.

Ein Fallbeispiel: Das Klassenzimmer als Gemeinschaft

Hintergrund und Skizzierung eines Interventionsplans

Der erste Schritt in unserem P.E.N.-Programm ist eine Bewertung des Handlungsbedarfs der Schule in einer Sitzung mit einem Steuerungsteam. Dem Steuerungsteam gehören zwei bis drei Mitglieder aus der Schule an, mit denen unser Beratungsteam in ständigem Kontakt steht und das die Umsetzung in der Schule leitet. Die ersten Treffen mit dem Steuerungsteam finden vor Beginn des Schuljahres statt und ermöglichen es uns, den »Charakter« der Schule und die für unsere Intervention erforderlichen Schwerpunkte angemessen zu bestimmen. Der »Charakter« der Schule hängt von vielen Parametern ab, unter anderem von der Schülerpopulation, der Dynamik im Lehrerkollegium, dem Grad der elterlichen Beteiligung an der Schule u. Ä. Eine genaue Bewertung der Schulmerkmale ermöglicht es uns, Fallstricke zu vermeiden und die Stärken und Ressourcen der Schule richtig zu nutzen.

In einer der Grundschulen wurden wir gebeten, das P.E.N.-Programm umzusetzen. Es war von Anfang an klar, dass eine Klasse des sechsten Jahrgangs unser Interventionsschwerpunkt sein sollte. Aus Berichten über Schüler dieser Klasse ging hervor, dass viele von ihnen am Nachmittag unbeaufsichtigt blieben und mit Rauchen, Diebstahl und Gewalt zu tun hatten. Im vergangenen Jahr scheiterten die Versuche, die Situation zu verbessern, vor allem an den Gefühlen der Verzweiflung und des Dauerfrusts bei den Pädagogen und an dem schlechten Verhältnis zwischen den Eltern und dem Lehrerkollegium. Viele Familien waren Einelternfamilien, hatten alle Hände voll zu tun mit dem täglichen Überleben und keine Zeit, sich zu Hause um die Kinder zu kümmern. Der bisherige Versuch der Schule, sie einzubeziehen, war auf Widerstand, Problemleugnung und Abwehrhaltung der Eltern gestoßen. Selbst in Fällen, in denen die Bereitschaft zur Zusammenarbeit mit der Schule vorhanden war, verhinderte die Hilflosigkeit der Eltern Fortschritte.

Die Fachlehrerinnen und Fachlehrer berichteten, dass sie die Nase voll und keine Lust mehr hätten, in die Klasse zu gehen. Die Klassenlehrerin, die besser mit der Klasse umgehen konnte, berichtete, dass die Fachlehrerinnen und Fachlehrer nicht mit den entsprechenden Disziplinarmaßnahmen reagierten und erwarteten, dass sie sich um alle Probleme kümmere. Sie fühle sich alleingelassen.

Bei der nächsten Sitzung mit dem Steuerungsteam der Schule stellten wir kurz den Inhalt und die Instrumente des gewaltlosen

Widerstands und der »Neuen Autorität« vor. Wir vereinbarten, dass das nächste Treffen mit allen Lehrern dieser Klasse und das darauffolgende mit den Eltern stattfinden sollte. Nach und nach kristallisierte sich für uns heraus, dass sich als Maßnahmen Ankündigungen und Sit-ins empfehlen würden. Diese sollten nicht nur dem Verhalten der ganzen Klasse Widerstand entgegensetzen, sondern auch Lehrer und Eltern gleichermaßen als Gemeinschaft stärken und handlungsfähiger machen. Unser Plan verfolgte drei Ziele: die Präsenz der Lehrerinnen und Lehrer im Klassenzimmer zu erhöhen, den Sinn für Kollegialität und gegenseitige Unterstützung unter den Lehrerinnen und Lehrern zu stärken und dabei zu helfen, eine konstruktive Beziehung zu den Eltern aufzubauen.

Das Treffen mit den Lehrern und die Vorbereitung der Ankündigung

Das erste Treffen mit den Lehrern, das als 3-stündiger Workshop geplant war, entwickelte sich emotional sehr aufgeladen, ebenso wie die Klassenlehrerin selbst. Sie teilte uns ihr Gefühl der Hilflosigkeit mit, das sie angesichts des Chaos in ihrem Klassenzimmer und ihres Gefühls des Versagens empfunden hatte. Sie brach in Tränen aus, als ihre Lehrerkollegen ähnliche Gefühle äußerten. Wenn man bedenkt, dass etwa 15 Schülerinnen und Schüler in dieser Klasse als stark verhaltensauffällig beschrieben wurden und es ihnen an jeglicher Art von elterlicher Aufsicht fehlte, war das nicht überraschend.

Obwohl es an einem Punkt so aussah, als wirke die Hilflosigkeit unter den Lehrern ansteckend, half der mit dem Steuerungsteam vorbereitete Plan dabei, konkrete Schritte zu entwerfen und eine gewisse Hoffnung zu wecken. Konzentration, Klarheit und Zusammenhalt waren zu diesem Zeitpunkt für die Lehrer entscheidend. Dank der Konzentration auf das, was die Schülerinnen und Schüler im Klassenzimmer taten, konnten drei Verhaltensweisen als Themen für die Ankündigung ausgewählt werden: körperliche und verbale Gewalt gegen das Kollegium und andere Schülerinnen und Schüler, Dazwischenreden während des Unterrichts, Herumlaufen während des Unterrichts.

Die Lehrer wurden angewiesen, wie sie ein »Team-Lesezeichen« für den Fall setzen konnten, dass sich die bei der Ankündigung erklärten Verhaltensweisen wiederholten. Nach dem Setzen eines »Team-Lesezeichens« wurden die Lehrerinnen und Lehrer gebeten, dies in einem Klassenbuch festzuhalten und zu ihrem Unterricht wie gewohnt zurückzukehren. Die Lehrerinnen und Lehrer wurden ermutigt, sich miteinander zu beraten, wie das Verhalten in Übereinstimmung mit den bestehenden Regeln der Schule gehandhabt werden konnte. Die dokumentierten problematischen Verhaltensweisen sollten beim nächsten Sit-in verwendet werden.

Nähe zu den Eltern suchen

Der nächste Schritt bestand darin, die Nähe der Eltern zu suchen, und trotz der skeptischen Haltung einiger Lehrer, die glaubten, dass diese Aufgabe fast unmöglich umzusetzen sei, legte das Steuerungsteam einen Termin für ein Treffen mit den Eltern fest. Der Klassenlehrer rief alle Eltern persönlich an, um die Teilnahmewahrscheinlichkeit an dem Treffen zu erhöhen. Diese privaten Anrufe waren zeitaufwendig, machten das bevorstehende Treffen jedoch zu einem »besonderen Klassenereignis«.

Trotz der anfänglichen Sorgen der Lehrerinnen und Lehrer wurde dieses Treffen ein Erfolg. Die Steuerungsteam-Mitglieder konnten Widerstände überwinden, indem sie die Ähnlichkeit der Ziele bei Eltern und Lehrern herausstellten. Einige Eltern erklärten sich einverstanden, sich aktiv in den Veränderungsprozess einzubringen; es wurde eine Liste von Eltern erstellt, die bereit waren, tagsüber in die Schule zu kommen. Die Eltern kannten zu diesem Zeitpunkt jedoch noch nicht den genauen Plan (z. B. Ankündigung und Sit-in) und wurden nur gefragt, ob sie etwas Zeit erübrigen und sich den Lehrern bei ihren Bemühungen anschließen könnten. Transparenz ist zwar ein wichtiger Pfeiler der »Neuen Autorität«, aber in manchen Fällen ist es besser, den gesamten Plan erst Schritt für Schritt zu offenbaren, wenn man alles in eine bestimmte Richtung lenken will.

Durchführung der Ankündigung

An einem Dienstagmorgen trafen sich die teilnehmenden Lehrer im Lehrerzimmer, packten sich einen Stuhl und *begaben sich gemeinsam* in das Klassenzimmer. Die Lehrer betraten den Raum, stellten ihre Stühle vor die Schüler und setzten sich, ohne ein Wort zu sagen. Dieser Auftritt war für die Schüler eine glatte Überrumpelung, sie wurden buchstäblich umgehauen. Zu sehen, wie die Schulleiterin, der Stellvertreter und die meisten ihrer Lehrer nacheinander eintraten, erzeugte eine beeindruckende Wirkung. Die Klassenlehrerin, die als Einzige aufrecht stand, wartete einige Sekunden schweigend und begann dann, die folgende Ankündigung vorzulesen:

> »Liebe Schülerinnen und Schüler der sechsten Klasse, wir, alle Lehrerinnen und Lehrer dieser Klasse und die Schulleitung, sind hier versammelt, um unseren Widerstand gegen den derzeitigen Zustand der Klasse zum Ausdruck zu bringen. Ab sofort werden wir uns gegen körperliche Gewalt und beleidigende Ausdrücke gegen Lehrer und Schüler wehren. Wir werden uns auch dagegen wehren, dass jemand von euch während des Unterrichts ohne Erlaubnis herumläuft und redet. Wir werden tun, was immer nötig ist, um ein solches Verhalten zu unterbinden, und wenn nötig werden wir andere Menschen mit hinzuholen. Wir werden nicht nachgeben, wir werden keinen Einzelnen von euch Schülern aufgeben und werden auch euch als ganze Klasse nicht aufgeben! Wir werden alles tun, was nötig ist, um die Beleidigungen und die Störungen in eurem Klassenzimmer zu stoppen. Das ist unsere Pflicht als Lehrer und Lehrerinnen! Unterzeichnet, eure Lehrer und die Schulleitung.«

Die Schüler, die immer noch sprachlos waren, hörten schweigend zu. Als die Klassenlehrerin mit dem Lesen fertig war, drehte sie sich zum Mitteilungsbrett um und heftete die Ankündigung dort an. Vor dem Hintergrund der angespannten Stille im Klassenzimmer erzeugten die Geräusche der Nadeln, die ins Schwarze Brett eindrangen, einen unerwartet dramatischen Effekt, der die Entschlossenheit der Lehrer symbolisierte, eine Veränderung durchzusetzen. Nach einigen Sekunden der Stille gab die Klassenlehrerin ein Zeichen: Alle teilnehmenden Lehrer verließen den Raum und sagten kein einziges Wort.

Nachdem die Klassenlehrerin den Raum verlassen hatte, brach sie, während sie noch auf dem Weg zum Lehrerzimmer war, um die Stühle dorthin zurückzustellen, in Tränen aus. Dabei hatte sie während des gesamten Ankündigungsrituals eine feste, unerschütterliche Haltung eingenommen. Sie sagte: *»Ich fühle mich nicht mehr so alleingelassen.«* Alle Lehrerinnen und Lehrer unterstützten sie und brachten ihre Wertschätzung für die Art und Weise zum Ausdruck, wie sie mit der Ankündigung umgegangen war und sie alle vertreten hatte. Genau dieser Moment war eindeutig der Beginn einer Grundhaltung und Entschlossenheit im Sinne der »Neuen Autorität«.

Die Reaktionen der Eltern auf die Ankündigung folgten unmittelbar danach. Als einer der Schüler seiner Mutter von dem »komischen« dramatischen Auftritt des Kollegiums in der Klasse erzählte, meinte die Mutter zu ihm, dass die Eltern von den bevorstehenden Veränderungen bereits wüssten. Sie hätten zwei Tage vorher ein Treffen zu dem Thema gehabt. Das Unterstützungsnetzwerk wurde allmählich geknüpft. Nun war es an der Zeit, die Eltern auf direktere und aktivere Weise einzubeziehen.

Die »Sit-ins«

Gewaltloser Widerstand ist ein langsamer, allmählich fortschreitender Prozess, und Unterstützung ist dabei ein entscheidendes Element. Die Ankündigung bedeutete nur den Beginn des Wandels. Sie wurde von den Lehrern verkündet; jetzt tat Unterstützung not. Am Tag nach der Ankündigung wurden die Eltern, die ihre Bereitschaft zur Teilnahme bekundet hatten, vom Beratungslehrer (der eines der Steuerungsteam-Mitglieder war) angerufen und zum ersten Sit-in eingeladen. Ein Sit-in in der Schule erfordert eine komplexe Vorbereitung (Vertretungslehrer in den Klassen; Sicherstellen, dass die Eltern während der Arbeitszeit in die Schule kommen können, usw.). Daher wurde das erste Sit-in im Voraus für die Woche nach der Ankündigung geplant. Das Steuerungsteam wartete nicht ab, ob die Schülerinnen und Schüler ihr Verhalten ändern würden. Unsere Arbeitshypothese ist, dass selbst nach einer erfolgreichen Ankündigung Zeit, Geduld, Anwesenheit und mehrere Sit-ins erforderlich sind, damit die gewünschte Veränderung eintritt. In der Woche zwischen der Ankündigung und dem ersten Sit-in trug der Klassenlehrer eine Dokumentation der Vorfälle im Klassenbuch zusammen. Diese wurde die Grundlage für den Text, der im Sit-in verwendet werden sollte.

Zwei Eltern kamen, um am ersten Sit-in teilzunehmen. Einige Minuten vor ihrer Teilnahme wurden sie darauf hingewiesen, zu schweigen und das Team nur durch ihre Anwesenheit zu unterstützen. Als sie den Klassenraum betraten, waren die Schülerinnen und Schüler erneut sprachlos, da ihnen nun klar wurde, dass die Ankündigung kein einmaliges Ereignis war und dass dieses Mal das Lehrerteam von Vertretern ihrer Eltern unterstützt wurde.

Während alle Erwachsenen sich vor der Klasse niedersetzten, stand die Klassenlehrerin auf und begann:

> »Wir, die Schulleitung, die Lehrer und die Vertreter eurer Eltern, sind alle hier, weil es in der letzten Woche mehrere problematische Vorfälle gab, die wir entschieden ablehnen. Zwar gab es in der letzten Woche auch positives Verhalten im Klassenzimmer« – sie führte Beispiele an –, »aber wir sind hier wegen der problematischen Verhaltensweisen, die wir als inakzeptabel angekündigt hatten« – sie führte hier detaillierte Beispiele mit Tag, Uhrzeit und Unterrichts- bzw. Pausenzeit an, in der

> die Vorfälle aufgetreten waren. An diesem Punkt setzte sie sich hin und sagte mit leiserer Stimme: »Wir werden hier zusammensitzen und auf eure Beiträge warten, um eine Lösung für diese Verhaltensweisen zu finden. Was schlagt ihr vor?«

Die Klassenlehrerin schrieb die vorgeschlagenen Lösungen an die Tafel und bat nur darum, bereits vorgeschlagene Lösungen nicht zu wiederholen. Am Ende des Sit-ins teilte die Klassenlehrerin mit:

> »Das Lehrerkollegium wird weiterhin Widerstand gegenüber jedem Anzeichen von körperlicher oder sprachlicher Gewalt und gegen jede Störungen im Klassenzimmer leisten. Das ist unsere Pflicht, und genau das werden wir tun. Wir werden nicht nachgeben, und wir werden euch nicht aufgeben. Ihr seid uns wichtig und ihr liegt uns am Herzen.«

Alle verließen daraufhin den Raum mit Ausnahme des Geschichtslehrers, der vor Ort blieb, um die Klasse zu unterrichten, als sei nichts geschehen.

Es sei an dieser Stelle noch einmal darauf hingewiesen, dass die von den Schülern vorgeschlagenen Lösungen nicht der einzig wichtige Teil eines Sit-ins sind. Es geht letztlich mehr darum, Verantwortung für eigene Handlungen zu übernehmen, und nicht darum, einen Dialog zu beginnen. Der gewaltlose Widerstand (insbesondere der Widerstandsanteil darin) beginnt, wenn kein Dialog gelingt. Beim Sit-in geht es daher nicht um Vorschläge oder Dialog, sondern um Protest. In diesem Fall protestieren die Erwachsenen gegen das Verhalten der Schüler. Das Wichtigste auf unserer Seite war die starke Teamerfahrung der Lehrerinnen und Lehrer, die gemeinsam handeln, sich stark fühlen und von den Eltern unterstützt werden. Während dieses Akts wurden neue und starke Bindungen in dem nach und nach gewebten Netzwerk der Unterstützung aufgebaut. Ein zweites Sit-in war bereits zwei Wochen später geplant, dieses Mal in Anwesenheit von noch mehr Eltern.

Zwischen den Sit-ins

Obwohl das gemeinsame Handeln als »Wir« der Eckpfeiler unseres Programms ist, gibt es doch einige einzelne Maßnahmen, die spezifischer behandelt werden sollten. Ein solcher Vorfall ereignete sich während einer Geschichtsstunde, als der Lehrer Leon bat, ruhig zu sein, und Leon behauptete, dass er nicht gesprochen habe, sondern dass ein anderer Schüler damit begonnen habe. Dieses an sich nicht so seltene Ereignis verwandelte sich schnell in einen ernsten Zwischenfall, als Leon aufstand, den Lehrer mit Flüchen beschimpfte und schon dabei war, das Klassenzimmer zu verlassen. Der Lehrer, der vor lauter Schreck wie gelähmt war, handelte nach dem Grundsatz der »Neuen Autorität«, indem er ein Lesezeichen setzte und nur sagte: »*Wir können ein solches Verhalten nicht hinnehmen.*« Der Geschichtslehrer berichtete im Kollegenkreis den Vorfall mit Leon, der eines der »stärksten« Kinder in der Klasse war. Da Leon ein »natürlicher Anführer« war – allerdings in einige ungute Richtungen – und die Frustration der Lehrer nach diesem Ereignis so groß war, beschloss das Steuerungsteam in diesem besonderen Fall einen Akt der Wiedergutmachung.

Die Klassenlehrerin sprach Leon an und sagte:

> »Ich habe gehört, was im Geschichtsunterricht passiert ist. Solche Taten können wir in unserer Klasse nicht dulden, und wenn so etwas vorgefallen ist, sollten wir den Schaden wiedergutmachen. Wenn du bis morgen eine Idee hast, wie man den Schaden ausgleichen kann, kann ich dir dabei helfen. Hast du eine Idee?«

Der Schüler weigerte sich, darüber zu sprechen, und verweigerte auch am nächsten Tag jegliche Zusammenarbeit mit der Klassenlehrerin. Leons Eltern wurden zu einem Treffen eingeladen und gebeten, Leon ebenfalls zu bitten, sich an einer Wiedergutmachung zu beteiligen. Selbst nachdem die Eltern mit Leon gesprochen hatten, lehnte er es immer noch ab (wir haben ja erwähnt, dass er ein »Anführer« ist). Der Vater des Schülers legte zusammen mit dem Klassenlehrer, der den Akt der Wiedergutmachung leiten sollte, einen Tag fest, an dem er während des Geschichtsunterrichts in die Klasse kommen und die Wiedergutmachung durchführen sollte.

Wieder sagte der Vater des Schülers seinem Sohn im Voraus, dass er wie die Lehrer der Meinung sei, dass Leon den Vorfall, mit dem er dem Geschichtslehrer geschadet habe, wieder ausgleichen sollte. Leon lehnte die Idee der Wiedergutmachung immer noch ab; aus seiner Sicht war der andere Schüler derjenige, der den ganzen Vorfall ausgelöst hatte. Also sollte er derjenige sein, der sich zu entschuldigen hätte. Der Vater erwiderte ihm einfach: »*Wenn du es nicht wiedergutmachen willst, ist es eben meine Pflicht, es im Namen unserer Familie zu tun.*«

Da der Schüler sich weiterhin weigerte, kamen die Klassenlehrerin und der Vater während einer Geschichtsstunde (die natürlich mit dem

Geschichtslehrer abgestimmt war) in die Klasse und baten darum, ein paar Worte zu sagen. Wie uns der Vater später erzählte, war Leon schockiert, als er sah, dass sein Vater in die Klasse kam; er hatte nicht geglaubt, dass sein Vater das tatsächlich tun würde. Die Klassenlehrerin sagte:

> »Liebe Kinder, vor drei Tagen ist etwas sehr Ernstes passiert: Leon war während der Geschichtsstunde aggressiv, und sein Vater wollte dazu kurz etwas sagen.«

Der Vater von Leon schaute den Geschichtslehrer an und sagte:

> »Mein Sohn hat Wörter gebraucht, die er nicht benutzen sollte, und hat sich auf eine Weise verhalten, die unsere Familie nicht akzeptieren kann. Ich bin heute hierhergekommen, weil ich mich entschuldigen und deutlich machen möchte, dass Leons Mutter und ich gegen solche Handlungen sind. Ich liebe meinen Sohn, und ich bin sicher, dass er Gelegenheit finden wird, das selbst in Ordnung zu bringen, aber es war wichtig für mich, heute hierherzukommen und das zu sagen.«

Die Klassenlehrerin dankte dem Vater und überreichte dann dem Geschichtslehrer ein kleines Geschenk, wobei sie erwähnte, dass das Geschenk im Namen aller Lehrer und des Elternbeirats übergeben werde. Der Geschichtslehrer nahm, wie im Voraus besprochen (eine Wiedergutmachung sollte sorgfältig geplant werden), das Geschenk an und sagte:

> »Vielen Dank, ich bin sicher, dass wir alle die ganze Sache jetzt hinter uns lassen können.« Er schaute den Vater an und sagte: »Ich weiß es sehr zu schätzen, dass Sie heute hierhergekommen sind, um das zu sagen. Ich glaube nicht, dass Leon noch etwas tun muss. Für mich ist jetzt das Wichtigste, dass wir unsere Geschichtsstunde fortsetzen. Vielen Dank, dass Sie heute hierhergekommen sind, das war sehr bedeutsam für mich.«

Der Vater und die Klassenlehrerin verließen das Klassenzimmer. Es war, wie uns der Geschichtslehrer später erzählte, eine historische Lehrstunde nicht nur für Leon, sondern auch für den Lehrer selbst.

Gemeinsam widerstehen wir, gespalten gehen wir unter

Nach dem zweiten Sit-in rief das Steuerungsteam das Kollegium zusammen, um sich über die jüngsten Ereignisse zu informieren und über die nächsten Schritte zu entscheiden. Die Lehrerinnen und Lehrer berichteten von einer bedeutenden, fast dramatischen Veränderung der Klassendynamik. Es trat klar hervor, dass sie das Gefühl hatten, nicht mehr alleine zu sein, sondern als Team zu kämpfen, was sie erheblich stärkte. Die Teamarbeit führte auch zu Veränderungen bei den Schülern. Fast alle Lehrer beschrieben eine Verbesserung der Klassenzimmeratmosphäre, was bedeutete, dass es zum ersten Mal möglich war, richtig zu unterrichten. Nur eine Lehrerin äußerte sich anders. Sie entschuldigte sich fast dafür, dass sie eine »Spielverderberin« war, und sagte, dass sie keine Verbesserung in ihrer Klasse verspüre. Es war wichtig zu betonen, dass die Schwierigkeiten, mit denen sie zu kämpfen hatte, nicht ihr privates Problem waren, sondern etwas, das vom gesamten Kollegium angegangen werden sollte. Daher musste die Intervention des gewaltlosen Widerstands in der Klasse fortgesetzt werden, bis auch bei dieser Lehrerin eine deutliche Verbesserung eintreten würde. Diese Lehrerin wurde anstelle der Klassenlehrerin ausgewählt, um das nächste Sit-in zu leiten.

Nach vier weiteren Sit-ins verringerten sich die Verhaltensprobleme von weitverbreiteten zu sporadischen Zwischenfällen mit zwei bis drei Schülern. Die positiven Stimmen der Schülerinnen und Schüler wurden immer deutlicher vernehmbar und die Atmosphäre änderte sich völlig. Es wurde beschlossen, Aktionen des gewaltlosen Widerstands, die die gesamte Klasse betrafen, zu beenden und einen individuellen Plan zum weiteren Vorgehen für zwei Schüler zu erstellen.

Es ist bemerkenswert, dass nach mehreren Monaten noch immer das Papier, auf dem die Ankündigung geschrieben war, am Schwarzen Brett des Klassenzimmers hing. Die Schülerinnen und Schüler hätten endlos Möglichkeiten gehabt, es abzureißen, wegzuwerfen oder zumindest darauf zu kritzeln, aber sie taten es nicht.

Abschließende Bemerkungen

Wie wir in der Einleitung dieses Kapitels geschrieben haben, liegt unser Schwerpunkt nicht auf den Kindern, sondern auf den Erwachsenen. Aber wenn die Lehrer und Eltern ihre Einstellung und ihre Grundhaltung ändern, folgen die Schüler einfach nach. Unserer Ansicht nach geht es beim gewaltlosen Widerstand zwar zunächst darum, dem Verhalten der Kinder Widerstand entgegenzusetzen, aber am Ende brauchen die Kinder das Gefühl dazuzugehören; die neue Verantwortung in der Rolle als Autoritätsperson besteht darin, ihnen genau dieses Gefühl zu vermitteln, sei es zu Hause oder in der Klasse. Das Konzept der »Neuen Autorität« bietet eine Wahrnehmung des schulischen Umfelds als einer Gemeinschaft, in der alle Autoritätspersonen zusammenarbeiten und den in ihrer Obhut befindlichen Kindern und Jugendlichen eine Botschaft der Präsenz und des gemeinsamen Handelns vermitteln: *»Wir sind hier, und wir sind nicht allein. Wir sind zusammen, und wir sind mit euch.«*

Der zentrale Schwerpunkt des P.E.N.-Programms besteht darin, die Autorität des pädagogischen Kollegiums der Schule zu stärken. Unsere Kernbotschaft an die Lehrer lautet: Wir sind hier, um Sie in ihrer Handlungsfähigkeit zu unterstützen. Wenn Sie nicht kompetenter werden und Ihre Präsenz nicht gestärkt wird, haben wir keinen guten Job gemacht! Wir glauben, dass es schwierig ist, die gesamte Befindlichkeit der Schülerinnen und Schüler zu verbessern, wenn wir die Lehrerinnen und Lehrer nicht in diesem Sinne befähigen und wenn das Schulkollegium keine Zuversicht hat und sich nicht sicher fühlt. Unser Ziel ist es, Lehrer und Eltern auf neue Weise in ihrer Funktion als Autoritäten zu stärken. Wenn wir den Grundgedanken der »Neuen Autorität« zusammenfassen müssten, würden wir ihn so definieren:

> Der »Neuen Autorität« geht es um Handlungsfähigkeit. Einflussstarke Personen wie Eltern oder Lehrer sollen ihre Aufgabe nicht darin sehen, Kinder zu kontrollieren, sondern vielmehr in ihrer Fähigkeit, *Prozesse anzustoßen und voranzubringen*, sei es die Initiierung zur Versorgung, die Initiierung von Unterstützung und, ja, in einigen Fällen durchaus die Initiierung von Widerstand im Sinne der Idee des Gewaltlosen Widerstands, um eine sichere und auf den Zusammenhalt Wert legende Gemeinschaft für unsere Kinder zu stiften.

Das P.E.N.-Programm stellt Werkzeuge und Verfahren bereit, die es Lehrern und Eltern ermöglichen, in diesem Sinne zu handeln, sich dementsprechend zu fühlen und am Ende das Beste für unsere Kinder zu erreichen. Schließlich sind sie, unsere Kinder, der wahre Grund, warum wir das alles tun.

13 Der Einsatz von Peer-Unterstützergruppen – eine wirksame Antwort auf Mobbing[29]

Sue Young

Einführung

Zunächst möchte ich Ihnen erzählen, wie ich vor nunmehr 20 Jahren im Norden Englands mit der Anti-Mobbing-Arbeit begann. Mir wurde damals die Aufgabe übertragen, ein Projekt zu koordinieren, obwohl ich nur wenig über so etwas wie Anti-Mobbing-Training wusste. Mein Auftrag lautete, »in die Schulen zu gehen und was zu machen«. In meiner Eile beging ich den verständlichen Fehler zu glauben, dass »Anti-Mobbing« schlicht »das Gegenteil von Mobbing« bedeute, und so dachte ich mir möglichst viele Aktivitäten aus, die Freundschaft und Hilfsbereitschaft fördern sollten. In Zusammenarbeit mit einem Geschichtenerzähler verbrachten wir in jeder Klasse zwei Tage mit einer Reihe von Aktionen unter dem Arbeitstitel »Geschichtenerzählen zur Förderung der Freundschaft«. Die Übungen umfassten Geschichten, Gedichte, Lieder, Theaterarbeit, Bilder, Rollenspiele und sonstige Spiele. Die Kinder wechselten ständig den Übungspartner bzw. die Kleingruppen, sodass jedes irgendwann einmal mit jedem anderen in der Klasse arbeitete. Wir waren bereit, alles auszuprobieren, von dem wir annahmen, dass es die Stimmung in der Klasse mit Freundlichkeit, Freude und Hilfsbereitschaft beleben könnte.

Ungefähr sechs Monate nach Beginn des Projekts nahm ich an einer Anti-Mobbing-Konferenz teil und erkannte, dass unser Projekt ganz anders angelegt war als alle anderen. Andere Projekte konzentrierten sich auf das Bewusstmachen von Mobbing, nicht auf Freundschaft. Sie sahen ähnliche Aktivitäten vor, also Bilder, Gedichte, Geschichten usw., aber es ging dabei nur um das Thema Mobbing. Das war für mich eine echte Überraschung! Lehrerinnen und Lehrer wissen eigentlich, dass Aufmerksamkeit, auch negative Aufmerksamkeit gegenüber einem bestimmten Verhalten, eher dazu führt, dieses zusätzlich zu verstärken; daher schien es zumindest eine plausible Vermutung zu sein, dass es eine geradezu kontraproduktive Strategie

29 Aus dem Englischen von Johannes Hampel.

sein könnte, die Aufmerksamkeit gezielt auf Mobbing und mit Mobbing verbundenes Verhalten zu lenken. Etwa 2004 war klar geworden, dass traditionelle Anti-Mobbing-Programme regelmäßig enttäuschende Ergebnisse hervorbringen; es ist auch keineswegs ungewöhnlich, nach solchen Programmen sogar schädliche Wirkungen festzustellen.

Obwohl wir manchmal Mobbing in unserem Projekt erwähnten, stand es keineswegs im Mittelpunkt unserer Aktivitäten, sondern verlor als Thema im Lauf der Zeit an Bedeutung. Wir hatten Freude an unserem Projekt zur Freundschaft, die Kinder liebten es und die Lehrer hießen uns in ihren Klassen willkommen. Die örtliche Zeitung berichtete darüber und wir schafften es sogar ins Lokalfernsehen. Als unser Projekt sich dem Ende näherte, erlangte es landesweite Bekanntheit, die UNESCO stellte es in ihrem Bildungs-Newsletter vor, und es gingen Anfragen aus der ganzen Welt ein.

Ich verstand mittlerweile meinen gesamten Ansatz zur Eindämmung des Mobbings als »lösungsorientiert«, und seit damals hat sich diese Auffassung bei mir noch gefestigt. Eine lösungsorientierte Herangehensweise beim Anti-Mobbing bezeugt Wertschätzung gegenüber der bereits geleisteten Arbeit und den Erfolgen, die in den Schulen erreicht werden, und sie richtet den aufmerksamen Blick nicht auf Mobbing, sondern auf den Wert der Freundschaft und des solidarischen Verhaltens.

Neben der Arbeit mit ganzen Schulklassen gehörte es zu meinen Aufgaben, auf Meldungen von individuellem Mobbing zu reagieren. In den frühen 1990er-Jahren gab es einige neue, vielversprechende Strategien, die die Gruppenzugehörigkeit der »mobbenden Täter« einbezogen, anstatt sich nur auf die einzelnen »Mobbingtäter« und »Mobbingopfer« zu konzentrieren. In der Praxis schienen die bei mir eintreffenden Zuschreibungen jedoch nie so einfach zu sein. Es herrschte immer Mangel an Klarheit, wenn nicht gar offener Streit darüber, wer wem tatsächlich was angetan hatte. Ich erkannte schnell, dass es ratsam ist, zunächst einmal ohne Vermutungen irgendwelcher Art an das vorliegende Problem heranzugehen. Es reichte im Grunde vollkommen aus zu wissen, dass ein Kind verstört wirkte und Hilfe brauchte. In Grundschulen setzte ich eine »Unterstützergruppe« ein, die mir dabei half, das an mich überwiesene Kind in der Schule glücklich zu machen. Sobald nämlich ein Kind mit sich und der Umgebung im Reinen ist, erübrigt sich im Nachhinein jeder Streit darüber, ob das, was passiert ist, Mobbing war oder nicht, und auch darüber, wer der »Täter« war.

In diesem Beitrag wird erklärt, wie jede und jeder eine lösungsorientierte Unterstützergruppe[30] für Kinder anleiten kann, die schwierige oder möglicherweise traumatisierende Beziehungen zu Gleichaltrigen haben. Die erste Ursache des Problems kann von einem Elternteil herrühren. Unabhängig von Urteilen zu »richtig« oder »falsch« stellt die anleitende Person erst einmal fest, dass das Kind unglücklich ist und dass dies an sich schon ein Grund für echte Besorgnis ist, der dringend eine Intervention erfordert. Nach der folgenden Übersicht schließt sich eine ausführliche Beschreibung jeder Phase mit Hinweisen zu typischen Gesprächsmustern und Erläuterungen an. Danach folgen Auskünfte über die Ergebnisse und einige Überlegungen zur Verwendung dieses Ansatzes.

Das Wichtigste im Überblick

Gespräch mit dem hilfebedürftigen Kind

Das Hauptziel dieses Erstinterviews besteht darin, herauszufinden, wer die am besten geeigneten Schülerinnen und Schüler für die Unterstützergruppe sind. Die Gruppe besteht sowohl aus Schülerinnen und Schülern, die das Kind im Umgang als schwierig empfindet, als auch aus anderen, die mehr oder minder zufällig zu diesem Zeitpunkt dabei sind, und schließlich aus Freunden. Es besteht bei allen übereinstimmend die Meinung, dass das Kind Unterstützung braucht. Dabei soll niemand eine Erklärung abgeben oder nach eigenen Gefühlen befragt werden – etwas, was kontraproduktiv sein könnte.

Treffen mit der Unterstützergruppe

Die Unterstützergruppe wird nur aus den vom Kind genannten Namen ausgewählt. Das Ziel eines Treffens mit der Unterstützergruppe ist es, den Mitgliedern zu vermitteln, dass ihre Hilfe gebraucht wird; ihr Engagement soll für die Aufgabe eingeworben werden, jemand anderen zu unterstützen, damit er sich in der Schule wohlfühlt. Die meiste Zeit dieses Treffens wird damit verbracht, die Teilnehmer zu Vorschlägen zu ermuntern und Wertschätzung dafür zu äußern.

Überprüfung mit dem unterstützten Kind

Etwa eine Woche später wird das unterstützte Kind noch einmal zu einer weiteren Betrachtung der Lage aufgesucht. Dieses Gespräch

30 Die im Englischen gebräuchliche Bezeichnung für den Ansatz ist *Support Group Approach*. Im Deutschen finden Sie auch die Übersetzung »Peer-Support-Gruppen« oder »Unterstützergruppen-Methode« (Anm. d. Hrsg.).

konzentriert sich darauf, herauszufinden, inwiefern sich seine Situation gebessert hat, und das Kind für all das zu loben, was es anders gemacht und was ihm geholfen hat. Auf diese Weise wird die Situation beobachtet; positive Veränderungen werden verstärkt.

Überprüfung mit der Unterstützergruppe

Das Gespräch mit der Gruppe bietet die Gelegenheit, Wertschätzung für das zu zeigen, was alle geleistet haben, sowohl einzeln als auch in der Gruppe. Es liefert auch eine andere Perspektive, aus der man die Situation beobachten und beurteilen kann, ob es notwendig ist, dass die Gruppe weiterhin Unterstützung leistet.

Gespräch mit dem zu unterstützenden Kind

Die Person, die die Intervention leitet, muss das Kind, dem das Leben in der Schule schwerfällt, befragen, um Schülerinnen und Schüler zu finden, die in die Unterstützergruppe aufgenommen werden sollen. Die interventionsleitende Person kann entweder ein Lehrer oder ein anderer unterstützender Schulhelfer sein. Vorgesehen ist dabei keineswegs eine Ermittlung, um Vorfälle oder mögliche Ursachen aufzuklären bzw. festzustellen, wer an der entstandenen Situation schuld ist.

In den folgenden Dialogen treten auf:

- L = Leitungsperson
- S = Samuel, das unterstützungsbedürftige Kind
- A–F = Mitglieder der Unterstützergruppe: Ahmed, Ben, Calvin, Daniel, Elias, Finn.

Es lohnt sich, am Anfang ein paar Minuten über etwas anderes als die Schwierigkeiten des Kindes zu plaudern, um nicht den Eindruck zu erwecken, dass das Kind nur als Problem betrachtet wird. Die Schülerinnen und Schüler könnten ängstlich sein und erwarten, dass sie gebeten werden, über ein für sie schwieriges und beunruhigendes Thema zu sprechen. Es hilft, mit ein paar Minuten zu beginnen, in denen Sie Fragen stellen, die die Kinder ohne Schwierigkeiten beantworten können. Die leitende Person kann von Anfang an gezielt zuhören, um Beispiele für Gelegenheiten zu finden, bei denen das Kind in der Schule einen glücklicheren Eindruck gemacht hat.

LEITUNGSPERSON Hallo Samuel, entschuldige, dass ich dich während der Unterrichtszeit störe ... Was hast du gerade gemacht?

SAMUEL Mathe.

LEITUNGSPERSON Ach ja ... Was macht ihr gerade in Mathe?

SAMUEL Kreise und solche Dinge.

LEITUNGSPERSON Das habe ich früher gerne gemacht ..., du auch?

SAMUEL Ist schon in Ordnung.

LEITUNGSPERSON Was macht dir in der Schule am meisten Spaß?

SAMUEL Ich lese gern und schreibe Geschichten.

LEITUNGSPERSON Aha ..., welches Buch liest du gerade?

Bei der Einführung in den Hauptteil der Sitzung sollte man respektvoll fragen, ob das Kind Hilfe wünscht, und seine Zustimmung einholen. Dies trägt dazu bei, sein Vertrauen in die Beteiligung einer anderen Person zu stärken und das Gefühl der Machtlosigkeit zu verringern, die das Kind möglicherweise empfindet, wenn es Hilfe erhält. Es ist bekannt, dass Schülerinnen und Schüler, die sich aus irgendeinem Grund unglücklich fühlen, oft Schwierigkeiten haben, das jemandem mitzuteilen. Es ist leichter für sie zuzugeben, dass sich jemand anderes Sorgen um sie macht.

LEITUNGSPERSON Weißt du, ich habe mit deiner Mutter gesprochen. Sie macht sich Sorgen, dass du zurzeit nicht so glücklich in der Schule bist. Wusstest du, dass sie sich Sorgen macht?

SAMUEL *(nickt mit dem Kopf)*

LEITUNGSPERSON Ich glaube, ich kann dir helfen. Möchtest du, dass ich dir helfe?

SAMUEL Mmm.

LEITUNGSPERSON Ich möchte dir ein paar Fragen stellen, wenn das für dich in Ordnung ist. Ich habe schon gemerkt, dass du gut im Beantworten von Fragen bist!

SAMUEL Mmm.

Die Mitgliedschaft in einer Unterstützergruppe beruht auf den vom Kind angegebenen Namen. Gelegentlich kann es je nach ihren bisherigen Erfahrungen notwendig sein, den Kindern zu versichern, dass Sie sie nicht bitten, »über andere auszupacken«. Kinder reagieren wohl aus gutem Grund hellhörig, wenn sich abzeichnet, dass andere Menschen in Schwierigkeiten gebracht werden könnten. Achten Sie darauf, dass nicht gefragt wird: »Wer mobbt dich eigentlich?«

LEITUNGSPERSON Ich möchte wissen, wer vielleicht helfen kann. Mit wem hast du im Moment Schwierigkeiten in der Schule?

SAMUEL Äh ... Ich bin nicht sicher, ob ich ...

LEITUNGSPERSON Mach dir keine Sorgen, ich muss es nicht so genau wissen. Ich will nur herausfinden, wer helfen kann. In Ordnung?

SAMUEL Okay. Es ist Ahmed ...

LEITUNGSPERSON Richtig ... Ahmed *(schreibt den Namen auf)*.

SAMUEL Und Ben auch manchmal ...

LEITUNGSPERSON ... und Ben *(schreibt es auf)*. Noch jemand?

SAMUEL Nein, es sind nur die.

LEITUNGSPERSON Okay, das ist gut ... Wer ist sonst noch da, wenn die Dinge schwierig für dich werden?

SAMUEL Calvin ist manchmal dabei. Und Emil auch.

LEITUNGSPERSON Okay, Calvin und Emil ..., sonst noch jemand?

SAMUEL Äh ... Finn manchmal ... Niemand sonst.

LEITUNGSPERSON Okay, das ist gut.

In der Grundschule wird das Kind meist ein bis drei weitere Schüler als »schwierig« nennen. In der Regel gilt: Je jünger das Kind ist, desto weniger andere Kinder findet es schwierig. Wenn mehr als vier genannt werden, kann nach den »wichtigsten« gefragt werden. Wenn man etwas auf Papier mitnotiert, ist es für ein Kind beruhigend, wenn es sehen kann, was gerade geschrieben wird.

Wenn ein Kind Schwierigkeiten hat, sind fast immer andere Kinder dabei. Häufig werden zwei oder drei Namen genannt. Auch hier besteht kein Erklärungsbedarf – es kann akzeptiert werden, dass andere Kinder irgendwie dabei sind, ohne darüber zu spekulieren, ob sie beteiligt sind oder nicht.

Schließlich wird die Gruppe davon profitieren, wenn ein oder zwei Freunde einbezogen werden. Es ist nicht ungewöhnlich, dass ein Kind jemanden als Freund nennt, von dem es bereits erwähnt hat, dass es mit ihm Schwierigkeiten hat. Mobbing kann ja durchaus das Ergebnis einer schiefgegangenen Freundschaft sein. Wenn das Kind nach Freunden gefragt wird, kann es gewöhnlich ein paar Namen aufführen. Wenn das Kind jedoch schon seit einiger Zeit Schwierigkeiten hat, ist es durchaus auch möglich, dass es niemanden als Freund oder Freundin benennen kann. In diesem Fall kann das Kind gefragt werden, wen es gerne als Freund hätte.

LEITUNGSPERSON Und wer ist dein Freund in der Schule?

SAMUEL Äh ... Ahmed ist mein Freund.

LEITUNGSPERSON Richtig, Ahmed. Sonst noch jemand?

SAMUEL *(schüttelt den Kopf)*

LEITUNGSPERSON Mit wem würdest du in der Schule gerne befreundet sein?

SAMUEL Emil.

Sagen Sie dem Kind dann kurz, was passieren wird, und vereinbaren Sie ein Folgegespräch, in der Regel etwa eine Woche später. Wenn ein Schüler oder Elternteil größere Besorgnis zeigt, kann versucht werden, die Bestandsaufnahme des momentanen Zustands noch früher durchzuführen.

LEITUNGSPERSON Okay, das ist gut ... Ich habe jetzt alle diese Namen notiert. Gut, ich werde diese [oder einige dieser] Kinder fragen, ob sie mir helfen können, dein Leben in der Schule glücklicher zu machen. Ich möchte dich wieder treffen, um zu schauen, wie du vorankommst, – sagen wir nächste Woche. Ist das in Ordnung?

SAMUEL Ja.

Das Gespräch kann mit einer Würdigung des Erreichten und der Zusicherung enden, dass sich die Dinge verbessern werden. Das erzeugt Hoffnung und die Erwartung, dass sich die Lage ab sofort wirklich zum Besseren wenden könnte. Hoffnung und Zuversicht sind wichtige Faktoren, um Veränderungen herbeizuführen; sie können einen starken Einfluss darauf haben, was tatsächlich geschehen wird. Wenn man die Schülerinnen und Schüler bittet, Verbesserungen wahrzunehmen und sich an sie zu erinnern, damit sie beim nächsten Mal darüber sprechen können, dann hilft das, ihre Aufmerksamkeit auf das zu richten, was tatsächlich besser wird.

LEITUNGSPERSON Ich bin beeindruckt, wie mutig du bist, mit mir darüber so deutlich zu sprechen. Ich bin sicher, dass sich die Lage ziemlich schnell verbessern wird. Ich möchte dich am kommenden Mittwochmorgen wieder zu mir kommen lassen, damit du mir sagen kannst, wie du vorankommst. Ist das in Ordnung?

SAMUEL Okay.

LEITUNGSPERSON In der Zwischenzeit möchte ich, dass du mal hinschaust, was schon besser geworden ist, damit du mir nächste Woche alles darüber erzählen kannst. Kannst du dich erinnern, das zu machen?

SAMUEL Ja ...

LEITUNGSPERSON Gibt es noch etwas, was du mir sagen willst? Oder gibt es sonst noch etwas, von dem du meinst, dass ich es wissen sollte?

SAMUEL Nein, das glaube ich nicht ...

LEITUNGSPERSON Gut! Ich hoffe, du hast nicht zu viel Mathe verpasst. Ich wünsche dir gutes Gelingen! Bis nächste Woche, tschüss!

SAMUEL Auf Wiedersehen! *(Der Schüler geht zurück in die Klasse.)*

Wenn das Interview zu Ende geht, ist es gut zu fragen, ob der Schüler / die Schülerin noch etwas sagen möchte. Weitverbreitet ist die Annahme, dass die Kinder über die Schwierigkeiten, die sie gehabt haben, sprechen wollen. Ich würde jedoch eher sagen: Tatsächlich scheinen sie oft sogar erleichtert darüber zu sein, dass sie nicht alles noch einmal durchgehen oder über andere Schülerinnen und Schüler »auspacken« müssen. Wie dem auch sei, diese Frage gibt ihnen die Möglichkeit, zu sagen, was immer sie wollen, bevor sie gehen.

Treffen mit der Unterstützergruppe

Dieses erste Treffen mit der Unterstützergruppe sollte am besten leicht und optimistisch gehalten werden, nicht tiefschürfend-ernst. Eine Unterstützergruppe besteht wie gesagt in der Regel aus den

Schülern, mit denen das Kind Schwierigkeiten hat, zwei oder drei anderen Kindern, die zu diesem Zeitpunkt irgendwie gerade da sind, und Freunden oder potenziellen Freunden, insgesamt also etwa fünf bis acht Kindern. Ein Minimum von fünf Schülern sorgt für Ideenvielfalt und hilft, die Verantwortung zu teilen. Es bedeutet auch, dass wahrscheinlich die meiste Zeit jemand aus der Unterstützergruppe in greifbarer Nähe ist. Mehr als acht Schüler können den Prozess während des Treffens etwas verlangsamen und die Bedeutung des Beitrags eines einzelnen Schülers schmälern. Soweit möglich, ist es sinnvoll, Geschlecht bzw. ethnische Zugehörigkeit zu mischen.

Die Kinder werden zum Treffen willkommen geheißen, das wie zuvor mit einem lockeren Gespräch über Unproblematisches beginnt. Manchmal wirken sie vielleicht ein wenig unsicher oder nervös im Blick auf das, was passieren wird, und wenn das der Fall ist, brauchen sie vielleicht einige beruhigende Worte oder Gesten. Die Schülerinnen und Schüler wissen es möglicherweise schon, wenn ein Elternteil in der Schule war, um sich zu beschweren. In der Regel wissen sie, dass das zu unterstützende Kind gerade erst in einem Gespräch angehört worden ist, sodass einige von ihnen vielleicht Schwierigkeiten voraussehen. Schließlich werden Kinder normalerweise nicht aus dem Unterricht herausgerufen, es sei denn, es handelt sich um etwas »Ernstes«.

LEITUNGSPERSON *(freundliches Begrüßungslächeln)* Nun, schauen wir uns doch einmal um, wer alles da ist ... Ihr schaut cool aus. Sind alle da? Mal sehen ... Ahmed, Ben, Calvin, Daniel, Emil und Finn. Ja ..., das ist toll! Habt ihr genug Platz, um hier zu sitzen? Kann ich alle eure Gesichter sehen? ... Danke, ich freue mich, dass ihr alle hier seid.

AHMED Haben wir irgendwelche Schwierigkeiten?

LEITUNGSPERSON Nein, ich möchte nur eure Hilfe, ist das in Ordnung? Danke, dass ihr alle gekommen seid! Ihr habt vielleicht bemerkt, dass Samuel im Moment nicht besonders glücklich in der Schule ist. Ich brauche eure Hilfe, damit es ihm wieder besser geht. Ich habe euch ausgewählt, weil ich weiß, dass ihr alle mir helfen könnt.

BEN *(nickt)*

CALVIN Mmm.

DANIEL Okay.

Von Anfang an wird klargestellt, dass das Ziel der Gruppe darin besteht, dem Leiter der Gruppe dabei zu helfen, jemanden in der Schule glücklicher zu machen. Am einfachsten und genauesten lässt sich die Auswahl der Mitglieder der Gruppe erklären, wenn man sagt, dass sie ausgewählt worden sind, weil sie alle tatsächlich helfen können. Darüber hinaus wissen wir heute, dass die Einbeziehung aller innerhalb einer festen sozialen Gruppe das Helfen fördert. Daher lohnt es sich, dies zu erwähnen – man geht als Leiterin einfach davon aus, dass alle Teilnehmer wollen, dass »jeder, der an diese Schule kommt« oder »jede in ihrer Klasse« glücklich ist. Geben Sie nie der Versuchung nach, jemandem Schuldgefühle einzureden!

Gelegentlich wird ein Kind eine Erklärung dafür anbieten, warum es unglücklich ist, auch wenn es nicht danach gefragt wurde. Wenn dies der Fall ist, kann ein kurzes Dankeschön ausgesprochen werden, bevor man weitermacht. Als Beispiel kann die Gruppe gefragt werden, ob jemand von ihnen jemals in der Schule unglücklich war. Wenn dies bejaht wird, beziehen die Kinder sich in der Regel auf ähnliche Situationen, die sie offenbar aus eigenem Erleben kennen.

ELIAS Auf ihm wird herumgehackt!

LEITUNGSPERSON Okay, ich verstehe ... Ich frage mich, ob jemand von euch jemals aus irgendeinem Grund in der Schule unglücklich war?

BEN Ich war letztes Jahr eine Zeit lang unglücklich.

LEITUNGSPERSON Und was hat dich unglücklich gemacht?

BEN Die haben mich beschimpft ...

LEITUNGSPERSON Ich verstehe ... Ich kann verstehen, dass du dich dadurch unglücklich gefühlt hast; ich hoffe, dass es dir jetzt in der Schule besser geht, oder?

BEN Ja.

LEITUNGSPERSON Gut – du möchtest doch, dass alle froh sind, an eure Schule zu gehen, nicht wahr? Deshalb möchte ich deine Hilfe. Wirst du mir helfen?

BEN Ja.

DANIEL Sicher!

AHMED Mmm ... *(andere nicken)*

ELIAS Was wollen Sie, dass wir tun?

LEITUNGSPERSON Ich habe mir gedacht, ich könnte auf euch alle zählen, dass ihr mir helft.

Der Erfolg dieser Intervention hängt nicht davon ab, ob die Gruppe Empathie für das Opfer empfindet – und es wird keinem unterstellt, dass es ihm an Empathie mangele. Die Kinder in der Gruppe werden aufgefordert, etwas zu tun, um die hier tätige pädagogische bzw. therapeutische Fachkraft zu unterstützen, ungeachtet der Gefühle, die sie selbst für den Schüler bzw. die Schülerin hegen. Die meisten Kinder wollen den Erwachsenen in der Schule helfen, sodass sie, wenn die Intervention auf diese Weise präsentiert wird, der Bitte mehr als wahrscheinlich nachkommen wollen, besonders wenn das betroffene Kind als zu ihrer sozialen Gruppe gehörig dargestellt wird – selbst wenn sie sich bisher keine besonderen Sorgen um dieses Kind gemacht haben.

Als Nächstes bitten wir dann die Kinder um ihre Vorschläge. Einige Gruppen sind sofort voller Ideen, während andere zunächst nicht so mitteilsam sind. Sobald ein paar Gruppenmitglieder Anregungen gemacht haben, die positiv aufgenommen wurden, sind die anderen in der Regel sehr daran interessiert, ihre eigenen Vorschläge ebenfalls einzubringen. Jede Idee wird willkommen geheißen, und man kann den Kindern dafür ein Kompliment machen, es sei denn, der Vorschlag wäre eindeutig inakzeptabel.

LEITUNGSPERSON Ihr kennt Samuel am besten, ich bin sicher, euch fallen Ideen ein, die helfen könnten. Hat jemand einen Vorschlag, vielleicht nur eine Kleinigkeit, die ihr im Laufe der nächsten Woche machen könnt, um ihn in der Schule glücklicher zu machen?

AHMED Ich könnte mit ihm reden, wenn er allein ist …

LEITUNGSPERSON Das ist eine sehr gute Idee – das ist dir aber schnell eingefallen – ich bin sicher, das würde helfen. Also, Ahmed …, rede doch mal mit ihm, wenn er allein ist, … danke. Das ist großartig – genau die Art von Hilfe, die ich mir wünsche. Wer hat noch eine Idee?

BEN Ich könnte mich mittags mal mit ihm zusammensetzen.

LEITUNGSPERSON Ich bin sicher, das würde auch helfen, eine weitere großartige Idee! Ben … *(Vorschlag wird notiert)*, setz du dich mittags zu ihm. Du wirst dich daran erinnern können, das zu tun, nicht wahr?

BEN Ja, ich habe so eine Pausenbrotbox wie er.

LEITUNGSPERSON Das ist sehr gut! Wer hat noch eine Idee? Es muss nichts allzu Großes sein ...

CALVIN Ich kann ihm ein paar Witze erzählen.

LEITUNGSPERSON Das ist eine schöne Idee, Calvin – kennst du einige Witze, die ihn zum Lachen bringen werden?

CALVIN Ja, ich kenne ein paar gute Witze.

LEITUNGSPERSON Du bist gut im Erzählen von Witzen, nicht wahr? Das ist ausgezeichnet!

DANIEL Ich kann ihm was Süßes bringen!

LEITUNGSPERSON Das ist sehr nett von dir, das zu tun ... Also wird Calvin ihm einige Witze erzählen und Daniel wird ihm was Süßes bringen ... *(schreibt die Vorschläge auf)*

Die Vorschläge der Kinder werden auf verschiedene Weise verstärkt: durch die Verwendung ihrer Namen und das Aufschreiben ihrer Ideen, durch die Verwendung genau des von ihnen gewählten Wortlauts und durch persönliches Loben im Zusammenhang mit ihren Ideen. Dies zeigt der ganzen Gruppe, dass ein Vorschlag Zustimmung findet. Die Liste soll jedoch während des nächsten Treffens nicht dazu dienen, zu überprüfen, ob sie das, was sie vorgeschlagen haben, auch wirklich getan haben.

Die hier aufgeführten Beispiele sind typische Vorschläge von Grundschulkindern. Ihre Bedeutung liegt darin, dass sie zeigen, dass die Schülerinnen und Schüler bereit sind, sich zu beteiligen und das Ziel der Gruppe zu akzeptieren, um dazu beizutragen, dass das unterstützte Kind sich wohler fühlt in der Schule. Einige Vorschläge sind eher üblich und erwartbar, andere sind herausragend gut. Sie sind alle willkommen. Einer der besten, die mir je untergekommen sind, war: »Ich werde ihm zusehen, wie er morgens durch das Tor hereinkommt, ihm zulächeln und Hallo! sagen.«

Manchmal gibt es vielleicht ein oder zwei Kinder, denen nichts anderes einfällt, was sie tun können. Sie können eingeladen werden, einem anderen Mitglied der Gruppe zu helfen, oder es wird ihnen mehr Zeit gegeben, darüber nachzudenken.

Elias Mir fällt nichts ein.

Leitungsperson Das ist in Ordnung, vielleicht fällt dir später etwas ein, oder vielleicht kannst du einem der anderen helfen, etwas zu tun?

Elias Ich könnte auch in der Mittagspause bei ihm sitzen.

Finn Ich kann mit ihm in der Spielzeit spielen.

Leitungsperson Lasst mich das eben aufschreiben. Ich bin sicher, dass beide Vorschläge sehr nützlich sein werden, danke ... Das sind alles großartige Ideen, die ich hier unten habe. Ich bin sicher, sie werden Samuel helfen, glücklicher zu werden. Das habt ihr aber gut gemacht, dass ihr an alle diese Ideen gedacht habt!

Finn Wollen Sie, dass wir Ihnen sagen, wenn jemand auf ihm herumhackt?

Leitungsperson Danke, aber ich hoffe, dass es nicht nötig sein wird ... Wenn es euch gelingt, all diese tollen Ideen in die Tat umzusetzen, wird es wunderbar klappen!

Es ist wichtig, dass die Schülerinnen und Schüler und nicht die Gruppenleiterin die Vorschläge machen und selbst entscheiden, was sie tun wollen, damit der daraus resultierende Plan auch tatsächlich der Gruppe gehört. Die Person, die die Gruppe leitet, muss möglicherweise der Versuchung widerstehen, den Gruppenmitgliedern »Arbeiten aufzugeben« oder sie dazu zu bringen, etwas zu versprechen, oder sie zu bitten, sich mit dem anderen Kind anzufreunden.

Sobald alle Mitglieder der Gruppe eine Rolle in dem Plan haben, können die Vorschläge zusammengefasst werden, indem die Namen der Kinder und ihre Ideen in ihren eigenen Worten noch einmal wiederholt werden.

Leitungsperson Ich freue mich, dass ihr alle mir dabei helfen werdet: Ahmed, indem er mit Samuel spricht; Ben und Emil, indem sie mittags bei ihm sitzen; Calvin, indem er ihm ein paar Witze erzählt; Daniel, indem er ihm etwas Süßes zum Essen bringt, und Finn, indem er mit ihm spielt.

Ich habe den Eindruck, dass es euch gelungen ist, einen wirklich guten Plan auszuarbeiten. Ich bin sicher, dass die Gruppe erfolgreich sein wird und Samuel sich in der nächsten Woche in der Schule besser fühlen wird, weil ihr all diese Dinge für ihn tut. Ihr alle wart mir eine große Hilfe. Vielen Dank.

Ich würde gerne wissen, wie ihr damit zurechtkommt – darf ich euch alle in einer Woche wiedersehen, damit ihr mir mitteilen könnt, was ihr erreicht habt?

(Die Gruppe nickt.)

Okay, nächsten Mittwoch lasse ich euch aus der Klasse rufen. Ich freue mich darauf. Ich wünsche euch viel Glück. Ich bin sicher, eure Ideen werden Samuel helfen, froher zu werden.

Der Plan der Gruppe kann ergänzt werden, indem man sich optimistisch hinsichtlich der Erfolgsaussichten äußert, das Ziel der Gruppe wiederholt und sich im Voraus für ihre Hilfe bedankt. Zu diesem Zeitpunkt des Treffens ist die Unterstützergruppe in der Regel sehr daran interessiert, über das, was sie getan hat, Bericht zu erstatten. Eine Woche vor dem nächsten Treffen ist in der Regel eine angemessene Zeitspanne, so dass sie in der Zwischenzeit alle die Chance hatten, etwas zu tun.

Überprüfung mit dem unterstützten Kind

Etwa eine Woche nach Gründung der Gruppe kann die Situation überprüft werden, zunächst mit dem unterstützten Kind selbst. Dies ist oft ein sehr kurzes Treffen, da in der Regel alles gut läuft und der Schüler inzwischen glücklich in der Schule ist. Es ist wichtig, dass die Rolle des Kindes bei eventuellen Verbesserungen anerkannt wird – schließlich wird auch das betroffene Kind selbst etwas verändert haben, und es ist hilfreich, wenn sein eigener Beitrag zur Lösung anerkannt und gewürdigt wird.

LEITUNGSPERSON Wie schaut es jetzt so aus?

SAMUEL Alles in Ordnung soweit.

LEITUNGSPERSON Das ist doch gut! Was ist jetzt besser?

SAMUEL Calvin hat sich mittags mit mir unterhalten.

LEITUNGSPERSON Ah, du hast also mit Calvin gesprochen?

SAMUEL Ja, und mit Ahmed.

LEITUNGSPERSON Es gelingt dir jetzt also, mehr mit anderen zu sprechen, das ist gut. Klasse! Was hast du sonst noch gemacht, was besser ist?

LEITUNGSPERSON Glaubst du, dass es dir jetzt gut gehen wird, oder möchtest du, dass wir uns in einer Woche oder so wiedersehen?

SAMUEL Ich komme schon klar.

LEITUNGSPERSON Gut gemacht, ich bin beeindruckt, wie du es geschafft hast, das so schnell zu klären.

Sollten irgendwelche Zweifel bestehen, kann ein weiteres Treffen vereinbart werden. Wenn das Kind selbstbewusst genug ist, um alleine weiterzumachen, kann es auch dafür gelobt werden. Obwohl es immer eine Frage der Beurteilung sein wird, sollte eine ausreichende Zahl an Treffen vereinbart werden zur Lösung des Problems, aber nie mehr als gerade eben dafür notwendig. Jede Art von Abhängigkeit sollte vermieden werden.

Überprüfung mit der Unterstützergruppe

Bei dieser Überprüfung muss genügend Zeit eingeplant werden, damit jedes Mitglied der Gruppe die Möglichkeit hat, über seine Arbeit zu sprechen und individuell gelobt zu werden. Es muss nicht überprüft werden, ob sie die Dinge getan haben, die sie in der Woche zuvor vorgeschlagen hatten; das ist nicht wichtig; und es muss nicht von jedem Einzelnen verlangt werden, dass er sagt, was er getan hat.

LEITUNGSPERSON Also, es ist schön, euch wiederzusehen. Wie läuft es?

AHMED Es geht ihm jetzt gut!

LEITUNGSPERSON Prima, das ist klasse! Was für eine gute Gruppe ihr seid! Also, wie habt ihr es geschafft, Samuel zu helfen?

BEN Ich habe in der Pause mit ihm Fußball gespielt.

LEITUNGSPERSON Wirklich? Das hat ihm zweifellos geholfen, sich glücklicher zu fühlen, oder?

BEN Ja.

LEITUNGSPERSON Gut gemacht! Was hat noch jemand getan, um zu helfen?

CALVIN Ich habe auf dem Weg zur Schule nach ihm gerufen.

LEITUNGSPERSON Was für eine tolle Idee – es ist sehr nett, dass du daran gedacht hast. Glaubst du, dass das geholfen hat?

CALVIN Ja, er ist jetzt glücklicher. Das hat er gesagt.

LEITUNGSPERSON Das ist doch super! Sonst noch jemand?

ELIAS Jemand hat ihn zur Mittagszeit beleidigt, aber ich habe ihm gesagt, er soll ihn in Ruhe lassen.

LEITUNGSPERSON Und hat das geholfen?

ELIAS Ja, der hat damit aufgehört.

LEITUNGSPERSON Das hast du gut gemacht, danke, dass ihr das so vernünftig geregelt habt. Was lässt euch noch glauben, dass Samuel jetzt glücklicher ist?

FINN Wir haben auch während der Mittagspause mit ihm gesprochen.

LEITUNGSPERSON Oh, ich schätze mal, das hat ihm gefallen ... Nun, ich muss sagen, ich bin beeindruckt von der Art und Weise, wie ihr geholfen habt. Das habt ihr alle wirklich gut gemacht! Es klingt, als ob diese Gruppe echt erfolgreich war ... Möchtet ihr noch eine Woche weitermachen?

AHMED Ja, sicher!

BEN Ich mache das so lange, wie Sie wollen!

LEITUNGSPERSON Das wird sicher toll. Ich lasse euch in einer Woche wieder zu unserem Treffen kommen und ihr könnt mir dann berichten, was ihr gemacht habt ... Nochmals viel Glück, tschüss!

Manchmal bleiben ein oder zwei Schüler in der Gruppe während dieser ersten Überprüfung still. Vielleicht haben sie nichts getan, oder vielleicht haben sie auch einfach aufgehört, etwas zu tun, was das andere Kind unglücklich gemacht hat. Sie können immer noch in das Lob für den Erfolg der Gruppe als Ganzes einbezogen werden.

Gelegentlich kann einer von ihnen berichten, dass es Schwierigkeiten gegeben hat, meistens durch jemanden, der nicht zur Gruppe gehört. Möglicherweise wurde dies von dem unterstützten Kind gar nicht erwähnt, vielleicht nicht einmal bemerkt. Oft ergreift jemand in der Unterstützergruppe die Initiative und kümmert sich um solche Kleinigkeiten. Schließlich können einige dieser Kinder in ihrem erweiterten jeweiligen Gruppenumfeld entscheidenden Einfluss haben.

Die Gruppe als Ganzes wird zu der gut gemachten Arbeit beglückwünscht. Im Zweifelsfall können sie gefragt werden, ob sie noch eine zusätzliche Woche weitermachen möchten. Sie können darüber begeistert sein – schließlich wurden ihnen keine allzu lästigen Aufgaben übertragen oder etwas abverlangt, wozu sie sich nicht freiwillig gemeldet hätten. Meistens wird die Situation zweimal überprüft, einfach um sicherzustellen, dass sich das Interaktionsmuster geändert hat. In einer Minderheit der Fälle kann eine Verstärkung durch bis zu fünf Überprüfungen erforderlich sein. Es kommt sehr selten vor, dass diese Anzahl überschritten wird. Die Zeit zwischen den Überprüfungen kann allmählich verlängert werden, um die Unabhängigkeit des Kindes zu fördern. Nachdem der unterstützte Schüler wieder glücklich in der Schule ist, alle Gruppenmitglieder sich positiv in ihren Einschätzungen äußern und die Eltern zufrieden sind, dass es keine Schwierigkeiten mehr gibt, ist die Intervention beendet. Das wichtigste Ergebnis ist, dass das Kind wieder zufrieden in der Schule ist.

Die Wirksamkeit von Unterstützergruppen

Der Erfolg des Einsatzes einer Unterstützergruppe in Grundschulen, der zunächst alle Erwartungen übertraf, führte zu einer Evaluation und Veröffentlichung der Ergebnisse jener Überweisungen, bei denen eine Unterstützergruppe eingesetzt worden war (Young 2010). Bis zu diesem Zeitpunkt waren derartige lösungsorientierte Unterstützergruppen in 50 Fällen erprobt und abgeschlossen worden. Es wurde festgestellt, dass in 47 dieser 50 Fälle (94 %) jegliches Mobbing eingestellt worden war, und in 40 dieser Fälle wurde das Mobbing sofort eingestellt, nachdem die Gruppe eingerichtet worden war. In den sieben anderen Fällen traf sich die Unterstützergruppe weiterhin für bis zu fünf Überprüfungen, bevor die Intervention als vollständig erfolgreich angesehen wurde. In den drei Fällen, in denen es weiterhin Schwierigkeiten gab, hatte sich die Situation zumindest verbessert. In keinem der Fälle verschlimmerte sich das Mobbing. Das erstaunlichste Ergebnis war die Geschwindigkeit, mit der die Wirkung eintrat. Die Einrichtung einer Unterstützergruppe stoppte Mobbing in 80 % der Fälle sofort und in 94 % der Fälle in weniger als sechs Wochen. Die Strategie war also nicht nur für die überwiegende Mehrheit der Überweisungen zielführend, sie erwies sich auch als rasch wirksam.

Darüber hinaus hatte der Einsatz einer Unterstützergruppe zur Beendigung von Mobbing offenbar eine langfristige Wirkung. Mobbing schien nur bei einer sehr kleinen Minderheit von Überweisungen erneut aufzutreten, in der Regel bei Schülern, die nicht zur ursprünglichen Gruppe gehörten. Mitarbeiter der Schulen und Leiter von Unterstützergruppen, die mutmaßlich besser als ich in der Lage waren, die längerfristige Wirksamkeit zu beurteilen, stellten dies ebenfalls fest. Die Grundsätze der Konfliktlösung sagen uns, dass ein Ergebnis, bei dem beide Konfliktparteien gewinnen, die beste Option ist, nicht zuletzt deshalb, weil es wahrscheinlicher ist, dass damit eine dauerhafte Lösung erreicht ist. Es dürfte also kaum überraschen, dass sich die Strategie der Unterstützergruppen, bei der alle beteiligten Schülerinnen und Schüler Gewinner sind, als langfristig erfolgreich erweist.

Lösungsorientierte Unterstützergruppen konzentrieren die Aufmerksamkeit auf die angestrebte Zukunft und lassen ggf. auftretende Schwierigkeiten hinter sich. Das Wissen der Schülerinnen und Schüler über ihr Leben in der Schule macht selbst kleine Kinder fähig, die kleinen, aber wichtigen Maßnahmen zu erkennen, die sie ergreifen können, um ein anderes Kind glücklich zu machen. Wir können erwarten und uns darauf verlassen, dass alle Kinder in der Unterstützergruppe wissen, wie sie ihren Altersgenossen helfen können. Darüber hinaus ist es überraschend einfach, sie dazu zu bewegen, dies zu tun. Sie ergreifen liebend gerne die Gelegenheit dazu. Die Leitung einer Unterstützergruppe entspricht einer »Wohlfühlstrategie«, die von jedem Mitglied des Schulpersonals, das bereit ist, sie auszuprobieren, leicht umzusetzen ist. Zahlreiche Menschen haben es versucht und waren bezeichnenderweise bereits beim ersten Versuch erfolgreich. Diese Strategie ist inzwischen in vielen Ländern der Welt angewandt worden, und viele Anwender waren so freundlich, mir von ihren Erfolgen aus so unterschiedlichen Kulturen wie Japan, USA, Schweden und den Niederlanden zu berichten. Ihre Ergebnisse waren sowohl in sich stimmig als auch eindeutig greifbar.

Ich stelle zunehmend fest, dass die Begriffe »Mobbingtäter« bzw. »Mobbing«, »Opfer« und »Zuschauer« irreführend und wenig hilfreich sind. Deshalb versuche ich jetzt, auf ihre Verwendung ganz zu verzichten. Es ist unnötig, die verschiedenen Interventionen auf solche negativen Stereotypen zu stützen. Auf jeden Fall ist kein Kind immer nur Mobbingtäter, Opfer oder Zuschauer. Sogenannte »Mobber« bzw. »Klassentyrannen« ändern ihr Verhalten buchstäblich innerhalb von Sekunden, wenn sie sich an einen Freund in ihrer Altersgruppe wenden, um mit ihm zu reden. Wenn wir eine lösungsorientierte Haltung einnehmen, erkennen wir positive Erwartungen an oder übernehmen sie sogar selbst. Wir können das Bewusstsein dafür fördern, was die Schülerinnen und Schüler selbst schon können bzw. noch zu leisten vermögen. Wir sollten ihrer Altersgruppe positive Unterstützung anbieten und so alle Kinder ermutigen, in Zukunft mehr davon zu zeigen. Lehrerinnen und Lehrer wissen aus Erfahrung, dass die Schüler bereitwillig auf positive Erwartungen reagieren, und dies ist eine viel angenehmere, übrigens auch effektivere Art, um eine Verhaltensänderung zu bewirken.

Abschließend möchte ich die Geschichte einer echten Unterstützergruppe erzählen, die ich selbst einmal in einer Grundschule leitete, bei der nur die Namen geändert worden sind.

Ein Fallbeispiel[31] – Georg

Georgs Mutter rief an und fragte, was gegen die Schikanierung ihres Kindes in der Schule unternommen werden könne. Sie klang verzweifelt, als sie mit mir sprach. Ich verabredete ein Treffen mit ihr und Georg für den folgenden Nachmittag und direkt danach einen Besuch in der Schule.

Georg war 11 Jahre alt. Seine Mutter erklärte, dass er mit Sprachschwierigkeiten in die Schule gekommen sei, und obwohl er Fortschritte gemacht habe, sei er beim Lesen für sein Alter immer noch im Rückstand. Er war auch körperlich klein für sein Alter und hatte unerklärliche Ausschläge an den Händen. Er nässte nachts das Bett. Die Mutter war besorgt, weil sie es sich nicht leisten konnte, Georg teure, modische Kleidung zu kaufen, aber sie sorgte immer dafür, dass er sauber und ordentlich in der Schule erschien. Sowohl die Mutter als auch Georg waren ziemlich verzweifelt. Georg wirkte besonders niedergeschlagen, als ich von seinem Einnässen erfuhr. Anscheinend hatte die Mutter versucht, mit der Mutter eines der »Mobber« vernünftig zu reden, und es dabei erwähnt. Als Folge davon hatten es die Jungs in der Schule mitbekommen und ihn auf dem Spielplatz deswegen verspottet. Das Mobbing war schlimmer geworden und setzte sich nun sogar nach der Schule auf der Straße fort.

Ich skizzierte den Ansatz der Unterstützergruppe und sagte, dass so ein Ansatz hier passen könnte. Er würde vermeiden, Häme und Groll zu provozieren, die aufkommen können, wenn jemand bestraft

31 Text entnommen und angepasst aus Young (2010).

wird. Georg erklärte im Brustton der Überzeugung, dass er nie mehr in die Schule zurückkehren wolle.

Bei meinem Besuch in der Schule sprach ich mit der Schulleiterin und der Sonderpädagogin. Sie sagten, dass die Familie von Georg der Schule Schwierigkeiten bereitet habe. Die jüngere Schwester habe sich in der Klasse danebenbenommen. »Der Vater ist so aggressiv aufgetreten, dass er einmal sogar des Schulgeländes verwiesen werden musste.« Sie wussten, dass Georg verspottet worden war, waren sich aber ebenfalls dessen bewusst, dass er selbst »auch kein Engelchen« war. Sie versuchten irgendwie, mit den Vorfällen aus der Situation heraus umzugehen.

Ich schlug vor, dass eine Unterstützergruppe ein geeigneter Weg wäre, da niemand bestraft würde, was möglicherweise als unfair angesehen würde. Die beteiligten Kinder würden es gerne tun, und schließlich sei es der effektivste Ansatz, den wir zur Verfügung hätten.

Die Kinder wurden aus der Klasse gerufen und die Situation von mir zusammen mit der Sonderpädagogin in einem Gespräch erkundet. Die Gruppe war sich dessen bewusst, dass Georg in der Schule nicht glücklich war, aber wir versuchten nicht zu ergründen, warum das so sein könnte. Ein paar aus der Gruppe sagten, dass auch sie in der Vergangenheit in der Schule unglücklich gewesen seien, als sie beschimpft wurden. Als ich sie fragte, ob sie Vorschläge hätten, wie sie ihn glücklicher machen könnten, waren sie bereit, ihre eigenen Ideen einzubringen. Einer schlug vor, dass er sich in der Schulkantine zu Georg setzen würde, und ein anderer sagte, er würde während der Spielzeit auf Georg aufpassen, um sicherzustellen, dass er nicht allein sei. Ein Mädchen sagte, sie würde mit ihm sprechen. Nach jedem Vorschlag bestärkte ich die Kinder und lobte sie individuell auf verschiedene Weise, z. B.: »Das ist eine gute Idee! Wie bist du auf diese Idee gekommen?«, oder »Hast du schon früher solche netten Dinge für andere Menschen getan?«. Als ich von allen Vorschläge erhalten hatte, dankte ich ihnen, wünschte ihnen viel Erfolg und verabredete mich für eine Woche später mit ihnen, um zu sehen, wie sie vorangekommen waren.

Es war schwierig, Georg zur Rückkehr in die Schule zu überreden. Schließlich wurde vereinbart, dass seine Mutter ihn morgens zur Schule bringen und sich erst wieder von ihm verabschieden würde, wenn die Schulsirene auf dem Spielplatz ertönte und die anderen Kinder bereits in die Klasse gegangen waren. Sie würde ihn auch mittags abholen. Ich sagte, dass ich ihn in zwei Tagen in der Schule besuchen würde. Am Tag nach unserem Treffen vergewisserte ich mich bei seiner Mutter, dass Georg tatsächlich zur Schule zurückgekehrt war. Am Telefon klang sie sehr besorgt darüber, was er in der Schule an Schlimmem erleiden könnte, und warnte mich vor, dass sie nicht darauf bestehen könne, dass Georg am Nachmittag wieder zur Schule ginge, wenn er an diesem Vormittag schikaniert werde.

Zwei Tage später unterhielt ich mich kurz in der Schule mit Georg. Als er den Raum betrat, um mit mir zu sprechen, lächelte er und sagte mit Tränen in den Augen: *»Ich habe gar nicht gewusst, dass ich so viele Freunde habe.«* Als ich eine Woche später zurückkam, sagte er, dass alles jetzt sogar »noch besser« sei, weil »sie nicht mehr so kleinlich waren, es war einfach normal«.

Ich sprach mit der Gruppe in Georgs Abwesenheit und forderte sie auf, mir zu sagen, ob sie es geschafft hätten, mir zu helfen, und wenn ja, wie. Sie erzählten mir zum Beispiel, wie sie ihn bewusst in Spiele auf dem Spielplatz einbezogen hatten. Ich lobte jeden Einzelnen für das, was sie getan hatten, z. B. für die einfühlsame und vorsichtige Art und Weise, wie sie Unterstützung gezeigt hatten. Als ich sie fragte, ob sie dächten, er sei glücklicher, und woher sie das wüssten, sagten sie: »Er hat gelächelt«, »er hat mehr geredet«, »er hat gelacht«. Ich gratulierte ihnen zu ihrem wunderbaren Plan und fragte sie, ob sie noch eine Woche weitermachen würden. Sie waren alle sehr daran interessiert, das Begonnene fortzuführen.

Ich rief seine Mutter an, um sie zu fragen, wie Georg ihrer Meinung nach zurechtkomme, und sie sagte, Georg sei »wie ausgewechselt«. »Er geht wieder gern zur Schule.« Georg hatte sogar darauf bestanden, dass sie ihm in Zukunft erlaubte, zum Mittagessen in der Schule zu bleiben.

Literatur

Kapitel 1

Bauer, J. (2015): Selbststeuerung: Die Wiederentdeckung des Freien Willens. München (Blessing).
Omer, H. u. P. Streit (2016): Neue Autorität. Das Geheimnis starker Eltern. Göttingen (Vandenhoeck & Ruprecht).

Kapitel 2

Berg, I. a. S. de Shazer (1993): Making numbers talk: Language in therapy. In: S. Friedman (ed.): The new language of change: Constructive collaboration in psychotherapy. New York (Guilford).
Christie, N. (1977): Conflicts as Property. *British Journal of Criminology* 17 (1): 1–15.
Decorte, T. e. D. Zaitch (2018): Kwalitatieve methoden en technieken in de criminologie. Leuven (Acco).
Isaacs, W. (1999): Dialogue and the art of thinking together. New York (Doubleday).
Jenkins, A. (1990): Invitations to responsibility: The therapeutic engagement of men who are violent and abusive. Adelaide (Dulwich Centre).
Lee, M., J. Sebold a. A. Uken (2003): Solution-focused treatment with domestic violence offenders: Accountability for change. New York (Oxford University).
Maruna, S. (2005): Making good: How ex-convicts reform and rebuild their lives. Washington, DC (American Psychological Association).
Van Ness, D. a. K. Strong (2002): Restoring justice: An introduction to restorative justice. New York, NY (Routledge).
Van Worman, K. a. L. Walker (2013): Restorative justice today: Practical applications. Los Angeles, CA (Sage).
Vogel, E. F. a. N. W. Bell (1960): The emotionally disturbed child as family scapegoat. In: N. W. Bell a. E. F. Vogel (eds.): A modern introduction to the family. New York (Free Press).
Walker, L. a. J. Davidson (2018): Restorative reentry planning for the imprisoned: An evidence-based approach to recidivism reduction. In: T. Gavrielides (ed.): The Routledge International Handbook of Restorative Justice. New York (Routledge).
Walker, L. a. L. Goldstein (2019): The implications of Hawai'i's multicultural contexts and victim participants' shuttled information provided for restorative reentry planning circles. In: J. Ayodele (ed.): Global perspectives on victimization analysis and prevention. Hershey, PA (IGI Global Publications).
Walker, L. a. R. Greening (2010): Huikahi restorative circles: a public health approach for reentry planning. *Federal Probation Journal* 74 (1). Verfügbar unter https://www.uscourts.gov/sites/default/files/74_1_6_0.pdf [10.1.2021].
Walker, L. a. R. Greening (2013): Reentry & transition planning circle for incarcerated people. Honolulu, HI (Hawai'i Friends of Justice & Civic Education).

Walker, L. a. L. Kobayashi (2020): Hawai'i federal court restorative justice circle pilot project. *Federal Probation Journal* 6: 48–55. Verfügbar unter https://www.uscourts.gov/sites/default/files/fedprobation-june2020.pdf [10.1.2021].

Walker, L., K. Rodgers a. M. Umbreit (2018): What's restorative about teen court? Internet Journal of Restorative Justice: Special issue restorative justice and complex crimes. Verfügbar unter https://papers.ssrn.com/sol3/papers.cfm?abstract_id=3294303 [6.1.2021].

Walker, L., T. Sakari a. K. Brady (2006): Restorative circles: A reentry planning process for Hawaii inmates. *Federal Probation* 70 (1): 33–37. Verfügbar unter http://lorennwalker.com/wp-content/uploads/2016/06/Restorative_Circles-1.pdf [6.1.2021].

Walker, L., C. Tarutani a. D. McKibben (2015): Benefits of restorative reentry circles for children of incarcerated parents in Hawai'i. In: G. Duramy a. F. Duramy (eds.): Promoting the participation of children across the globe: From social exclusion to child-inclusive policies. London (Oxford University).

Zehr, H. (2002): The little book of restorative justice. Intercourse, PA (Good Books).

Kapitel 3

Budde, W. u. E. Früchtel (2009): Familienrat. Bürger statt Klienten in der Hilfeplanung. sozialraum.de 2 (1): Verfügbar unter https://www.sozialraum.de/familienrat.php [9.6.2020].

Clemens, I. (2016): Netzwerktheorie und Erziehungswissenschaft. Eine Einführung. Weinheim/Basel (Juventa).

Früchtel, F., W. Budde u. G. Cyprian (2013): Sozialer Raum und Soziale Arbeit – Fieldbook: Methoden und Techniken. Wiesbaden (VS Verlag für Sozialwissenschaften).

Früchtel, F., M. Strassner u. C. Schwarzloos (2016): Relationale Sozialarbeit. Versammelnde, vernetzende und kooperative Hilfeformen. Weinheim/Basel (Beltz/Juventa).

Habermas, J. (1995): Theorie des kommunikativen Handelns (2 Bde.). Frankfurt/M. (Suhrkamp).

Hinte, W. u. H. Treeß (2007): Sozialraumorientierung in der Jugendhilfe. Theoretische Grundlagen, Handlungsprinzipien und Praxisbeispiele einer kooperativ-integrativen Pädagogik. Weinheim (Juventa).

Ministerial Advisory Committee on a Maori Perspective for the Department of Social Welfare (1988): Puao-te-ata-tu (Daybreak). Includes Appendix – established under Section 13 of the Department of Social Welfare Act 1971. Wellington, New Zealand. Verfügbar unter https://www.msd.govt.nz/documents/about-msd-and-our-work/publications-resources/archive/1988-puaoteatatu.pdf [10.8.2020].

Roth, E. u. F. Früchtel (2017): Familienrat und inklusive, versammelnde Methoden des Helfens. Heidelberg (Carl-Auer).

White, H. (1992): Identity and control. New Jersey (Princeton University).

Kapitel 4

(Hinweis des Beitragautors: Anstelle der üblichen wissenschaftlichen Verweise zur Unterstützung bestimmter Aussagen in meinem Artikel habe ich es vorgezogen, diese Liste von Autoren vorzulegen, die meine Grundhaltung als Kliniker mitgeprägt haben. Während ich die Idee, »das Dorf in die Klinik zu bringen«, erarbeitete und entwickelte, haben mir besonders diese Bücher als Kompass gedient.)

Diamond, J. (2013): The world until yesterday: What can we learn from traditional societies? New York (Penguin).
Frances, A. (2014): Saving normal: An insider's revolt against out-of-control psychiatric diagnosis, DSM-5, big pharma, and the medicalization of ordinary life. New York (HarperCollins).
Illouz, E. (2008): Saving the modern soul: Therapy, emotions, and the culture of self-help. Berkeley, CA (University of California).
Phillips, A. (1997): Terrors and experts. Cambridge, MA (Harvard University).
Rich Harris, J. (1998): The nurture assumption: Why children turn out the way they do. Detroit (Free Press), revised, updated ed. 2009.
Senior, J. (2015): All joy and no fun: The paradox of modern parenthood. New York (HarperCollins).

Kapitel 5

Aaltonen, J., J. Seikkula a. K. Lehtinen (2011): Comprehensive open-dialogue approach I: Developing a comprehensive culture of need-adapted approach in a psychiatric public health catchment area the Western Lapland Project. *Psychosis* 3: 179–191.
Andersen, T. (1991): The reflecting team: Dialogues and dialogues about the dialogues. New York (Norton).
Anderson, H. a. H. Goolishian (1988): Human systems as linguistic systems: Preliminary and evolving ideas about the implications for clinical theory. *Family Process* 27: 371–393.
Bakhtin, M. (1975): Speech genres and other late essays. Austin (University of Texas).
Bakhtin, M. (1984): Problems of Dostojevskij's poetics: Theory and history of literature (Vol. 8). Manchester (Manchester University).
Bergström, T., J. Seikkula, B. Alakare et al. (2018): The family-oriented Open Dialogue approach in the treatment of first-episode psychosis: Nineteen-year outcomes. *Psychiatry Research* 270: 168–175.
Seikkula, J. (2019): From research on dialogical practice to dialogical research: Open Dialogue is based on all the time ongoing scientific analysis. In: M. Ochs, M. Borcsa a. J. Schweitzer (eds.): Linking systemic research and practice – Innovations in paradigms, strategies and methods. *European Family Therapy Association Series* 4. Cham, CH (Springer International).
Seikkula, J. a. D. Trimble (2005): Healing elements of therapeutic conversation: Dialogues as an embodiment of love. *Family Process* 44 (3): 463–477.

Seikkula, J., B. Alakare a. J. Aaltonen (2001): Open Dialogue in psychosis II: A comparison of good and poor outcome cases. *Journal of Constructivist Psychology* 14: 267–284.
Seikkula, J., A. Karvonen, V.-L. Kykyri et al. (2018): The relational mind in couple therapy: A Bateson-Inspired View of Human Life as an Embodied Stream. *Family Process* 57: 855–866.
Speck, R. a. C. Attneave (1973): Family networks. New York (Pantheon).
Trimble, D. (2000): Emotion and voice in network therapy. Netletter 7 (1): 10–15. Verfügbar unter http://www.netletter.org [10.7.2004].
Tschudi, F. a. S. Reichelt (2004): Conferencing when therapy is stuck. *Journal of Systemic Therapies* 23: 38–52.
Van der Kolk, B. A. (1996): Trauma and memory. In: B. A. van der Kolk, A. C. McFarlane a. L. Weisaeth (eds.): Traumatic stress: The effects of overwhelming experience on mind, body, and society. New York (Guilford), pp. 279–302.
Van der Velden, E., J. Halevy-Martini, L. Ruhf a. P. Schoenfeld (1984): Conceptual issues in network therapy. *International Journal of Family Therapy* 6: 68–81.

Kapitel 6

Aderhold, V., O. Alanen, G. Hess et al. (2003): Psychotherapie der Psychosen – Integrative Behandlungsansätze aus Skandinavien. Gießen (Psychosozial).
Baus, U. (2020): Krisenintervention in der ambulanten Familienhilfe – Schnittstellenbereich Psychiatrie und Jugendhilfe. Saarlouis (Landesarbeitskreis Sozialpädagogische Familienhilfe Saarland). (Präsentation).
Beck, N. (2015): Jugendhilfebedarf nach (teil-)stationärer kinder- und jugendpsychiatrischer Behandlung: Ergebnisse einer repräsentativen Bedarfsanalyse. Verfügbar unter www.haw-hamburg.de [1.5.2020].
DGPPN (2019): S3-Leitlinie Psychosoziale Therapien bei schweren psychischen Erkrankungen (S3-Praxisleitlinien in Psychiatrie und Psychotherapie). Heidelberg (Springer), 2. Aufl.
Gesundheitsamt Bremen: »Vergessene Kinder« – Kinder psychisch kranker Eltern – Aufwachsen ohne Netz und doppelten Boden. Verfügbar unter www.gesundheitsamt.bremen.de [1.5.2020].
Schmid, M. (2007): Psychische Gesundheit von Heimkindern. Eine Studie zur Prävalenz psychischer Störungen in der stationären Jugendhilfe. Weinheim (Juventa).

Kapitel 7

Boal, A. (2013): Übungen und Spiele für Schauspieler und Nicht-Schauspieler. Berlin (Suhrkamp).
Cooklin, A., P. Bishop, D. Francis et al. (2012): The Kidstime Workshops. A Multi-Family Intervention for the Effects of Parental Mental Illness. London (CMHS).

Francis, D. (2016): Drama & Resilience. (unveröffent. Vortragsdokumentation im Rahmen der Ausbildung zu Kidstime-Workshops, Barcelona/Rotenburg (Wümme)).

Ellert, U., A. K. Brettschneider a. U. Ravens-Sieberer (2014): KIGGS Study Group. *Bundesgesundheitsblatt – Gesundheitsforschung – Gesundheitsschutz* 57 (7).

Felitti, V. J. (2002): Belastungen in der Kindheit und Gesundheit im Erwachsenenalter: die Verwandlung von Gold in Blei. *Zeitschrift für Psychosomatische Medizin und Psychotherapie* 48: 359–369. Verfügbar unter http://www.fruehe-kindheit.net/download/Gold-zu-Blei-2002.pdf [4.1.2021].

Kaiser, S. (2017): Heranwachsen im Spannungsfeld von Schule und Pflegetätigkeiten – Eine empirische Studie zur schulischen Situation von pflegenden Jugendlichen. (Dissertation an der Carl von Ossietzky Universität, Oldenburg).

Kaiser, C., G. Schulze u. A. Leu (2019): Gesamtfamiliale Unterstützung bei schulabsentem Verhalten pflegender Kinder und Jugendlicher. In: H. Ricking u. K. Speck (Hrsg.): Schulabsentismus und Eltern. Heidelberg (Springer).

Longfield, A. (2018): UK Children's Commissioner Vulnerability Report. Verfügbar unter https://www.nicco.org.uk/directory-of-resources/children-s-commissioner-vulnerability-report-2018 [09.01.2021].

Price, R. (1978): A palpable god: Thirty stories translated from the Bible with an essay on the origins and life of narrative. New York (Atheneum).

Spierling, K. H. u. R. Orban (2020): Multifamilientherapie – Umgang mit Problemen seelischer Gesundheit in Familien am Beispiel der Kidstime-Workshops. In: M. Vogt (Hrsg.): Einfach kurz und gut 2.0. Lösungsfokussierte Kurzzeittherapie in Theorie und Praxis. Dortmund (modernes lernen).

Volland, V. (2017): Das Theater der Unterdrückten von Augusti Boal. Potentiale und Grenzen eines Theaterkonzepts. Arbeitspapiere zur Lateinamerikaforschung. Hrsg. v. C. Wentzlaff-Eggebert u. M. Train. Nr. II-14. Verfügbar unter https://lateinamerika.phil-fak.uni-koeln.de/sites/aspla/bilder/arbeitspapiere/Volland.pdf [4.1.2021].

Werner, E (1977): The children of Kauai. A longitudinal study from the prenatal period to age ten. Honolulu, HI (University of Hawai'i).

Kapitel 8

Adolf, C., E. Asen, F. Früchtel et al. (2016): Multifamilientherapie – um mit anderen Familien Erziehungsfragen zu beantworten. In: F. Früchtel, M. Strassner u. C. Schwarzloos (Hrsg.): Relationale Sozialarbeit. Weinheim/Basel (Beltz/Juventa), S. 222–237.

Asen, E. (2005): Von Multi-Institutionen-Familien zur Selbsthilfe. *Zeitschrift für systemische Therapie und Beratung* 23: 166–171.

Asen, E. (2007): Multi-contextual multiple family therapy. In: L. Mayes, P. Fonagy a. M. Target (eds.): Developmental Science and Psychoanalysis. London (Karnac).

Asen, E. (2017): Das Mentalisierungsmodell und seine praktische Umsetzung in der Multifamilientherapie. In: E. Asen u. M. Scholz (Hrsg.): Handbuch der Multifamilientherapie. Heidelberg (Carl-Auer), S. 40–57.

Asen, E. (2018): Multifamilien- und Paargruppentherapien. In: K. von Sydow u. U. Borst (Hrsg.): Systemische Therapie in der Praxis. Weinheim (Beltz), S. 385–393.
Asen, E. u. M. Scholz (2013): Praxis der Multifamilientherapie. Heidelberg (Carl-Auer).
Asen, E., C. Campbell a. P. Fonagy (2019): Social systems. In: A. Bateman a. P. Fonagy (eds.): Handbook of mentalizing in mental health practice. Washington (American Psychiatric Association), pp. 229–246.
Asen, E., R. Stein, A. Stevens et al. (1982): A Day Unit for Families. *British Journal of Family Therapy* 4: 345–358.
Campbell, P. (2009): The service user/survivor movement. In: J. Reynolds, R. Muston, T. Heller et al. (eds.): Mental health still matters. Basingstoke (Palgrave Macmillan), pp. 46–52.
Gelin, Z., S. Cook-Darzens u. S. Hendrick (2017): Die Evidenzbasis. In: E. Asen u. M. Scholz (Hrsg.): Handbuch der Familientherapie. Heidelberg (Carl-Auer), S. 354–375.
Jones, M. (1976): Prinzipien der Therapeutischen Gemeinschaft. Stuttgart (Huber).
Laqueur, H. P. (1969): Multiple family therapy in a state hospital. *Hospital and Community Psychiatry* 20: 13–20.
Laqueur, H. P. (1973): Multiple family therapy: questions and answers. In: D. Bloch (ed.): Techniques of family psychotherapy: A primer. New York (Gruner & Stratton), pp. 75–85.
Laqueur, H. P., H. A. La Burt a. E. Morong (1964): Multiple family therapy: further developments. *Current Psychiatric Therapies* 4: 150–154.
Main, T. F. (1981): Das Konzept der therapeutischen Gemeinschaft: Wandlungen und Wechselfälle. In: H. Hilpert, R. Schwarz u. F. Beese (Hrsg.): Psychotherapie in der Klinik. Berlin (Springer), S. 46–66.
McFarlane, W. R. (1983): Multiple family therapy in schizophrenia. In: W. R. McFarlane (ed.): Family therapy in schizophrenia. New York (Guilford), pp. 49–70.
McFarlane, W. R. (2002): Multifamily groups in the treatment of severe psychiatric disorder. London/New York (Guilford).
Morris, E., C. Le Huray, N. Skagerberg et al. (2014): Families changing families: The protective function of multi-family therapy in education. *Clinical Child Psychology and Psychiatry* 19: 617–632.
Speck, R. V. a. C. Attneave (1972): Family Networks. New York (Pantheon).

Kapitel 9

Beckers, W. (2016): Netwerkversterking als antigif voor de strijd bij hoogconflicten na scheiding. *Systeemtheoretisch Bulletin* 34: 277–293.
Boer, F. (2012): Broers en zussen van speciale en gewone kinderen. Tielt, Belgium (Uitgeverij Lannoo).
Cottyn, L. (2009): Conflicten tussen ouders na scheiding. *Systeemtheoretisch Bulletin* 27: 131–161.

Cottyn, L. (2011): Leven met andermans kind als stiefouder. *Ouderschapskennis* 14: 205–217.

Cottyn, L. (2014): Opnieuw samengestelde gezinnen. In: A. Savenije, M. J. van Lawick a. E. M. Reijmers (eds.): Handboek Systeemtherapie. Utrecht (de Tijdstroom).

Cottyn, L. (2016): Gevangen in hoog conflict na scheiding. *Systeemtheoretisch Bulletin* 34: 251–275.

Elst, E. van der, J. Wierstra, M. J. van Lawick et al. (2020): Kinder aus der Klemme – Arbeitsbuch für Eltern. Heidelberg (Carl-Auer).

Ferguson, N. (2004): Children's contact with grandparents after divorce. *Family Matters* 67. Canberra, AUS (Australian Institute of Family Studies). Verfügbar unter https://aifs.gov.au/sites/default/files/nf.pdf [29.12.2020].

Griggs, J., J.-P. Tan, A. Buchanan et al. (2010): »They've always been there for me«: Grandparental involvement and child well-being. Children & Society 24: 200–214.

Groen, M. (2013): Spanningen tussen twee systemen: zorg en recht. In: M. Groen e. M. J. van Lawick: Intieme oorlog. Over de kwetsbaarheid van familierelaties. Amsterdam (van Gennep), pp. 141–158.

Haverkort, C. en Spruijt, E. (2012): Kinderen uit nieuwe gezinnen: handboek voor school en begeleiding. Tielt, Belgium (Uitgeverij LannooCampus).

Jappens, M. a. J. van Bavel (2016): Parental divorce, residence arrangements, and contact between grandchildren and grandparents. *Journal of Marriage and Family* 78 (2): 451–467.

Lawick, M. J. van u. M. Visser (2017): Kinder aus der Klemme. Interventionen für Familien in hochkonflikthaften Trennungen. Heidelberg (Carl-Auer).

Loenen, T: (1995): De machtige taal van het recht. De onzichtbaarheid van zorg in de juridische constructie van het ouderschap. Tijdschrift voor Vrouwenstudies 61 (1): 18–32.

Migerode, L. (2014): The no conclusion intervention for couples in conflict. *Journal of Marital and Family Therapy* 40 (3): 391–401.

Schoemaker, K., M. Visser, M. J. van Lawick et al. (2017): Vechtscheidingen: Beleving en ervaringen van ouders en kinderen en verandering na Kinderen uit de Knel. Utrecht (Utrecht University). Verfügbar unter https://dspace.library.uu.nl/handle/1874/360590 [9.1.2021].

Seikkula, J. a. D. Trimble (2005): Healing elements of therapeutic conversation: Dialogues as an embodiment of love. *Family Process* 44 (3): 463–477.

Spruijt, E. e. H. Kormos (2014): Handboek scheiden en de kinderen. Voor de beroepskracht die met scheidingskinderen te maken heeft. Houten (Bohn Stafleu van Loghum).

Visser, M. e. M. J. van Lawick (2016): Een brug tussen zorg en recht. Den Haag, NL (Ministerie Veiligheid en Justitie).

Visser, M., C. Finkenauer, K. Schoemaker et al. (2017): I'll never forgive you: High conflict divorce, social network, and co-parenting conflicts. *Journal of child and family studies* 26 (11): 3055–3066.

Kapitel 10

Asen, E. u. P. Fonagy (2014): Mentalisierungsbasierte therapeutische Interventionen für Familien. *Familiendynamik* 39 (3): 234–249.

Behme-Matthiessen, U. u. T. Pletsch (2012): Handbuch Familienklasse – Multifamiliencoaching im Unterricht. Aachen (Shaker).

Dawson, N., B. McHugh u. A. Asen (2020): Die Familienklasse – Multifamiliengruppenarbeit in Schule. Dortmund (Borgmann).

»Konzept Familienstuben« (2016). Familie in der Kindertagesstätte. Schleswig, Kreis Schleswig-Flensburg, Fachbereich Jugend u. Familie. (Unterstützungsangebot für Kinder mit ihren Eltern).

Kapitel 11

Bauer, C. u. T. Hegemann (2018): »Ich schaffs!« – Cool ans Ziel. Das lösungsorientierte Programm für die Arbeit mit Jugendlichen. Heidelberg (Carl-Auer).

Furman, B. (2016): »Ich schaff's« in Aktion. Das Motivationsprogramm für Kinder in Fallbeispielen. Heidelberg (Carl-Auer).

Furman, B. (2017): Gut gemacht! Das »Ich schaffs!«-Programm für Eltern und andere Erzieher. Heidelberg (Carl-Auer).

Hegemann, T. u. B. Dissertori (2018): »Ich schaffs!« in der Schule. Das lösungsfokussierte 15-Schritte-Programm für den schulischen Alltag. Heidelberg (Carl-Auer).

Videos

Furman, Ben (2010): YouTube-Kanal. Verfügbar unter www.youtube.com/benfurmantv [5.1.2021].

Furman, Ben (2010): YouTube-Playlist »Ich schaff's!« [YouTube-Video]. Verfügbar unter https://www.youtube.com/playlist? list=PLAVpnwnZWVJJGIeiK95NwKn3DXs53ipXV [12.2.2021].

Websites

Kids' skills. Verfügbar unter https://www.kidsskills.org [5.1.2021].

ich schaff's. Das lösungsfokussierte Programm für Kinder und Jugendliche. Verfügbar unter https://www.ichschaffs.de [5.1.2021].

Kapitel 12

Amiel, I. (2011): New authority – Is it a slogan or a change in direction? *psychoactualia – The Israeli journal for psychologists* [in Hebrew]. Verfügbar unter https://www.psychology.org.il/sites/psycho/UserContent/files/psycho-actualia/psycho_1_11.pdf [5.1.2021].

Amiel, I. (2011): NVR for parents – The treatment model at the parents' counseling unit. In: F. van Holen, A. Lampo a. J. Vanderfaeillie (eds.): Applica-

tions and illustrations of nonviolent resistance and new authority in family therapy, education and psychiatric care. Brüssel (VUBPRESS), pp. 15–21.
Maimon, T., T. Sterenberg a. I. Amiel (2011): The class as a community: A case study [in Hebrew]. Verfügbar unter https://www.hebpsy.net/articles.asp?t=0&id=2702 [5.1.2021].
Omer, H. (2000): Parental presence. Reclaiming a leadership role in bringing up our children. Phoenix, AZ (Zeig Tucker & Co). [dt. H. Omer u. A. v. Schlippe (2017): Autorität ohne Gewalt. Coaching für Eltern von Kindern mit Verhaltensproblemen. »Elterliche Präsenz« als systemisches Konzept. Göttingen (Vandenhoeck & Ruprecht).]
Omer, H. (2004): Nonviolent resistance. A new approach to violent and self-destructive children. New York (Cambridge University).
Omer, H. (2011): The new authority: Family, school and community. New York (Cambridge University). [dt. H. Omer u. A. v. Schlippe (2016): Stärke statt Macht. Neue Autorität in Familie, Schule und Gemeinde. Göttingen (Vandenhoeck & Ruprecht).]
Shachar-Lavi, I. (2011): Vigilant care. In: F. van Holen, A. Lampo a. J. Vanderfaeillie (eds.): Applications and illustrations of nonviolent resistance and new authority in family therapy, education and psychiatric care. Brüssel (VUBPRESS), pp. 21–26.

Websites

NANI (New Authority Network International): Articles and papers. Verfügbar unter https://www.newauthority.net/resources/articles.aspx [12.2.2021].
Schneider Children's Medical Center of Israel. Verfügbar unter https://www.schneider.org.il/eng [5.1.2021].
Schneider Children's Medical Center of Israel: A bridge for peace. Verfügbar unter https://www.schneider.org.il/? CategoryID=1020&ArticleID=3197 [12.2.2021].

Kapitel 13

Young, S. (2010): Solution-focused schools: Anti-bullying and beyond. London (BT Press). [dt. (2015): Lösungsfokussierte Schule: Jenseits von Anti-Mobbing. Bad Homburg (SolutionsAcademy).]
Young, S. (2015): Lösungsfokussierte Strategien im Klassenzimmer. In: M. Vogt (Hrsg.): WOWW in Aktion: Lösungsfokussierte Praxis macht Schule. Dortmund (modernes lernen), S. 18–24.

Videos

Young, S. (2016): What is the support group approach? [YouTube-Video], Veröffentlicht am 17.8.2016. Verfügbar unter https://youtu.be/PcyXX_HVSfs [5.1.2021].

Über die Autorinnen und Autoren

Idan Amiel, Klinischer Psychologe und Direktor der Elternberatungsklinik im Kinderkrankenhaus Schneider Children's Medical Center, Israel; seit 20 Jahren eine der Schlüsselpersonen für die Entwicklung der Konzepte von gewaltfreiem Widerstand (NVR) und der Neuen Autorität; Direktor des New Authority Center (N.A.C.) in Israel, das er 2007 gemeinsam mit Prof. Haim Omer gründete.
Kontakt: www.newauthority.net

Eia Asen, Prof. Dr. med., FRC Psych., Kinder-, Erwachsenen- und Familienpsychiater. Er studierte Medizin in Berlin und lebt und arbeitet seit 50 Jahren in London. Bis 2013 Direktor des Marlborough Family Service, eines systemisch orientierten gemeindenahen ambulanten Psychiatrie- und Psychotherapiezentrums. Er arbeitet jetzt am Anna Freud Centre in London und hat auch eine Gastprofessur am University College London.
Kontakt: eia.asen@annafreud.org

Ulrich Baus, Dipl. Soz. Päd., Krankenpfleger; Weiterbildung im »Open Dialogue«, Familienratkoordinator und Qualitätsmanager im Sozial- und Gesundheitswesen; seit 2015 Leitung eines mobilen, multiprofessionellen psychiatrischen Krisendienstes im Saarland; 2019 Entwicklung des Programms »TwoSystem Treatment«, als Schnittstellenprojekt im Bereich Jugendhilfe und Sozialpsychiatrie mit dem Schwerpunkt Krisenbewältigung und soziale Netzwerkstabilisierung.
Kontakt: u.baus@ivita-ggmbh.de

Ulrike Behme-Matthiessen, Dipl.-Psych., psychologische Psychotherapeutin und systemische Familientherapeutin, Multifamilientherapeutin (DGSF) und Lehrende für Multifamilientherapie (DGSF); von 1985 bis 2018 in der Klinik für Kinder- und Jugendpsychiatrie und Psychotherapie in Schleswig; Leitung der Tagesklinik Baumhaus ab 1998.
Kontakt: www.iwes-multifamilientherapie.de

Anouck De Reu, Kriminologiestudentin an der KU Leuven University; während eines Praktikums in Hawaii arbeitete sie mit Lorenn Walker in Projekten der restaurativen Justiz zusammen.
Kontakt: anouck4@hotmail.be

Tal Maimon, Klinischer Sozialarbeiter (MSW), spezialisiert für Kinder und Jugendliche; berät und begleitet Eltern sowie pädagogische Teams im Umgang mit herausforderndem Verhalten und Gewalt unter Jugendlichen; lehrt insbesondere die Ansätze des Gewaltfreien Widerstands (NVR) und der Neuen Autorität in Schulen.
Kontakt: contact@talmaimon.co.il

Thomas Pletsch, Arbeitspädagoge, Psychotherapie (HeilPrG), Transaktionsanalytiker (CTA) und Lehrender für Multifamilientherapie (BAG-MFT), langjährige Lehrtätigkeit an einer Fachschule für Ergotherapie. Seit 1990 Klinik für Kinder- und Jugendpsychiatrie & Psychotherapie in Schleswig. Zusammen mit Ulrike Behme-Matthiessen Entwicklung der Programme »FiSch-Familie in Schule« und »Familienstube«. Gemeinsame Gründung des Instituts für Weiterbildung und Entwicklung Schleswig und Fortbildungen zur Multifamilientherapie/ zum Multifamiliencoaching.

Kontakt: www.iwes-multifamilientherapie.de

Erzsébet Roth, Sozialpädagogin B. A., Pädagogin M. A.; Koordinatorin für Familienräte, Mediatorin, umfangreiche Erfahrung im Bereich der offenen Kinder- und Jugendarbeit mit Schwerpunkt Migration und Gemeinwesenarbeit, mehrjährige Berufserfahrung in den Hilfen zur Erziehung, Pflegefamilienberatung.

Kontakt: info@erroth.de

Jaakko Seikkula, Ph. D; Professor für Psychotherapie an der Universität von Jyväskylä, internationaler Dozent und Familientherapeut; bekannt für seine innovative Arbeit zu Psychosen und schweren Depressionen; Entwickler des Open Dialogues, einem Konzept für Familien und soziale Netzwerke mit beeindruckenden Erfolgen in schweren psychiatrischen Krisen; Hauptaugenmerk seiner Arbeit liegt in der Entwicklung der dialogischen Praxis und ihrer Erforschung in einem naturalistischen Umfeld.

Kontakt: jaakko.seikkula@jyu.fi

Klaus Henner Spierling, Dipl.-Psych., Systemischer Therapeut, Systemischer Kinder- und Jugendlichentherapeut, Coach und Supervisor (SG), Multifamilientherapeut (DGSF), Kidstime Training Director Germany, Vorsitzender Kidstime Deutschland e. V.; hauptberuflich tätig im SPZ Rotenburg (Wümme).

Kontakt: www.kidstime-netzwerk.de

Dr. Philip Streit, Klinischer Gesundheitspsychologe, Systemischer Familientherapeut, Lebens- und Sozialberater und Leiter des Instituts für Kind, Jugend und Familie in Graz; Vorreiter für den Einsatz der Positiven Psychologie im deutschsprachigen Raum und ihrer Verknüpfung mit Ansätzen der Neuen Autorität; bekannt für sein »Stark und Positiv Konzept«.

Kontakt: dpst@ikjf.at

Erik van der Elst, Familien- und Dramatherapeut; arbeitet zusammen mit Justine van Lawick seit 2002 im Lorentzhuis in Haarlem (NL); eigene Praxis für Paar- und Familientherapie; Berater, Trainer und Supervisor im europäischen »Kinder aus der Klemme«-Netzwerk. Mitautor von *Kinder aus der Klemme. Arbeitsbuch für Eltern* (2020).

Kontakt: e.vanderelst@lorentzhuis.nl

Justine van Lawick, Klinische Psychologin, Paar- und Familientherapeutin und internationale Trainerin in Systemischer Therapie. Mitbegründerin des Lorentzhuis (Haarlem, NL), ein Zentrum für Systemische Therapie, Training und Beratung, spezialisiert auf Therapie mit Familien im Kontext von Gewalt und Dämonisierung, die den Stimmen aller Beteiligten Beachtung schenkt. Im Team u. a. mit Erik van der Elst entwickelte sie das multifamilientherapeutische Programm »Kinder aus der Klemme« für Eltern, Kinder sowie ihre sozialen Netzwerke bei hochstrittigen Trennungen.
Kontakt: justinevanlawick@lorentzhuis.nl

Lorenn Walker, Dr. jur., Rechtsanwältin und praktisch tätig als Master of Public Health; Entwicklung, Forschung und Umsetzung des Planungsprozesses zur Wiedereingliederung von Häftlingen auch in anderen Ländern und Staaten; Professorin am Public Policy Center der University of Hawaii und Direktor der Hawaii Friends of Restorative Justice.
Kontakt: www.lorennwalker.com

Hanna Weber, Master-Absolventin in Psychologie an der Karl-Franzens-Universität Graz; arbeitet gemeinsam mit Dr. Philip Streit an verschiedenen Projekten; u. a. verantwortlich für Öffentlichkeitsarbeit der Akademie für Kind, Jugend und Familie.
Kontakt: akjf@akjf.at

Sue Young, Beraterin und Trainerin in lösungsorientierter Praxis an Schulen; arbeitete als Lehrerin; spezialisiert auf die Unterstützung von Verhaltensweisen, Anti-Mobbing-Koordinatorin im Norden Englands; ihr Projekt für Grundschulen zur Förderung von Freundschaft erlangte durch die UNESCO landesweite Bekanntheit; Trainings in den USA und Kanada, Peru, Chile, Mexico, Japan und Korea.
Kontakt: sue@young.karoo.co.uk

Über die Herausgeber

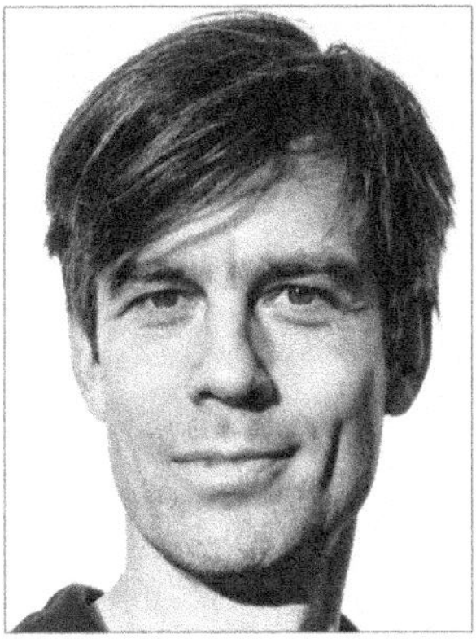

Christoph Klein, Dipl. Päd., Familientherapeut, systemischer Kinder- und Jugendlichenpsychotherapeut, Lehrender und Supervisor (DGSF) an der Gesellschaft für Systemische Therapie und Beratung Berlin (www.gstb.org); Mitbegründer des Berliner Zentrums für Präsenz und Kompetenz in Beziehungen (PUK) zur Stärkung der Arbeit mit Mehrfamiliengruppen und Gemeinschaftsnetzwerken.

Kontakt: klein@gstb.org

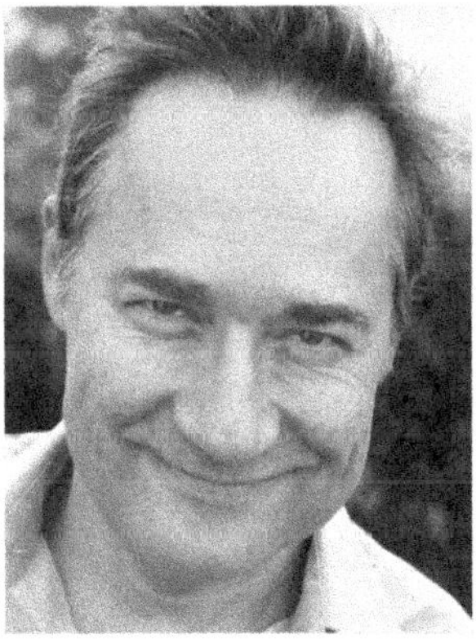

Ben Furman, Psychiater und Psychotherapeut, ist Mitbegründer des Helsinki Brief Therapy Institute, das er zusammen mit Tapani Ahola leitet. Publikationen u. a.: *Ich schaffs! Spielerisch und praktisch Lösungen mit Kindern finden – Das 15-Schritte-Programm für Eltern, Erzieher und Therapeuten* (8. Aufl. 2020), *Gut gemacht! Das »Ich-schaffs!«-Programm für Eltern und andere Erzieher* (4. Aufl. 2021), *Es ist nie zu spät, erfolgreich zu sein* (zus. mit Tapani Ahola, 3. Aufl. 2021), *Jetzt gehts! Erfolg und Lebensfreude mit lösungsorientiertem Selbstcoaching* (zus. mit Rolf Reinlaßöder, 2. Aufl. 2013).

Kontakt: www.benfurman.com